中原历代中医药名家文库

现当代卷

武明钦

主编◎武步涛

总主审◎毛德西

总主编◎郑玉玲　朱　光

副总主编◎禄保平　张瑞　金杰　常学辉

河南科学技术出版社

·郑州·

内容提要

武明钦为首批全国老中医药专家学术经验继承工作指导老师，从医六十余载，经验颇丰，名驰中原。本书重点介绍其从医的临床经验和理论见解。

全书共分六章。第一章医家传略，主要介绍武老的经历，着重介绍其从医的经历及学术思想的形成过程；第二章学术思想，概括介绍武老的治学思想及临证特点；第三章临床精粹，主要介绍武老应用经方、时方、经验方等治疗内科杂病的临床经验，是全书的精髓；第四章方药心悟，为武老祖传秘方和临床反复验证、疗效肯定的验方，部分方子首次公开，临床实用价值较高，同时介绍了常用的27组对药；第五章诊余随笔，为武老在诊疗之余的心得认识，把其对中医的独到见解汇集成篇，以体现其学术思想和观点。第六章谈治未病，提出未病先防、既病防变的预防保健认识。

本书可供从事中医药工作的各级青年医师阅读。

图书在版编目（CIP）数据

中原历代中医药名家文库. 现当代卷. 武明钦 / 武步涛主编. —— 郑州：河南科学技术出版社, 2024. 7.--ISBN 978-7-5725-1620-7

Ⅰ. R249

中国国家版本馆CIP数据核字第2024TE4521号

出版发行：河南科学技术出版社

地址：郑州市郑东新区祥盛街27号　邮编：450016

电话：（0371）65788613　　65788628

网址：www.hnstp.cn

策划编辑：马艳茹

责任编辑：任燕利

责任校对：崔春娟

整体设计：张　伟

责任印制：徐海东

印　　刷：河南瑞之光印刷股份有限公司

经　　销：全国新华书店

开　　本：787 mm×1 092 mm　1/16　印张：17.25　字数：290千字

版　　次：2024年7月第1版　　2024年7月第1次印刷

定　　价：98.00元

如发现印、装质量问题，影响阅读，请与出版社联系并调换。

中原历代中医药名家文库·现当代卷

总主审　毛德西

总主编　郑玉玲　朱　光

副总主编　禄保平　张　瑞　金　杰　常学辉

中原历代中医药名家文库·现当代卷

武明钦

主　编　武步涛

副主编　武　莹　陈伟仁

编　委（按姓氏笔画排序）

丁占文　刘明磊　李　芳　吴文凤　陈伟仁

武　莹　武步经　武步涛　范　喆　魏远航

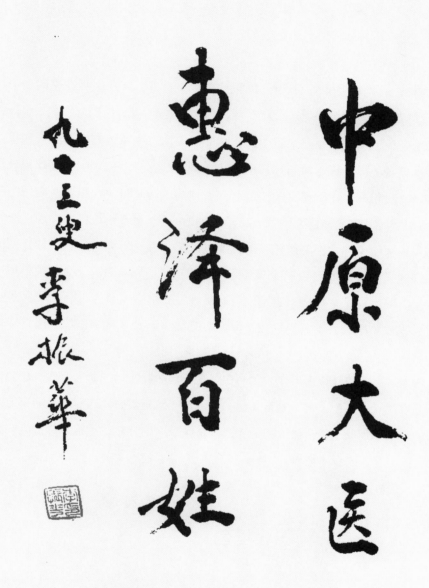

中原大医

惠泽百姓

九〇三叟 李振华

国医大师李振华题词

武明钦简介

武明钦（1925—2006），男，汉族，山东曹县人，主任医师，全国老中医药专家学术经验继承工作指导教师，享受国务院政府特殊津贴专家。家世业医，幼承庭训，随父武路亭学习中医，1956年入南京中医进修学校（今南京中医药大学前身）师资班学习两年。毕业后被借调至北京参加全国中医院校教材汇编工作，次年因工作需要又被调往河南省开封医药专科学校附属医院中医科任科长，并承担医疗、教学、科研工作。1982年被调至开封地区中医院（今开封市第二中医院）参与医院组建，历任业务院长、院长、名誉院长。曾任河南省中医管理局中医药工作专家咨询委员会委员、中华全国中医学会（现中华中医药学会）河南分会常务理事、河南省药品评审委员会委员、《河南中医》杂志编委、张仲景国医大学名誉教授、河南省高级卫生专业技术职称中医评审委员会委员。

长期从事中医内科临床工作，尤其在疑难杂症和肝胆病的研究方面有独到之处。临证重视气血痰瘀，善于复合立法，用方精于识辨类方的同异，选药讲究从同类药中寻求个性并重视药物之间的相互配伍关系。治疗疑难重症，常能收到显著的疗效。

著有《〈黄帝内经·素问〉选注》《伤寒温病瘟疫证治汇通诀要》等著作，发表学术论文50余篇。

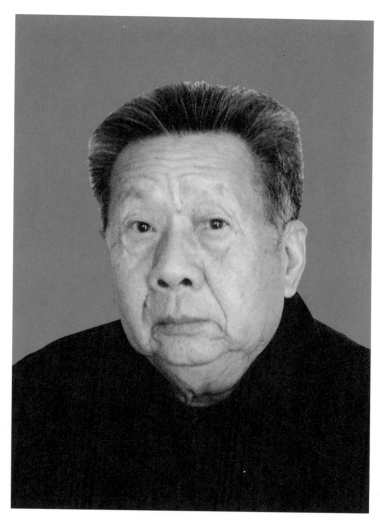

武明钦主任医师

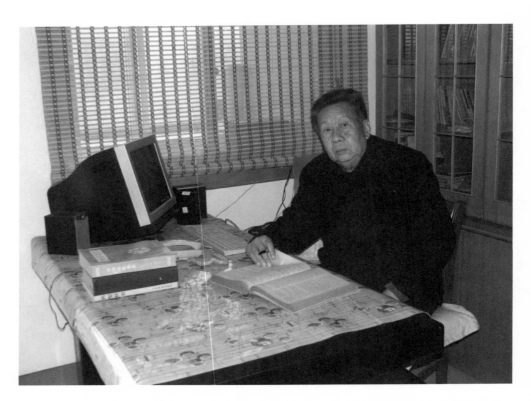

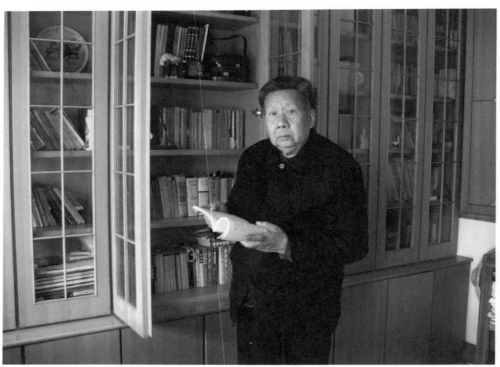

书房留影

序

中医药学历史悠久，源远流长，涌现出灿若繁星的医药学家。正是由于他们的辛勤耕耘与绵延传承，才使得中医药学在世界医学体系中独树一帜，影响寰宇并造福人类。

河南地处中原，人杰地灵，是中华民族优秀文化的重要发祥地，自古及今医药大家更是层出不穷。诞生于河南南阳的张仲景，被后世尊崇为"医圣"，以其巨著《伤寒杂病论》及其独特的辨证论治思维，深远地影响着中医学的传承与发展，至今仍然在指导着中医理论研究与临床实践。其后，河南历代名医名著辈出，比较著名的如褚澄的《褚氏遗书》、王怀隐的《太平圣惠方》、郭雍的《伤寒补亡论》、张子和的《儒门事亲》、滑寿的《十四经发挥》、李濂的《医史》、景日昣的《嵩崖尊生书》、吴其濬的《植物名实图考》、杨栗山的《伤寒瘟疫条辨》等，对中医药学的发展和提高，发挥了承前启后的推动作用，产生过重要影响。

新中国成立以后，河南的中医药事业又得到了长足的发展，在业内占有较重要的地位。著名中医学家李振华是第一批国医大师，我与他交好多年，深知他理论功底深厚，临床经验丰富，治学严谨，桃李遍天下，他对河南中医药学的教育、科研、临床工作，做出了非凡贡献；还有石冠卿、吕承全、赵清理、邵经明、杨毓书等，都是闻名全国的中医药学家。

中医药这一伟大宝库有三个组成部分：浩如烟海的典籍，名老中医的经验，民间的验方绝技。其中名老中医的经验是最接近临床实践的，是理论与实践相结合的典范，也是我们亟待传承的中医精华。而随着时间的流逝，名老中医越来越少，中青年能用中医思维去认识疾病、防治疾病的也越来越少。所以现在的问题是抓紧将这些名老中医的经验继承下来，学习他们的学术思想，学习他们的临床经验，学习他们的医德医风。这是时代的需要，是发展中医的需要，是培养年轻一代名中医的必由之路。

我过去曾讲过要做一名"铁杆中医"，有人对此产生误解，认为这是保皇党、保守派。我所说的"铁杆中医"，就是要立足自身，坚信中医，坚守中医，同时要做好与现代尖端科学的结合。中医本身就是尖端科学，两个尖端科学结合，那就是更好更高的医学。中医药在治疗SARS中的作为、国医大师王绵之教授对航天员的养生调护及其特效药用于航天员，这不是很能说明一些问题吗？我所说的"铁杆中医"，不是不学习科学，而是要站在现代科技的尖端上面，这样结合，中医就会发展。我们应该相信，只要特色不丢、优势常在、传承不息，中医药必将为呵护人类健康再立新功。

要学习好中医，就要从经典入手，因为经典是中医学之根，是后世各家学说之源头，必须下一番功夫才能学好。"不经一番寒彻骨，怎得梅花扑鼻香"！而要学习好经典，还必须注重临床实践。老百姓之所以对中医信赖，是因为中医疗效是肯定的，是经过几千年临床实践所证明了的。临床实践是中医的生命线，离开临床实践，就无从证明中医理论的正确性。中医学的方法论，是完全符合唯物辩证法的实践论、符合哲学的系统论的。

十年树木，百年树人。要发展中医，就要抓紧抢救老中医学术经验，许多老中医带徒，办名医传承班，这是很好的传承方法。抓紧时间整理老中医的经验，上对得起祖宗，下对得起百姓，这不但是对中医学术发展的贡献，也是对人们健康事业的积极奉献。希望更多的名老中医毫无保留地将自己的学术经验撰写出来，传承下去；也希望更多的中青年学子虚心地、踊跃地加入师承的队伍，使岐黄之术薪火相传，不断发扬，更好地为全人类的健康服务！

说起来，我在河南有两位祖宗，一位是医圣张仲景，算是我们中医人的共同祖宗；一位是邓氏的祖宗，邓氏祖地在河南邓县（现邓州市），从中原南迁广东珠玑巷，我是第25代，500年前我们是一家。所以我对河南有一种自然的亲切之感，对河南中医更是有着特别的关注之情。

今闻河南同仁计划编纂《中原历代中医药名家文库·现当代卷》，我非常高兴，这不但是河南中医界的盛事，也是我们国家中医界的盛事。这部巨著，是为名老中医学术经验的传承做了一件大好事，值得庆贺。在其出版之际，聊述几句，以表一位期颐老者的意愿心境。

是为序！

国医大师 邓铁涛

2023年11月

前　言

中华医药，肇之人祖，岐黄问对，仲景垂法。

中原大地，是中华灿烂文化的重要发祥地，也是中医药文化的发源地、医圣的诞生地。在这片沃土上，有两部著作名垂青史，流传千古。一部是《黄帝内经》，它是中医学第一部经典大作，为中医学的传播与发展奠定了理论基础。其具体编著者虽无可考，但与中华民族的先人——黄帝是密不可分的。书中采用黄帝与大臣岐伯等对话的方式，对人类生命科学进行了详尽而科学的讲述。而黄帝出生于河南新郑，他的智慧使得中医药学跻身于世界医学之林。另一部是《伤寒杂病论》，该书创立了中医基本理论与临床实践相结合的辨证论治体系，为中医临床学科的发展开辟了无限法门。其作者是东汉时期河南南阳人士张仲景，他的治学态度是尊重先人，尊重实践，独立思考，敢于创新，用他的话说就是"勤求古训，博采众方……并凭脉辨证"。书成之后被奉为中医经典之作，张仲景则被后世尊为"医圣"，为人们所景仰。

继"医圣"张仲景之后，中原大地以其悠久的历史及丰厚的文化底蕴，为中医药事业的继承与发展做出了卓越贡献。当我们站在黄河岸边回溯历史的时候，历代名医包括他们的名著犹如灿烂的星光闪烁在我们面前。比较著名的如南朝时期的褚澄与其《褚氏遗书》，隋代甄权与其《针经钞》，唐代孟诜与其《食疗本草》，宋代王怀隐与其《太平圣惠方》，金代张子和与其《儒门事亲》，元代滑伯仁与其《十四经发挥》，明代李濂与其《医史》，清代杨栗山与其《伤寒瘟疫条辨》、吴其濬与其《植物名实图考》等；还有近代陈其昌与其《寒温穷源》、陈青云与其《痘疹条辨》、刘鸿恩与其《医门八法》、龙之章与其《蠢子医》等，他们为河南乃至全国中医药事业的发展与提高做出了不可磨灭的贡献。

目光回到新中国成立以后，河南中医药事业得到了长足的发展。随着河南中医药大学（原河南中医学院）以及各级中医院的先后建立，一大批名家出现在教学与临床岗位上，他们为河南中医药的教育、医疗和科学技术的发展，倾尽全部心血，可谓"鞠躬尽瘁，死而后已"。他们中的杰出代表有国医大师李振华，国家级名医石冠卿、赵清理、杨毓书、高体三、吕承全、邵经明、武明钦、郭维淮、乔保钧等。他们秉承张仲景、孙思邈"大医精诚"之旨，怀仁心仁术，志存高远；为人民服务，任劳任怨；教年轻学子，挑灯备课；为病人除恙，废寝忘食；他们学术渊博，通晓经典，经验丰富，技术精湛；他们在百姓心中，犹如华佗再世，高山景行。他们教书育人，桃李满天下，我们为有这样的先辈、老师，感到骄傲、自豪。

时光荏苒，岁月飞逝。一批老前辈已经驾鹤西去，健在的专家、学者多已垂垂老矣。如何将他们的学术思想与临床经验记载于史，传给后人，将是摆在我们面前的迫切任务。我们要以抢救"国宝"的紧迫感去承担这项任务，以完全敬畏的心态去承担、去做事。初步统计，急需整理的全省著名专家约有近百名，我们将分批整理，全部出版问世大约五六年时间。这次整理工作必须以严谨的科学态度，精细的工作程序，一丝不苟地去设计，去编撰。要坚持"信、达、雅"的写作态度，做到内容准确可信，行文畅达通顺，词语得体文雅。而要做到这一点，认真是第一位的。正如中医大家岳美中先生在《名老中医之路》第二辑"序"中说，对于编辑老中医经验这样的书，要有"手里如同捏着一团火"的责任心，看准了的事就要做到底，做出成果来，精心设计，虚心征求、细心组织。

对于本丛书的学术与临床价值，我们总编委员会在召开第一次会议的时候，就有所评议。这种评议是从20世纪80年代出版的《名老中医之路》谈起的。当时中医宿老吕炳奎在该书"序"中写道，"这有利于鼓励广大青壮年中医师进一步下苦功深入研究和精通中医药学，有助于当今一代名中医的成长，而这正是青壮年同道们应当努力的方向"。该书"编者的话"中谈到，这样的书有利于一代新名医的成长，有利于改善中医教育工作，有利于中医学术"与时俱进"地发展。反复阅读老前辈的话语，如同当面教诲，沁人心脾。本丛书虽然只是记载河南省现当代名医的经验，但它的影响会波及全国，甚至于海外。这对于传承中医、培养中青年中医名家，是教科书，是经验书，是师承必读之书，必将在河南中医药事业发展史上留下浓墨重彩的一笔。

对于本丛书的编写与出版，还有一位老人在默默地关心着，他就是为这套丛书作序的国医大师、年高一百零一岁的邓铁涛教授。丁酉初秋，在总主编郑玉玲教授的带领下，我们一行四人南下羊城，专程拜访了邓老。当天上午十时许，邓老在其子邓中光教授的搀扶下，高兴地在客厅接见了我们。只见邓老红光拂面，精神矍铄，在我们问候邓老之后，邓老开口道："丛书进程如何？"又问道，"何时可以出版？""希望这套丛书能走向全国！"邓老的关心使我们非常感动。回郑后，总编委员会及时召开了会议，对邓老的关怀做了传达。并表示，不辜负老前辈的关心与期望，希望尽快能让邓老看到这套由他作序的丛书。

在此，谨对邓老表示诚挚的谢意！并遥祝邓老椿龄无尽，福寿康宁！

同时，对河南中医界的老前辈，关心中医药事业发展的老领导，关心、参与丛书编著、出版的同仁，表示衷心的感谢！

《中原历代中医药名家文库·现当代卷》总编委员会

2023 年国庆

目　录

武明钦

第一章

医家传略

武明钦，男，生于1925年12月13日，山东省曹县人，汉族，大学学历，中国共产党党员。自踏上习医之路后，武老即对中医学产生了浓厚的兴趣，把读书治学和治病救人视为人生的最高境界。这种理念伴随着他经历了痛苦与磨难、自豪与骄傲的60余载岁月。

1956年，武老进入南京中医进修学校师资班学习。他十分珍惜这难得的学习机会，每天夜里寝室熄灯了，就跑到教室挑灯夜读，被老师发现"勒令"休息，又跑到卫生间借着路灯读书。他还常常悄悄跑到空无一人的教室，对着满屋桌椅讲课，立志要把他所掌握的中医学知识讲授给更多人。

1958年毕业后，武老被借调到北京参加全国中医院校教材编写工作，学识有了很大提升。第二年编写工作结束后，他回到开封，登上开封医药专科学校的讲台讲授中医。1969年被调至开封地区人民医院任中医主治医师、副主任医师。1974年，武老曾参加医疗队，到兰考县红庙乡为群众看病。他不分白天晚上、刮风下雨，随叫随到，有病就看，从不要病人一分钱，不吃病人一顿饭，为当地老百姓解除了很多疑难杂病，名扬兰考县。武老于1982年12月加入中国共产党，同年被调至开封地区中医院负责医院筹建工作（后因地市合并，开封地区中医院更名为开封市第二中医院），是医院的重要创始人之一，历任业务院长、院长、名誉院长。他担任院长期间，仍放不下来找他看病的病人，坚持上午坐诊。他每天7点半准时来到医院名医堂看病，对来者不分贫富贵贱，一视同仁，望闻问切，严谨周到，一上午不停地讲、不停地说，看不完决不下班，常常到下午该上班的时候，他才从诊室走出来。对于远道而来的贫苦病人，武老不仅精心诊治，还经常送钱资助，让家人送饭送衣，很多病人因此感动得热泪盈眶。武老于1988年晋升为中医主任医师。

武老系开封市第八届人大代表，河南省中医管理局中医药工作专家咨询委员会委员，中华全国中医学会（现中华中医药学会）河南分会常务理事，河南省药品评审委员会委员，《河南中医》杂志编委，张仲景国医大学名誉教授，河南省高级卫生专业技术职称中医评审委员会委员，开封市中医学会名誉会长、顾问。1991年被评定为全国首批500名老中医药专家学术经验继承工作指导教师。1993年被批准为享受国务院政府特殊津贴专家。

一、继承家学，奋发进取

武老祖居山东曹县武庄村，家中世代从事内、妇、儿科诊疗工作。先君武路亭，字丙文，初受训于其祖父武愧一，因其勤学苦研，尽得家传。以内、妇科为长，对于内科杂病亦有心得。中年以后，医名渐噪，求诊者舟楫相接，络绎不绝。

武老从十七岁开始，受教习医，由于当时兵荒马乱、战事不断，祖父不再让在县城上高中的武老继续念书，而是让其跟随自己左右习医学、研古文。在祖父的指导下，武老深究医理，努力学习父亲的医学经验，精读经典，博览群书，对《药性赋》及《濒湖脉学》歌诀熟背如流。他酷爱《伤寒杂病论》，深研经方，临床运用灵活多变。武老在学习期间自立三忌：一忌浮，不能心不专一、浮光掠影、走马观花；二忌乱，不能没有完整的学习计划和步骤，乱读书，好像蜻蜓点水、杂乱无章、不系统；三忌畏难，遇到困难，不质疑深究而自弃，必半途而废。他认为自古流传的格言和警句，如"铁杵磨成针，功到自然成""精诚所至，金石为开""不经一番寒彻骨，怎得梅花扑鼻香"等，都说明一个真理：坚持学习、不畏艰难的人，才能取得最后的成功。本着这种精神，他刻苦自励、寒暑不辍，系统学习中医理论，阅读医学名著，如《黄帝内经》《难经》《伤寒杂病论》《备急千金要方》《温病条辨》《医方集解》，以及金元四大家的专著等，逐渐认识到了中医学之深奥，理论知识也逐渐得以完善和提高。

先君常对他说："中华民族数千年之祖国医学乃稀世国宝，其间之奥妙，实非浅尝可得。你辈应奋起自强，发愤振兴，以免中医事业消亡，否则，不仅是岐黄之不肖子孙，且为中华民族之罪人。"武老每思其先父之言，常常自警自省，不敢懈怠。于是白天忙于诊务，夜间灯下苦读，上求灵素，下研近贤，旁及名医诸家。参阅既久，渐有所悟，指导临床深有体会，至于内、妇、儿科诊治特点，积累诊疗经验，辄能望而知之；立方选药，大都如愿获效。武老深信中医事业前景无限光明，并为之精研深究，坚持不懈，自勉不息。

二、立志习医，努力开拓

1956年春，武老参加商丘专区考试，因成绩优良而被推荐到南京中医进修学校师资班学习。在前辈老师们的教诲下，他又系统地学习了西医、中医基础理论和中医经典著作，并不时想起家父之教诲，深切认识到，中医学实为中华民族之宝库，非深究而不得其奥也。结合所学西医，懂得了人体的脏腑结构、生理和病理机制及疾病诊断、药物治疗等。他希望有朝一日能把这两门科学的内容融会贯通，深入研究。

1958年，武老从南京中医进修学校师资班毕业后，被卫生部中医司借调至北京参加全国中医院校教材汇编工作。在此期间他整理并阅览了大量中医善本、孤本，为今后更好地传承祖国医学打下了坚实的基础。次年，他回到开封，登上开封医药专科学校的讲台讲授中医，培养中医人才。正当武老把积累的经验和资料整理后为祖国培养中医学人才时，"文化大革命"开始了，他被当作"反动学术权威"而被打倒，挨批斗、住牛棚，资料、书籍在抄家中被洗劫一空，但他始终没有忘记自己是一名医生，时时刻刻不忘为病人看病，他坚持坐门诊，为凌晨就开始排队等候他的群众看病。有一位受打击的老红军、老干部病得很重，由于怕受牵连，没有人敢为他看病，但武老挺身而出为其治疗。他说当医生为人看病，这是他的天职。直至党的十一届三中全会召开以后，他才被平反，并被任命为开封地区淮河医院中医科主任。从此他的两个愿望得以逐步实现：一是把自己多年积累的经验重新整理出来，毫不保留地传给后人；二是再为国家培养中医人才。

三、躬身杏林，善调中州

武老在临床实践中，有一个重要经验，就是调理脾胃治疗百病。因为"脾为后天之本，气血生化之源""有胃气则生，无胃气则死"，所以他在临床上师古而不泥古，紧紧抓住脾胃这一关键治疗诸病，多可取效。

首先，注重以和为期。对于脾胃病的治疗，武老认为应以和为贵、以和为纲。和，指协调、有序、稳定，是对立面的统一，是纳运协调、升降相济、燥湿相济。和，才能升清降浊，化生气血，保持人体正常的生命活动；不和，就是这种平衡状态被破坏，脾胃功能调节失常则造成病态。所以在治疗时，对老年性脾胃功能低下长期不愈的病人，往往采用补中益气汤、小建中汤、良附丸、黄芪建中汤加减治疗，可获得较好的疗效。如魏某，男，56岁，胃脘部疼痛2年余，以隐痛为主，伴有不规则疼痛，呈持续性存在，无呕血和黑便。近2个月来症状加重，疼痛不止，曾在某院服"胃友""雷尼替丁""胃舒平"等药，症状稍有减轻，但腹胀、纳差、乏力，右侧卧时疼痛加重，胃镜提示为浅表性胃窦炎，转而求治于武老。查其舌质偏淡，脉弦细。武老认为，此证为脾胃中虚、升降失司，治以益气补中，调和脾胃。方用补中益气汤加建中汤治之：生黄芪30g，党参15g，白术、陈皮、延胡索、桂枝各10g，白芍、柴胡各12g，草豆蔻、升麻、甘草各6g。服6剂后，患者胃脘疼痛明显改善，食纳增加。以原方为主治疗40天，诸症消失。

其次，强调以通为补。治疗脾胃病，采用以通为用、以通为补的治疗方法。脾胃气机升降正常，则能维持整个机体消化系统的生理功能，胃通则腑通畅，纳运正常。在临床中，武老对于胃脘疼痛、呃逆、呕吐的患者，采用通因通用之法而获效。如孔某，女，68岁，1992年8月12日初诊。半年前因食柿过多，之后食纳减少，身体逐渐消瘦，曾多次服用消积导滞及补气之药，效果不佳。近日来，形体消瘦、肌肤甲错，自觉咽中有异物堵塞，呕之则吐，大便干燥，一周一次，小便黄赤，舌尖红、无苔，脉沉细数。武老诊为胃阴不足、痰浊上逆所致，治以益气养阴，祛痰通下。方用通幽汤加减：生地、熟地、牡蛎、白花蛇舌草各15g，天冬、麦冬、石斛、桃仁、红花各10g，沙参、代赭石各30g，升麻、甘草各5g。服药6剂后患者诸症减轻，并能进食，大便通畅。继以上方加减，服药20剂后，饮食如常而痊愈。

再次，治胃勿忘治肝。叶天士说："肝为起病之源，胃为传病之所。"武老认为，胃脘疼痛之症往往伴有肝气横逆之症。究其原因，青年人血气方刚，肝气旺盛，遇事易激动；老年人年迈阴虚，肝失柔养，易情绪失调，往往出现精神抑郁，沉默寡言。肝为刚脏，体阴用阳，病则侮其所胜，乘胃犯上。所以，他在治疗脾胃病时，往往注意对肝的调治。如丁某，男，49岁，1994年6月5日初诊。主诉胃脘疼痛，嗳气泛酸，胁下胀痛不舒，反复发作四月余，近两个月来诸症加重，甚则恶心、呕吐，服中西药效果不佳。做上消化道造影，提示为十二指肠降段憩室伴炎性改变，患者不愿手术而来求治。察其舌质红，脉弦，伴有口苦、便秘。武老认为此为肝郁化热、痰瘀阻滞、胃失和降所致，治以疏肝解郁、清热祛瘀、活血化瘀，方用柴胡疏肝散加味：柴胡、牡蛎、瓦楞子、丹参各15g，生白芍30g，厚朴、青皮、陈皮、桃仁、红花、郁金各10g，穿山甲（穿山甲已列入国家野生动物保护名录，医者应用其他药品代替。——编者注）、木香、甘草各6g。水煎服，每日早、晚各一次。5剂后，患者症状减轻大半，食纳增加，嗳气泛酸、胃脘胀痛渐轻。以上方续服月余，症状消失。随访至今未复发。

最后，六君健脾以制酸。吐酸一般多由于情志失和，肝火内郁作酸，临床多采用疏肝和胃、苦辛通降之法治之。为了加强制酸作用，每用左金丸合牡蛎、瓦楞子、乌贼骨等药。而上述药物适用于实证吐酸者，对于脾胃虚弱、气机失调、中阳不足、水湿内停之证并不适用。如江某，女，47岁，胃痛反复发作10余年，吐酸纳差，腹胀便溏，舌淡苔白，脉缓，曾服中西药效果不佳而来求治。武老诊为脾胃虚弱、水湿内停所致，拟以六君子汤加味治之。药用：党参、白术、茯苓、陈皮、香附各15g，生白芍15g，木香、甘草各6g，砂仁5g。服4剂后，患者诸症消失，食纳增加。以上方加减，继服10剂而愈。

武老常说："'学习如逆水行舟，不进则退'，应当不断学习、不断提高、不断更新知识，否则就跟不上医学的快速发展。"宋代朱熹在《观书有感》一诗中有"问渠那得清如许，为有源头活水来"之句，指明了不断学习的重要性。武老常教导青年医生苦下功夫，扎扎实实做好基本功训练，如此才能担负起继承和发展中医事业的重任。武老在晚年之际，反复强调《内经》《难经》《金匮要略》《伤寒论》《温病条辨》等经典名著是中国医学的渊薮，不学经典而治学，犹如无根之萍，实在愧对先祖。武老要求身边的中医学者要努力勤奋，持之以恒，既要善于继承又要勇于创新，只有这样中医事业才能有大的发展。

四、苦心钻研，注重实践

武老熟读《内经》，并能运用于临床指导治病，其临床用药，善用气分药，并据《内经》"气之不得无行也，如水之流，如日月之行不休……如环无端，莫知其纪，终而复始"之旨，认为气在人体内沿着经络血脉运行，循环往复，若有一毫壅塞，则气机失畅，脏腑失和，气血不调，百病丛生，此即《内经》"百病生于气也"之意；并认为气实则多郁，气虚必滞，气寒则多凝，气热则流急不顺，因此针对病情之寒热虚实，在大法确定的前提下，每喜使用适当的气分药，以调畅气机，运行气血，调和脏腑。如阴虚用香橼、合欢花等，理气而不伤阴；血虚用少量柴胡、荆芥等清扬宣畅之品，以疏发肝气；气虚用陈皮、佛手、砂仁，理脾和胃，补而不滞，临床每每有效。在临床中武老总结了许多经验方和单方，如瓜葫芦、向日葵根蒸水治水肿、癃闭；牛膝、乳香治遗精；外搽生姜煤油治斑秃；青黛、昆布消瘤；猫眼草治结核；苍耳子治过敏性鼻炎；蜂房、全蝎治阳痿；芒硝熏洗治脱肛，等等，临床运用，确有效果。

武老在临床中，治疗疾病往往不循常路，辨证精当。他曾治一男性消渴患者，该患者口渴引饮，饮食后又渴，前后半年有余，前医给服滋阴清热药，如六味地黄丸、玉女煎、消渴方等40余剂而乏效。舌苔黄腻，脉沉弱。武老采用茵陈四逆汤，3剂而渴止大半，5剂而症状基本消失，后用参苓白术散10剂以善其后。他认为患者舌苔、口渴均属热象，但服滋阴清热药30余剂而无效，加之脉象沉弱，当为阳衰不能蒸发水气。故用茵陈四逆汤温中化湿，湿去热必清。即使热不去，亦可转入阳明而变得易治。又如治疗肝炎，本病多以脾阳不运为本，湿蕴壅滞为标。热重于湿者，其治在胃；湿重于热者，其治在脾。治湿热者重疏利气机，用苦寒不可过剂，因苦寒易伤中阳，中阳伤则使本病加重，出现呕吐、便溏、浮肿等。武老曾治一慢性肝炎患者，该患者服苦寒重剂之后，不思饮食，肢倦神疲，便溏，谷丙转氨酶400U/L，辨为肝病及脾，脾胃虚寒。用理中汤加吴茱萸、草果1个月而肝功正常，由此说明治病总要依据病机，不可死守法则。古人云，知常达变，贵在多思。武老讲，作为一个医者，必须知常知变，把理论弄清楚，做到胸有成竹，谨守病机，才不致阴阳混淆、表里不分、寒热颠倒、虚实不辨、临证仓促。如高血压病一般治疗以清、润、潜、降为大法，最怕用桂附参芪，畏其助阳动风、升高血压，但武老治疗高血压病时，常常桂附参芪同用，且效果不错。1994年武老曾治一男性患者，51岁，血压持续性升高，头晕、心慌、心前区憋闷，体胖而面白，喜睡，身沉重，双下肢软弱无力，苔腻，脉沉迟，临证辨为阳虚湿盛，而用附子汤温阳益气，血压渐复正常。由此可见，高血压并非都是因为阴虚阳亢，亦有阳虚者，这就是个体差异，临证需要脉证合参，综合分析，有的放矢，方可中的。

武老认为，临床治疗温热病，尤须明辨气血。而治疗急性重证，需分清标本虚实。久病多虚，但亦可虚中夹实，其表现多为脏腑阴阳偏盛，或气血功能失调。补虚与祛邪不同，补虚本无近功，服后虚能复补，病情不增，即属有效。因此，调理脏腑阴阳的偏盛偏衰，或治疗气血失调，不能急于求成。但对于急性病来讲，则应急则治其标，缓则治其本。如1994年，武老曾治疗一位再生障碍性贫血患者，31岁，头晕眼花、心慌气短、身困乏力，常鼻衄，多方求医，经骨髓穿刺证实为再生障碍性贫血。因其全身出血、鼻衄、发热不止，血红蛋白18g/L，血小板10×10^9/L，病情危重，求治于武老。查体：脉搏120次/分，呈重症贫血病容，面色苍白暗黄，全身皮肤苍白，有多处散在瘀斑，牙床出血，鼻衄不止，指甲无华，口干思饮，大便干燥，小便黄少，舌质红，苔黄燥，脉细数。武老认为此乃本虚标实，气血俱亏，阴液不足，但肺热犹存，故选用清肃肺热、养血止血之再生养血方，药选西洋参、北沙参、百合、黄芩炭、白茅根、玉竹、阿胶、白及、三七粉、刘寄奴、当归、地榆炭、知母、生甘草。加减服用10剂，鼻衄、牙衄、全身性出血均止，亦不发热，精神较前有所好转，但仍感头晕心烦、眼花耳鸣、口干思饮，此乃阴虚内热、津液不足，故改用益气、养阴清热、止血和胃方，药用西洋参、生地、龟板、知母、黄柏、阿胶、党参、焦三仙、沙参、白及、女贞子、墨旱莲、芦荟、白花蛇舌草、麦冬、天冬等。加减服药月余，面色转红，亦不口干思饮，大小便正常，食纳较佳，内热症状基本消失后，而改以补益气血，兼以养阴，佐以和中健胃，方选八珍汤、补中益气汤、人参归脾汤、六味地黄汤、龟鹿二仙丹等加减治疗5个月有余，患者血红蛋白升至110g/L，血小板90×10^9/L，经进一步复查，血液系统基本正常而痊愈。本例患者，确为本虚标实，用人参恐助其热，用熟地恐碍其胃。肺热已清，出血已止，则用丹溪大补阴丸，壮水之主，以制阳光，内热消除后，乃培补气血，以人参养营汤、八珍汤等加减治疗，从而取得了满意的效果。临床实践证明，不管病情变化多么复杂，都必须认真审病辨证，察变化于细微之间，及时给以恰当的治疗，方能化险为夷，邪去而正安。

五、不为浮名，愿为良医

武老刚开始行医时，其父就反复告诫他，不要贪名，不要图利，生活要俭朴。他在其行医的六十多年中一直坚守这种信念，不辞辛劳地为病者服务，有时病家无钱，他还要帮助解决药钱。武老生活俭朴，对自己要求甚严，衣着从不奢华。他常说这些优良家风和品德应延续给后人。医生是特殊的职业，医德的好坏直接关系到病家的生命。医德好些，医术精些，随时可以助人治人；医德、医术粗些，随时会误人害人。所以他认为做一个医生，有两条至为重要：治学，要精诚于学术真理；临证，要对病人真诚负责。如果对从事的事业不热爱、有怀疑、惜献身，对患者缺乏负责任的精神，甚至把自己掌握的一身技术当作追求个人利益的手段，那就丧失了做医生的根本，若非失之于医德，亦将毁之于医术。

武老深刻认识到，在学习的道路上，学，然后知不足。汗牛充栋的医书，他读过的不过是沧海一粟；浩如烟海的中医理论，他了解的只是其中一点；千变万化的疾病，他治好的不过是其中一二。中医学是一门实用科学，要想达到一定的境界，必须刻苦学习，专心致志，不能浅尝辄止，更不能畏难而退。须知在科学技术史上，没有任何一个有所创造的学者，不是辛勤的劳动者。任何一位优秀的科学家、医学家，都不是天才，而是付出艰苦劳动的进取者。

"路漫漫其修远兮，吾将上下而求索""书山有路勤为径，学海无涯苦作舟"，武老以此为座右铭，奋斗了一生。

第二章

学术思想

一、潜心学习，崇尚经典

武老从医60余载，医术精湛，德艺双馨。他潜心习医，好学不倦，勤学古训，博采众长，厚积薄发，精究诊疗，辨证入微，遣药有度，古方新用，多有创新，积累了丰富的临床工作经验，特别是在疑难杂病、肝胆脾胃病、肾病、妇科病的研究方面有很深的造诣和独到之处。他尊古不泥古，融会贯通，教学相长，学高为师，德高为范，多年来指导和培养出的优秀中医专家有30余人。他继承创新，睿智敏悟，善于总结，先后著有《〈黄帝内经·素问〉选注》《伤寒温病瘟疫证治汇通诀要》等，发表高水平学术论文50余篇。由其直接参与指导的科研项目《慢性乙型肝炎的临床研究》《降脂理肝丸临床治疗脂肪肝研究》均获省市级科技进步二等奖。

武老学习中医经典著作，能及时用于医、教、研实践，运用中医经典著作奠定其临床辨证基础。在实践中，他勤求博采，涉猎广泛，既师古，又灵活善变；既善于继承，又敢于创新，在此基础上治愈了不少疑难病。他深感四大经典譬如大匠诲人，必以规矩，使学者有阶可循，但神明变化灵活机动，知常以应变，通变以知常，从心而敬，则在于对经典医籍之所悟。

武老谙熟《内经》《难经》，精通《伤寒论》《金匮要略》，对其诸多条文熟背如流，运用独到，并提出"阴常有余，阳常不足"的理论见解。他不仅博通中医典籍，而且对西医书籍亦有所涉猎，在中西医学术上不存在门户之见。他常说："学术无中外，无尔我，以是者为是，非者为非，永远以先进替代落后。"这是武老的学术观，也是他博采众长、兼容并蓄、常新常进的治学态度。他以治病救人为己任，治人无数，受惠者遍于鲁西南及豫东地区，但他从不骄傲，更不把高超的医术作为获利的工具，凡感恩赠礼者，他一概谢绝，此一规矩，终生不破。他淡泊名利，贱视金钱，以医德为生命，终生以医学为快乐。生前常以大医孙思邈"医人不得恃己所长，专心经略财务，但作救苦之心，于冥运道中，自感多福者耳"之语自警，且以此语育人，其医德之高尚，令人敬佩，实为后辈学习之典范。

武老通过实践体会到脾胃学说是脏腑学说的重点。此学术观点说明两点：一是脾胃在人体内具有重要作用，在生理上脾胃为后天之本，人既生后，则后天养先天，关乎人的生长、发育、繁衍。脾主统血，主水谷运化，气血的生成，全身营养的供给，人体五脏六腑之气，皆系于脾胃中气，所谓脾旺则五脏皆盛。脾与胃，一为阳土，一为阴土，互相配合，共同完成人体水谷营养的供给。二是说脾胃学说在人体五脏六腑对应表里关系中，生理功能如此专一，病理机制如此紧连，治疗中辨证用药如此类同，其他脏腑皆不及之，故脾胃学说自成系统。古人把脾胃对于全身的重要性比作王道。

金元四大家补土派李东垣开创了脾胃内伤理论，创造出补气升阳大法。李氏在其著作中阐明了《素问·阴阳应象大论》关于"清阳为天，浊阴为地"的理论，认为"地气上为云"是比喻人的脾胃水谷的精气上奉于心肺；"天气下为雨"是比喻人的心肺功能把营养物质像雨露一般输送到全身，上滋九窍，外泽肌肤，充实四肢，内养脏腑。这些都属于正常的生理现象，如果违反了生理自然规律，阳气闭塞，地气昏暗，就会出现"云雾地气不升，白露天气不降，阳气不能升，阴气不能降"的反常现象，在人身则将发生重大疾病。李东垣谨守《内经》"虚者补之、陷者升之"的原则，创立了补气升阳法，对胃肠疾病如慢性胃痛、吐酸、黄疸、泄泻、消渴等脾胃虚弱者，均选用补中益气汤加减治疗，功效卓著。

温病学派的代表叶天士，对脾胃学说的发展也做出了不懈的努力。他曾对脾胃的不同生理功能、病理机制、治疗原则做过精辟的阐述："纳食主胃，运化主脾，脾宜升则健，胃宜降则和""太阴湿土，得阳始运；阳明燥土，得阴自安，以脾喜刚燥，胃喜柔润也。仲景急下存津，其治在胃；东垣大升阳气，其治在脾"，乃指此意。

武老认为，补气升阳和养阴滋胃是治疗脾胃虚弱的根本法则。脾胃一阴一阳，脾胃虚弱在临床上有阴阳之分，外里虚热和外里虚寒。虚热者即脾胃阴虚而生燥热，虚寒者即脾胃气虚而生外寒。故临床上阴亏和阳虚是脾胃虚弱的两大类常见证型。

武老将自己的临证见解具体运用于临床，创制出养阴滋胃法，拟定了许多有效良方，如治胃阴虚的甘露润降、清养胃阴之法和治疗脾阴虚的濡润脾阴法。此外，武老还倡导脾胃分治之法、甘寒养胃法等，补充了东垣脾胃论之不足，发展了脾胃学说。以上两法从阴阳不同角度，补充和完善了脾胃虚弱的阴阳不同治疗方法，应用于临床，确有良好的治疗效果。

二、肝疾难疗，扶正祛邪

武老治疗肝病40余年，在治疗肝硬化腹水方面有自己独到的见解和认识，他认为腹水是肝脏功能进行性恶化的结果，腹水引起腹部胀满也是患者最痛苦的症状。消除腹水是改善胀满、控制病情发展的关键。治疗应审病求因，分清虚实，针对腹水发生的病理实质辨证施治，根据不同类型予以相应的治疗方法。如健脾利水、滋阴利水、活血利水、宣肺降气利水等标本同治。若脾虚引起腹水者，需以补肾健脾为主、利水为辅进行治疗；血瘀引起腹水者，须以活血化瘀（破瘀）为主、利水为辅。补气健脾重用生黄芪，活血破瘀须用三棱、莪术。生黄芪剂量常需30g方可收效。当然，随证尚须配合疏气活血、健脾利湿，或清热渗湿、凉血解毒，或益气血、补肝肾等法，这一点亦甚重要。另外，腹水伴有发热时，应辨别内外，及时处理，外感所致者宜先解表然后治里；倘系阴虚所致，则当养阴清热，利水消胀并理为要。

郁结是本病发生发展的关键，调整气机又须以疏气为先，气舒则郁结自散。因此，疏气在本病治疗中占有相当重要的地位。肝硬化患者，皆见气郁血滞，仅程度有异，故常用行气活血药。武老认为行气必活血，活血必兼行气，行气可增强活血通络的功效，并有一定的缩肝软脾的作用。常用疏肝理气药有青皮、陈皮、香附、郁金、延胡索、枳壳、川楝子、大腹皮、香橼、木香、乌药等；活血药有丹参、赤芍、泽兰、益母草等。若见肝、脾大，质地较硬且病程较久者，疏气行血药物已难奏效，应选桃仁、红花、三棱、莪术、炙鳖甲、炒山甲、水蛭、生牡蛎等软坚化瘀之品。

本病既有气郁血滞诸证，又常见气虚或气血两虚证候，晚期腹水时更为显著，气血亏虚则脉道更易涩滞，治当补益气血，并少加青皮、陈皮、大腹皮、木香等理气药物以疏气化滞，使之利而不滞。生黄芪是补益气血的主药，既有补气健脾作用，又有直接补气血的功能，祛瘀生新，利水消肿，在辨证施治基础上使用生黄芪，效果确很显著，但湿热过盛者不宜应用。

此外，在中焦气机阻塞时，理气配合健脾渗湿，疏通中气，气机升降得复，气化水行，腹水、浮肿皆可消退。若肺气闭塞，必须升降肺气，肺为水之上源，"开鬼门，洁净府"，肺气宣通，方可通调水道，下输膀胱。麻黄是宣肺主药，一般用量不超过5g，此药不宜多用或久用，晚期肝硬化虚弱者多用甚至会引起高热。

治疗肝经病证应扶正补虚，武老认为湿热缠绵日久致肝阴耗伤或脾胃气弱使肝失所养，可能出现肝肾阴虚、阴虚血热以及心肾不交等症状，诸如劳则胁痛、心烦口干、多梦失眠、眩晕耳鸣、心悸气短、腰背酸楚、肝掌、出血点、蜘蛛痣；肝功能检查，谷丙转氨酶（ALT）、谷草转氨酶（AST）、碱性磷酸酶（AKP）、γ-谷氨酰转肽酶（γ-GT）等异常增高。需在辨证基础上滋补肝肾治之，使诸症减轻或消除，肝功能指标也可逐渐恢复。常用药物有女贞子、墨旱莲、菟丝子、枸杞子、五味子之类。女性患者需酌情活血化瘀，有助于肝功能恢复正常。

脾胃气虚久则生化之源匮乏，导致五脏精气亏损，肝虚脾弱气血不足，常见神疲倦怠、气短懒言、纳少胃呆、面色苍白、消瘦贫血、皮肤干燥、舌淡脉弱、血浆蛋白低下或白球比倒置、血小板及白细胞计数减少等。若重用补气健脾养血之法，不但诸症改善，而且可使血浆蛋白增加，也能逐渐改变白球比倒置现象，血小板计数亦可上升。主要药物有黄芪、党参、当归、生白芍、熟地黄、阿胶、紫河车、女贞子、何首乌等。阴虚明显者加生鳖甲、生龟板；阳虚明显者可加鹿角胶。血小板减少者除选用上药外，尚需加凉血止血之品。

武老认为，肝硬化腹水病程迁延，久病必虚，又可见湿热或气滞血瘀等实证。正虚邪实为多，正强邪实也有。若患者体质尚健壮，湿热较盛，黄疸或无黄疸，腹部膨隆，两胁胀满，小溲短赤等，但病期较短，失治会耗伤正气，可以扶正为辅或扶正为主、祛邪为辅，选用疏气活血、化瘀软坚、健脾利湿、清热渗湿、凉血解毒、补益气血、滋补肝肾等法。临床辨证正确与否极为重要，用药是否恰当往往影响疗效，如部分肝经起病腹水患者，在辨证施治中重用黄芪，其腹水消退明显；在剂量减少或不用黄芪时，腹水消除大为减慢。一药之差、剂量大小均能影响疗效。

对治疗肝硬化腹水，武老已初步摸索出了一定的辨证施治规律，但尚有不少难治病例，如症见发热不退、腹胀不减、腹壁绷、面颊红、唇黑、蜘蛛痣多、腹壁出现大片紫斑者难治，若出现神志昏迷或狂躁，亦为预后不良征象。现代医学对肝硬化腹水的病因、病理研究很多，辅助诊断方法较广，且有不少新的进展。对于肝硬化腹水，若在强调辨证施治的同时，能够重视和采用现代医学的诊断和治疗方法，临床疗效还有可能进一步提高。

武老认为黄疸是肝病的一个体征，是由于肝胆疏泄失常，胆液不循常道而外溢肌肤所致。在治疗黄疸病症时，常予清热祛湿之法，但当谷丙转氨酶高或有肝细胞急性炎症时加清热解毒药物，如土茯苓、败酱草、金银花、蒲公英、七叶一枝花、板蓝根、野菊花。利小便是祛湿的常法，通常多用车前子、通草、六一散，并常辅以芳香化湿的藿香、杏仁、橘红。湿热生痰、痰阻血络，杏仁、橘红、郁金可祛痰湿，痰不阻络，则瘀热易清，黄可速去。另外武老认为湿热中阻，常碍脾胃，患者多见食欲不振、恶心、呕吐，用芳香化湿之品不但化湿而且开胃。为了使湿热之毒从二便排出，临床上若无上、中二焦见证，而见大便不畅时，用熟大黄、白头翁、秦皮；若小便溲赤、热淋灼痛，常用八正散。

武老认为，茵陈既能清热，又能利湿，而且芳香，有助于化湿，为古今治黄的首选药。张仲景选用茵陈蒿汤时，指出茵陈要先煎，但不要拘泥于古人。黄疸轻者用30g，重者用至100g，但60g以上应另包单煎，防止茵陈耗水太多，影响群药的效能。治疗黄疸时定要配合活血药。武老认为黄疸一病"病在百脉"，所谓百脉，是指周身血脉。肝为血脏，与胆互为表里，黄疸既是血脉受病，自然要用血分药。一般治疗黄疸不离清热祛湿大法，其药多属气分，但黄疸的湿热也多为瘀阻入血，不引药入血是不行的。应用活血药有三个优点：第一，可以加快退黄的速度；第二，有利于肿大的肝、脾的回缩；第三，活血即可祛瘀，祛瘀即可生新。因此，活血在退黄中是个积极的治疗方法。临床中除常用活血药如赤芍、丹参、红花、益母草等外，必用泽兰，因泽兰有"通肝脾之血"的特点，中医学中的"脾"与现代医学的消化功能和水的代谢有着密切的关系，泽兰既能横行肝、脾之间，自然能加速肝脏的消化和排泄黄疸。

三、肾病顽固，治在三焦

武老在多年的临床实践中，对慢性肾炎的治疗有其独到的见解和认识。他认为慢性肾炎的发生、发展和转归，与脏腑阴阳气血失调，尤其是命门、三焦气化功能障碍有密切关系。关于命门、三焦学说，自古至今尚无统一认识，有待进一步探讨。命门，是人体真阴真阳的根源，是化生真元之气的所在。临床上遇见有真阴真阳亏虚患者，按命门水火衰微予以填阴补阳之剂，多能收到满意效果。因此，武老认为命门之真阴真阳具有调节人体脏腑功能的作用。

三焦则是一个大腑，《难经》说它是"有名而无形"。"无形"应该理解为无一定的形体，但是代表一种功能。"三焦者，决渎之官，水道出焉"，是水液精气循行的道路。武老认为体内水液精气运行，并非某一脏或某一腑所能完成，而是全身各脏腑共同完成的。横膈以上属上焦，借肾阳以利气化出入。上焦（肺）主布化水谷精气，熏肤充身，洋溢脏腑，通调水道，下输膀胱；中焦（脾胃）主蒸化水谷之精气，循经外达，充腠理、温分肉、利关节；下焦（肾）主气化出入，以利排泄。三焦以命门之火为动力，又借肺、脾、肾三脏之阳气推动，对全身水液代谢有调节功能，是水液气化循行的道路。

武老认为在对肾炎进行辨证时，应将脏腑阴阳气血看成一个整体。真阴真阳是脏腑生命的根源，气血是脏腑的营养物质。而阴阳气血失调又是通过脏腑功能表现出来的。现就肾炎的脏腑阴阳气血失调问题简述如下。

1. 脏腑功能失调

脾肾两虚在慢性肾炎阶段尤为突出，脾肾阳虚是水肿的主要内在条件。肾为先天之本，肾主水，肾主藏精，古代医家认为"水肿一病证皆归之于肾"。武老认为不光肾炎水肿的病理归之于肾，隐匿型及无水肿时的蛋白尿等亦应责于肾。五脏六腑之精统藏于肾，肾气不足，封藏失职，精气外泄为蛋白尿形成的主要原因。

脾为后天之源，具有运化之功、制水之用。胃为十二经水谷之海，胃气纳谷为生化之源，对于气血的化生起到重要作用。古有"胃主纳、脾主化"和"万物土中生"的说法，因此脾胃功能对肾炎的转归非常重要，一旦运化失常不能制水，则水失堤防溢出而为水肿。肾炎往往表现为脾肾两虚，故在治疗上亦常以脾肾双补为主法，至于开胃之药则应经常使用，以滋化源。

此外，肝、肾同属下焦，肝主疏泄，肾主封藏，肝升肺降，调理气机，疏通水道，以利排泄。当脾肾不足，引起气血两亏或阳损及阴、肝肾阴虚、肝阳上亢而出现血压上升等时；或因肝血不足，以致目不能视，肢颤，甚至出现肝风内动时，当以调理肝肾、滋阴潜阳、养血荣肝为主。久病则气血双亏，气虚则惊，血虚则悸，所以肾炎晚期常见少气、怔忡等心气不足现象。在治疗过程中，应充分调整脏腑功能，这是重要的环节。

2. 阴阳失调

肾炎各个阶段中的阴阳失调是通过具体脏腑表现的，其表现性质和转归也是不同的。慢性肾炎阶段，肾中阴阳失调，以脾肾阳虚为主，肾气不足为本；水肿时大多表现为脾胃肺阳虚，三焦气化不利；当病情发展表现以高血压为主时，临床逐渐出现阳损及阴，以肾阴亏耗为主，水不涵木引起肝阳上亢而致上盛下虚，在治疗上当以滋阴涵木、镇肝潜阳为主；在肾炎晚期，真阴真阳亏耗，等到阴阳失调时，血压高，舒张压常不易下降，当以填阴为主、益阳为辅使阴阳协调；出现尿毒症时，血压升高不已，此时填阴为急务，少佐助阳之品，因有一分真阴存在，阳气不致无所依附，避免阴阳离决而危及生命。

3. 气血失调

气血失调是肾炎病程中的主要病理表现，水肿阶段首先出现气虚，即脾气虚，脾虚日久，后天运化无能，相继出现血亏。在气血双亏之后，五脏六腑、四肢百骸失去温养，脏腑功能进一步失调。血红蛋白降低，血浆蛋白低下，水肿日益加重，导致肾功能进一步损害。严重时凝血机制障碍，引起出血现象如血衄、齿衄甚至消化道出血，这时输血补液，大补气血之剂也难奏效，应在水肿消退后，及时补益气血，防止病情反复恶化。因脾为后天水谷之源、气血之本，故健脾益气补血之法为肾炎调理气血的主要法则。

四、调理妇科，论治有方

武老在中医妇科学术上守古而有创新，求实不离经旨，滋阴崇尚丹溪，理血尤崇天士，化瘀首推青主，对于急危重症，善用单味重剂。胆大而心细，分期承危拯弱。对于慢性疾病，则标本兼治，丸散久服，效不更方，不求速愈。在处方用药上，配伍精简，以求祖方新传，重视药味归经，顺阴阳，适四时，忌峻厉，慎滞胃，处处注重培养后天之本。

武老在诊治妇科疾病方面，主张辨证与辨病相结合，分期与整体相结合，中医病因病机与西医妇科检查相结合，验方、单方与现代研究相结合，始终坚持中医诊治妇科疾病的四个结合，务求实效。武老诊治妇科疾病的经验大约可以归纳为十个方面，简要介绍如下。

1.妇女诸病，调气为要

气主功能，属阳；血为物质，属阴。对于自然界来说，无阳不升，无阴不长，而对人体来说，阴平阳秘，气血调和，则百病不生。男以阳气为根，女以阴血为本。女子血旺则阴盛，阴血充盛则元气厚壮，元气旺则月经调，血海充则胎孕成。故古人有妇人以血为本的至理名言。

阳气运行周身，人体发病则气先受之。因气为血帅，血随气行，同时血又为气之母，气得血而宁静，气升则血逆，气结则血凝，气热则血数，气寒则血涩，气虚则血脱，气迫则血乱，故治血必先治气，调血亦当调气。而妇女以血为本，故妇女诸病，自应以调气为先。

武老认为妇女多思善忧，气机最易郁滞，故治妇人所患的各种病症，皆不可忘记调气。从现代医学角度来讲，气即现代医学中的神经功能，对妇女诸病的影响无处不到，经、带、胎、产皆当言气。中医传统名方"逍遥散""四逆散"等调气理气之方药，皆为武老临床善用；其后的学术观点全面调气为主，在妇女诸病方面得到广泛的深化和发展。

2.妇以血贵，治脾为首

妇女以血为本，以血为贵。虽然中医认为血为心之所主，但是血的生成却与脾胃的生化紧密相连。脾主运化，布化水谷精气，上行入心，变化而赤化为血，藏之于肝，濡养全身。肾为先天之本，脾为后天之本。人之初生，当以先天生后天；人之既育，则以后天养先天；人之生长发育、衰老病亡，可以说与后天之本脾息息相关。脾主生血，脾气旺盛，则血海充盈，妇女之本稳固，经、带、胎、产生理状态皆正常，因而不会发生疾病。

中医认为，妇女一身之血全靠脾气以统摄，脾能统血，则血脉四布，冲任旺盛，血海盈满，月经以时而下，孕育正常。诚如《景岳全书·妇人规》所指出："妇人之病，当以经血为先，而血之所主，在古方书中皆言心主血，肝藏血，脾统血。"故脾为妇人之本，若脾虚，则新血不生，失于统摄，月经紊乱，血海枯竭，胞宫空虚，因而发生不能孕育的情况。

武老临床总结验方制成"滋血健脾丸"，后又创制出祖传"补血汤"方，用于治疗妇科诸多疾病，疗效卓著。通过多年实践，武老认识到，人体脾旺则血旺，对于妇人而言，更是如此。治脾则血生，血生则经调，经调而孕成，孕成则产顺。一线贯通，皆归于血，终归于脾。

3. 调理月经，理肝为先

女子以血为本，以气为用，大凡经、孕、产、乳之生理与病理，无不本于气血变化而与肝有关。《内经》认为，肝血有余，下注血海，藏于胞中，血海充盈则冲任调顺，经血以时下。换句话说，月经全赖肝木之气以疏泄之，故妇女经血的正常与否与肝的生理状态息息相关。

在临床上，肝血瘀则见血滞，甚则夹有血块；肝失疏泄，气郁化火，火盛为怒，则见崩漏；若血不养肝，肝气不升，脾不运化，水谷之气不能化生，则经少经闭；若肝气横逆，气机阻滞，则痛经，少腹坠胀。因而治疗月经不调，应首先调理肝气，肝气通和，全身疏泄正常，则月经正常矣。

武老通过多年妇科临床实践，特别是对祖传系列调经方的应用总结，深刻领悟到前人"肝为女子之先天"一语乃至理名言，逐步形成武氏中医世家"调经首当理肝"的学术见解。

4. 崩分阴阳，补虚泻实

崩漏是月经病之重症，崩如山崩，漏如屋漏。《素问·阴阳别论》云："阴虚阳搏谓之崩。"因寒热虚实不同，临床又分阴崩、阳崩两大类，但寒热之属性较之虚实之根本更为具体。古人对崩漏提出"塞流、澄源、复旧"三法，认为急则治其标，止血应为当务之急。万全认为，当初止血，次清热，后补其虚。崩漏乃热多寒少故也，虽皆言三法，但后者更切实际。武老认为治崩漏，以病因为主，止血为辅，要先止血亦难。临床常表现为虚实夹杂，寒热互见，但崩漏多热，应先辨虚热、实热而后用药，如此才可避免虚虚实实之弊。

凡血色赤紫黏稠、血块大、经量多的多属实热；色质暗红稀薄、血块小、经量少的属虚热。实证必兼舌、脉、体呈阳性变化，虚证必兼舌、脉、体呈阴性变化。实证者宜清之、散之，凉血止血，即塞流；虚证者宜补之、固之，补而止血，也就是澄源、复旧。同时遵循虚则补之、实则泻之的基本治疗法则，以达阴阳平衡，本固则崩漏自愈。武老祖方中治实热崩漏者有清热止血方，治虚寒崩漏则有温里止血方，久治效验。

5. 带下肾虚，健脾化湿

带下为妇科常见病，古有"十妇九带"之谓。《素问·骨空论》云："任脉为病，男子内结七疝，女子带下瘕聚。"张景岳谓："任脉自前阴上毛际，行腹里，故男女之为病如此。"又谓："带下，赤白带下也。"综合古人对带下的认识，带下有：带脉不固、肾虚之带下；脾虚生湿，郁而化热之黄带；痰浊流注于带脉，下注于阴之白带等。概而言之，带下的原因虽多，但最为主要的当为脾肾虚弱夹湿。

《医贯》云："八脉俱属肾经，人身带脉统摄一身无形之水。下焦肾气虚损，带脉漏下，白为气虚，赤为有火，治法俱以补肾为主。"《薛氏医案》亦云："脾胃亏损，阳气下陷，或痰湿下注，蕴积而成，故言带下也。凡此皆当壮脾胃，升阳气为主，佐以各经见证之药。"

武老认为，带下之病本当为肾虚，带脉不固，兼脾虚夹湿，故治则确定为补脾肾、化湿邪，带下色暗、质清、如注，伴腰痛、夜尿增多者，选方易黄汤加鹿角霜，见效后长期服用验方培坤丸以善后。

带下一病多为脾虚生湿、湿郁化热所致，一般带下以质稀色白为特征，久则化热，色如脓汁，气味臭秽，湿热较甚者伴腹胀。可用验方完带汤冲服祖传秘方滋血健脾丸，减轻之后改服滋血健脾丸即可获愈。

6. 养胎之法，清柔平和

《灵枢·决气》篇云："两神相搏，合而成形。"妊则血聚而养胎，心主血，肾藏精，结胎之后，专赖母血，血属阴而恶燥，故胎前不宜用热药。用药宜清、补、凉、和，忌泻忌攻。此乃养胎之要，胎气旺盛，则胎动不安。胎漏、滑胎的情况可防可止。

徐之才的十月养胎法，以饮食为之，主张有此症则用此药；后有《达生录》《达生编》逐月养胎，略同于上；唯《保产要录》逐月养胎，又讲胎儿发育状况，全方位养胎最为精细，从身心、精神饮食等方面，同时突出了清净、平和、柔和的特点。古人养胎以白术、黄芩为主，此之谓也。

武老在十月养胎方面，除承古人之宝贵经验外，还发现心血肾精最易为肝气所侵扰，肝失疏泄，心火易旺，肾精不宁，单纯清养则不能完全达到效果，故总结出"柔、和"两字。用白芍柔肝养肝，可遣安胎养胎之药，药到病减，再配以现代科学的营养方法，从而使胎儿母体康健，以利于优生优育。

7. 坠胎滑胎，清热补肾

坠胎、滑胎是妇女怀孕后常见的疾病。有关坠胎、滑胎，历代论述颇多。清代《妇科冰鉴》曰：冲任虚损，劳役太过，因患他疾延绵，偶为磕触跌扑，或暴怒以伤肝，或房劳而亏肾，此不安、堕胎、小产、滑胎所由出也。五七月，儿体已成，名为小产；二三月形象未备，谓之堕胎。下次受娠，亦复如是者曰滑胎。

关于治法，张景岳曰："凡胎孕不固，无非气血损伤之病，盖气虚则提摄不固，血虚则灌溉不周，所以多致小产。故善保胎者，必当专顾血虚，宜以胎元饮为主而加减用之，其次则芍药芎归汤，再次则泰山磐石散或《千金》保孕丸，皆有夺造化之功，所当酌用者也。又凡胎热者血易动，血动者胎不安，故堕于内热而虚者亦常有之。若脾气虚而血热者，宜回圣散；肝肾虚而血热者，宜凉胎饮；肝脾虚而血热者，宜固胎煎。"

武老认为堕胎、滑胎其标为热，临床表现为心神不定或心肝火旺，心火生，心不主血，血逆上行不能养胎；或烦生肝火，失于藏血，血海不宁，胎养受扰。故治标以清心养血，或清肝凉血为法，主血、藏血正常，则血归于血海以养胎。该病之本为肾虚，而肾主胞胎，肾虚则主司失职，故其根在肾，治本才能使胎育正常。

根据妇女虚证较多的现实，武老谨守古方，取东垣益气健脾之常法，再加入补肾之品治之，每获良效，并总结出了补肾安胎验方。再者，根据妇女热证较多的特点，继承验方，临床加减，博采古今众长，自拟治疗坠胎、滑胎的清热补肾安胎方，疗效显著。

8. 产后多虚，化瘀补肾

十月怀胎，一朝分娩，产妇解除重负，六脉松弛，十二经懈怠。新产之后，气血大虚，非补不能平复。但子宫未复，瘀血未尽，如败血不去，则新血不生，后患无穷。

产妇失血之后则阳气相对偏盛，出现气旺血弱之势。血瘀也非一般性血瘀，活血必化。且阴亏无以寓阳，阳外越而自汗，易伤风邪，治疗之际，自当固表卫外。肾主胞胎，十月养胎，肾虚胎大亏，故产后肾虚为一切虚弱之根，产后补养，终补在肾。武老总结：从产后三天开始，服生化汤三剂；后一月内子宫复旧，调治主法为养血化瘀，清湿缩宫；六十天气血复正，主法为补脾养血，兼顾胃气；百天内元气复常，主法为补肾健脾。他将此概括为产后四步恢复法。四步法实即气血和脾肾功能的调补修复。恢复气血必先和中，必先化瘀，不能见虚则补，纯用补法往往可致血滞血涩，自当和血养血。采用中药名方生化汤清宫，即以产后神方为基础进行灵活加减，分为补脾益气和养血补肾两种方法。产前如有孕产史而引发肾虚，亦可同时补之，所谓"月子病月子治"也。

临床诊断仍应守古人三审之法，即一审少腹痛否，恶露有无；二审大便干否，诊津液盛衰；三审乳汁行否，诊胃气强弱。此三者可以说是产妇脏腑气血向愈情况的基础测定，实为后世应守之规。

在妇人产后的临床用药上，武老认为：产后伤食，宜健脾、忌消导；伤寒宜和解、忌汗下；中风宜养血、忌风药；血虚宜补血、忌黏腻，补益药应佐以砂仁、陈皮等醒脾和胃之药。

在产后辨病势方面，武老认为：经过上述三审后，脉证相符者治之必愈，反之则为危候；胎前脉以实为贵，产后脉以虚为佳；胎前宜凉，产后宜温。产妇家属的作用也很重要，护理得好，则产妇得以保健和休养，从而达到身心和谐。

9. 不孕不育，调经补肾

《素问·上古天真论》云："女子……二七而天癸至，任脉通，太冲脉盛，月事以时下，故有子。"说明男女有子，其根本在于天癸到来，亦即肾气发育旺盛。《素问·奇病论》曰："胞络者，系于肾。"胞宫为人体的下血海，心主血，说明胞络是子宫与心、肾两脏联系的要道。肾藏精，心血旺盛，精血输注于胞宫，则血海充盈，月经正常，男女相合，则可妊。正如《灵枢·决气》篇所言："两神相搏，合而成形。"《灵枢·天年》说人之始生，以母为基，以父为楯。肾为天癸化生之源，主生殖，两精相搏而成胎，为冲任之本，主经血流通，化气生血，主津液，系胞，肾中阴气和阴精可温煦滋养胎儿，使之发育正常。而肾为先天之本，脾胃为后天之本，肝司血海，胞脉属心，肺为气之本，说明女性生殖功能与气血、五脏皆息息相关，共同完成胎儿的生长发育过程。

气为血帅，血为气母，气血在生殖中的生理作用在于营脏腑、充经络、携天癸、化月经、养胞胎、生乳汁及滋津液。而月经则是气血五脏和盛的集中体现，五脏中又以肾为主司胞孕的主要脏腑，故经调肾充为女性生殖之基本条件。

无子之因，武老首推清代沈金鳌《妇科玉尺》中所提的十病之因：一胞胎冷也；二脾胃寒也；三带脉急也；四肝气郁也；五痰气盛也；六相火旺也；七肾水亏也；八任督病也；九膀胱气化不行也；十气血虚而不能摄精也。

大凡胞胎冷者温之，脾胃寒者暖之，带脉急者缓之，肝气郁者开之，痰气盛者消之，相火旺者平之，肾气衰者补之，任督病者除之，膀胱气化不行者助其肾气以行之，气血不能补胎者益其气血。女子无子者，通过调理可以有子，而不可徒治其胞胎也。

武老把不孕症的病因概括为内因和外因。内因有三：肾气不足，冲任亏损，气血失调。外因有四：一为血瘀，新血不生，不能成孕；二为胞中寒热，不能培精成孕；三为湿痰，壅塞胞中，导致不孕；四为肝郁气结，络道不畅而致不孕。

武老对不孕症的辨治，主张先调全身大环境，首先治好影响妊娠的各种病症；后调胞宫小环境，且以调经为先，尤须辨证与辨病相结合，分期与分型相结合，按照月经周期、卵泡生成期、排卵期、黄体期各自的特点，采用调经、消征、促孕三种方法予以治疗。

调经即调理月经，经调则孕育自然正常。"求子先调经，经调子自成"。消征是西医妇科查出的生殖系统各种影响生殖功能的体征，诸如各种炎症、输卵管不通等，灵活采取消除体征的中西医结合有效方。促孕即排卵期前后及黄体期，可酌情应用促黄体汤、排卵汤及助孕方。

10.妇女更年，先期滋肾

《素问·上古天真论》云："女子……六七，三阳脉衰于上，面皆焦，发始白；七七任脉虚，太冲脉衰少，天癸竭，地道不通，故形坏而无子也。"这是中医学关于妇女更年期综合征最早的描述。

从20世纪70年代开始，武老就对妇女更年期综合征进行了大量的临床观察，积累了采用"逍遥散"系列方加减治疗该病的经验。进入80年代以后，日本等国家关于更年期综合征的研究资料和我国的医学研究结果表明，妇女更年期有提前倾向。1985年世界卫生组织从《关于绝经的研究》一文中得出结论："更年期，包括绝经前的一段时间（在这段时期里，有显示绝经到来的内分泌学、生物学和临床的表现）和至少包括绝经以后的第一年。绝经后期定义应为紧接绝经后的一个时期。"这一研究结论也充分证实绝经前期和后期的存在及治疗的必要性。因此，对妇女更年先兆期的治疗，能有效阻止和减少前兆期患者血虚阴伤向肾阴虚发展，并提高整个更年期患者的疗效，符合治未病思想，有利于维系妇女进入更年期后的健康水平和生活质量。武老在实践中总结出了紧抓先兆期，重视滋阴补肾，早防早治，灵活辨治妇女更年期综合征的丰富临床经验。

五、内科杂病，辨证施治

武老治疗血小板减少性紫癜经验丰富。本病是由血液中血小板减少引起的皮肤、黏膜甚至内脏出血的一种血液系统疾病。血小板减少性紫癜病因可分为原发性和继发性两类。继发性者每由感染、服用某些药物、接触放射线等原因引起骨髓造血功能障碍而致；而原发性者原因迄今不明，可能与自身免疫有关。本病多见于儿童及青壮年，女性多于男性。临床表现：成年多患，起病缓慢，以反复发作性紫癜和其他出血倾向为主，尤以鼻、牙龈、口腔黏膜等出血和女性月经过多最为常见，皮肤瘀点或淡紫色瘀斑以四肢或两下肢多见，一般出血症状较急性型为轻。部分由急性型迁延超过半年以上形成慢性型。因长期反复出血，可引起贫血，并伴有头晕、乏力、纳差、便溏或低热怕冷等症，约有10%患者脾大。化验显示：血小板明显减少，多在（30～80）×10^9/L；血小板形态异常，巨大或畸形，颗粒稀疏；出血时间延长，束臂试验阳性；骨髓巨核细胞增多，以颗粒巨核细胞增多为主，或伴成熟障碍现象。

根据临床表现，血小板减少性紫癜属中医"血证""葡萄疫""虚劳"或"阴斑"范畴，现统称"紫癜"。武老认为本病乃先天禀赋因素，或邪毒壅遏脉络，或因病久脾虚不摄等，使血液溢出脉外所致，故治疗着重在补益，既要补脾又要补肾。补脾以益气为主，补肾以滋阴为先。从发病过程看，每因阴虚火旺，灼伤血络而致出血，不是由脾及肾，而是由肾及脾，从这个意义说，滋肾阴尤重于益脾气。然肾属水，为万水之元，水者血也，生血之本在肾，若无火化亦不能生血，故用药亦需兼扶肾阳。脾属土，为万物之母，又为化血之源、统血之脏，血既已妄行，在滋肾温阳基础上，益脾乃当务之急。故武老治疗本病，自拟育血汤（丸），取归脾汤为基础方，以益气养血，使脾增强统血之职，并资其化源；加入龟板胶滋肾、鹿角胶温肾阳，并佐女贞子、墨旱莲滋养肝肾，均有养血、凉血、止血之功，尤其女贞子气、味俱阴，入血海能益血，和其气可上荣，为入肾除热补精之要品，但速则寡效，缓则有功；加赤芍、紫草凉血，专治紫癜；配白芍、阿胶重在养血；由于脾肾不足气血虚，内必积浊，外必邪乘，邪与浊郁结，又必化火生毒，特入蚤休配紫草以作清热解毒之用；归脾汤中木香辛燥未免耗阴伤血，以白豆蔻代之行气，使其气行血自润。诸药相伍为方，先服汤剂后用丸剂，具有益肾滋脾、凉血解毒之功，对于原发性慢性型血小板减少性紫癜的治疗最为适宜。

武老临床治疗妇科子宫肌瘤也很有经验。子宫肌瘤是女性子宫肌上生长的一种良性肿瘤。30岁以上中年妇女多发。病因尚不明确，可能与过多雌激素长期刺激有关。瘤自子宫肌纤维长出，大小不一，常为多发性，95%生长于子宫体，少数在子宫颈。随着瘤体增大，可向不同方向发展。按瘤与子宫壁各层关系，可分为两种：一是肌壁间肌瘤，从肌壁间向浆膜层发展，突出于子宫表面，占60%~70%；二是浆膜下肌瘤，肌瘤大部分突出于子宫浆膜面，占20%~30%。若继续生长，瘤根形成细蒂，易发生蒂扭转；三是黏膜下肌瘤，从肌壁间向宫腔内发展（占10%~15%），甚至坠入阴道。

临床表现主要为月经过多、腹痛、痛经、白带增多、大小便困难及不孕等症。武老认为瘤体较大引起的症状，如月经过多或经期延长，乃肌壁间和黏膜下肌瘤使宫腔扩大、内膜面积增加所致；黏膜下肌瘤常可引起不规则阴道流血而形成贫血；而腹痛是因瘤体大、压迫盆神经或牵扯腹膜，或肠胃粘连形成，若感染、黏膜坏死，或浆膜下肌瘤蒂扭转，还可发生急性腹痛，但较少见；痛经是由黏膜下瘤堵塞宫颈内口使血液流出不畅，或肌壁间肌瘤致子宫肌肉收缩所致；白带增多或有臭味，是黏膜下肌瘤感染或发生溃疡所致；尿频尿急或便秘乃瘤体位置低，压迫膀胱、直肠所致；不孕是黏膜下肌瘤或肌壁间肌瘤压迫宫内着床的受精卵或造成宫腔变形所致。后述这些症状临床较少见，凡见多在后期。总之，通过询问病史、妇检及B超检查，不难诊断。

武老认为本病属中医"石瘕"，系因气血瘀滞等使胞宫宫体生瘤所致的，以月经周期提前、经期延长、经量增多为主要表现的妇科疾病。前人谓："石瘕之证，因寒气客于子门，气不得通，恶血留止，其始生也，少腹有块，大如鸡卵，日以益大，状如怀子，月事不以时下……"轻则用和血通经汤（A方：当归、熟地黄、苏木、三棱、莪术、木香、贯众、肉桂、红花、血竭），重则用消积丸（B方：附子、鬼箭羽、紫石英、泽泻、肉桂、延胡索、木香、槟榔、血竭、大黄、桃仁、三棱、水蛭）。武老认为，肌瘤生长缓慢，宫体常受压变形，黏膜难免受伤，瘤体亦难免感染或溃疡，湿热瘀毒必有积聚；经量增多或经期延长，亦有气虚血少之症存在。于是临床治疗本病，每以上述药物化裁，加入阿胶养血，败酱草清热解毒。并发现行经期与未行经期，同等用药，所出现症状和反应有所不同。如行经期用药，经量更多，经期愈延长，思之必因出血时用破血药所致，故逐渐形成AB加减治疗，即未行经期服A方，破血药多；行经期服B方，破血药较少。两方配合运用，能达到瘀消结除之效果。

慢性前列腺炎是指少数中老年男人前列腺因病原体感染而引起尿频、尿急、尿痛及性功能减退和神经衰弱症状的一种男性泌尿生殖系统疾病。其病因有特异性和非特异性两种。前者指结核性和淋病性；后者多因球菌与杆菌混合感染，经血行、淋巴或直接感染尿道侵及前列腺而发病。武老认为慢性前列腺炎可归属中医"精浊"范畴，多因湿热下注，阴虚火旺，精室瘀阻等所致。肾有两窍，一溺窍，一精窍。淋出溺窍，病在肝脾；浊出精窍，病在心肾，同门异路，分别宜详。此病与淋有异，乃精窍病也。尿后滴白，或有秽物如疮之脓，如眼之眵，乃由心动于欲，肾伤于色，强忍不泄，败精流溢窍端所致。排尿不畅，少腹或茎中坠胀痛痒，为败精腐浊或湿热流注而成。元神不足，则见性欲减退、早泄、阳痿或遗精等神经衰弱症状。若滑精而久，则任脉、督脉必伤。由此可见，本病治疗有异于前列腺肥大，首先要清热化湿、通瘀泄浊，再则要补神和升固奇经。但元神由元精和元气所化，元精即元阴，为肾中无形之水；元气即元阳，为肾中无形之火，故用药既要滋肾阴，又要补肾阳。武老制清化固奇汤，一用败酱草、蒲公英、金银花、蚤休、虎杖、茯苓以清热化湿解毒；二用当归、丹参、乳香、没药、土鳖虫以化瘀通浊；三用知母、黄柏、熟地黄以填精滋肾阴；四用鹿角霜、菟丝子以升固督任补肾阳。另用琥珀、柏子仁宁心安神，甘草益心气、和诸药。诸药组成全方，具有清热化瘀、升固奇经之功，治疗慢性前列腺炎效果良好。

第三章

临床精粹

第一节　经方治验

1. 补中益气汤治睑废（重症肌无力）

邓某，男，57岁，高级教师，1997年4月30日初诊。左侧眼睑下垂8个月。去年8月出现左侧眼睑下垂，在开封市某医院住院治疗，CT、磁共振全身检查无异常发现，经"疲劳试验""抗胆碱酯酶药物试验""肌电图"确诊为"重症肌无力"，服用"新斯的明"治疗2周后好转出院。今年3月中旬复发，刻诊见左侧眼睑下垂，舌体不和，语言不清，咀嚼困难，口唇周边肌肉有乏力感，伴头昏，舌苔两侧花剥，境界明显，舌质紫暗，脉细。查见语声低微，语言不清，呼吸平稳，心肺正常，睁眼无力，咽反射良好，左上肢握力Ⅴ级，右上肢握力Ⅳ级。

证候：肝肾亏虚，清气不升。

治法：培补肝肾，益气升清。

方药：补中益气汤加减。石斛10g，黄精15g，枸杞10g，生黄芪20g，炒白术15g，柴胡10g，党参15g，葛根15g，当归10g，炙甘草6g，陈皮10g，石菖蒲8g，升麻5g，僵蚕10g，炮山甲5g。初投7剂。

二诊：眼睑下垂稍复，语音清晰，咀嚼功能改善，但不耐劳累，舌苔薄白，舌质光红好转，但尚紫暗，脉细滑。治用原法，原方改石斛15g、生黄芪30g，继服30剂。

三诊：眼睑下垂稍复常，语音清晰，咀嚼功能恢复，精神改善，舌苔薄腻，舌质紫暗，脉细有力，效不更方，嘱持续服用1个月，以资巩固。半年后随访未见复发。

【按语】中医古籍与重症肌无力相似的证名记载有"痿证""睑废""脾倦""大气下陷"等。对病机和治疗的阐述，着重于脾胃的较多。中医学认为，脾为后天之本，主运化，为气血生化之源，主四肢肌肉，五脏六腑之精气皆赖其供养。脾虚则运化失常，气血生化乏源，四肢肌肉失于濡养，故痿而不用。《素问·太阴阳明论》曰："脾病而四肢不用，何也？岐伯曰：'四肢皆禀气于胃，而不得至经，必因于脾，乃得禀也。今脾病不能为胃行其津液，四肢不得禀水谷之气，气日以衰，脉道不利，筋骨肌肉皆无以生，故不用焉。'"《证治汇补》亦指出："气虚痿者，因饥饿劳倦，胃气一虚，肺气先绝，百骸溪谷，皆失所养，故宗筋弛纵，骨节空虚。眼有五轮，各应五脏，脏有所病，各现于轮，肉轮属脾，脾主肌肉，脾虚则气血不能上荣于肌肉而出现'睑废'。"《灵枢·大惑论》云："五脏六腑之精气皆上注于目而为之精。……精散则视歧，视歧见两物。"气血不充目睛，则出现视歧；呼吸困难、语音不清为咽喉等部位肌肉失于气血濡养所致。若脾虚肝旺，可见筋惕肉瞤等风象；气不运血，或痰湿阻滞，可见肌肤麻木不仁等瘀症。

关于治疗，《素问·痿论》指出"治痿者独取阳明"。后世医家亦颇多论述。所谓治痿独取阳明者，即补益后天之法。《素问·痿论》曰："阳明者，五脏六腑之海，主润宗筋，宗筋主束骨而利机关也。"脾与胃相连，行津液上输入肺，布散全身，以润筋脉肌肉。故脾胃得健，则肺津有源，肝肾精血得充，宗筋得润，机关可利，不易致痿或痿易恢复。故治疗常以益气健脾升清为主要大法，方用补中益气汤之类。临床上患者不仅脾虚，且常有兼证，其中最常见者为肾虚。《脾胃论》指出："脾病则下流乘肾，土克水则骨乏无力。"治疗当在健脾益气升清的基础上加鹿角胶、巴戟天、锁阳、菟丝子、杜仲、桑寄生等补肾温肾之品。总之，本病多虚，以脾为主，或脾肾两虚，故当宗"治痿者独取阳明"之训，同时针对相关脏腑，审其病理因素的兼夹情况，兼顾并治。

2. 犀角地黄汤治疗肌衄（紫癜性肾炎）

王某，男，38岁，1996年4月20日初诊。两下肢紫癜5年，服泼尼松虽能控制，但易复发。此次发作自去年12月至今迁延4个月，多次尿常规检查示肾功能有损害。两下肢紫癜密集，融合成形，色紫暗，压之不退色。小溲深黄。舌质红、苔薄黄，脉细数。尿常规：红细胞（+++），蛋白（++），血小板171.6×10^9/L。

证候：络热血瘀，阴虚火旺。

治法：凉血化瘀，滋阴止血。

方药：犀角地黄汤加减。水牛角片12g（先煎），赤芍12g，丹皮12g，生地15g，熟大黄4g，黑山栀10g，血余炭10g，紫珠草15g，紫草10g，生甘草3g。14剂，水煎服，每日早、晚服。

二诊：药后两下肢紫癜逐渐消退，未见新生，自觉症状不多。尿黄转淡，尿检蛋白（±）、红细胞（+）。舌质暗红、苔黄，脉细数，以凉血化瘀、滋阴止血继进。原方加阿胶10g（烊化，分冲）。

三诊：两下肢出血性瘀点已控制，但吸收缓慢，消退不快，余无明显不适。尿检蛋白（－）、红细胞（－），舌苔黄、质红，脉小。仍当凉血化瘀消斑。水牛角片15g（先煎），生地15g，赤芍10g，女贞子10g，墨旱莲15g，棕榈炭10g，阿胶10g（烊化，分冲），熟大黄5g，地锦草15g，紫草10g，桃仁10g，生槐花12g。另：田三七粉1.5g，一日两次。上方连续服用30剂，两下肢出血性紫癜逐渐吸收，尿黄不显，精神、食纳俱佳，尿检未见异常。

【按语】患者症见两下肢紫癜，血小板计数在正常范畴，故可排除血小板减少性紫癜。患者自诉发病前曾服感冒通和牛黄消炎丸，可能与药物过敏有关，鉴于尿检有肾脏损害，诊断为紫癜性肾炎，其临床表现属于中医"血证""肌衄"和"尿血"范畴。该病西医治疗常用激素控制，但停药后易复发，并有一定的副作用。本例患者病已五载，久治少效，观其脉证，因火郁络瘀，郁热伤络，阴虚火炎，灼伤血络所致。故治予凉血化瘀、滋阴止血，以犀角地黄汤加味治之。犀角用水牛角代，效虽逊于犀角，但亦有清热凉血解毒之功，熟大黄泻火解毒、凉血逐瘀，两药相合，则凉血化瘀之功更强；生地滋阴清热、凉血止血；丹皮泻血中伏热；赤芍凉血活血；黑山栀、紫珠草、血余炭清热解毒，凉血止血；紫草止血而抗过敏。诸药合用，血凉则出血能止，瘀去则血自归经，故药后紫癜逐渐消退，肾损害亦随之恢复正常，继则加强活血化瘀消斑，补益肝肾，调理善后。

3. 防己黄芪汤治疗水肿（肾病综合征）

汪某，男，37岁，工人，1995年5月30日初诊。浮肿将近1个月，以下肢为甚。按之有明显凹陷，腹胀，腰酸痛，尿少色黄，尿意难尽，食纳平平，口干苦。舌苔中部黄腻，余质紫，脉小弦数。眼睑轻度浮肿，咽充血，两肾区无叩击痛，血压90/70mmHg，实验室检查：尿常规蛋白（＋＋＋＋），24小时尿蛋白14g，尿盘状电泳示大中分子尿蛋白，少许小分子尿蛋白，血K^+ 4.22mmol/L、Na^+ 139mmol/L、Cl^- 97mmol/L、Ca^{2+} 2.20mmol/L。血胆固醇13.79mmol/L，血清白蛋白23.1g/L。B超示双肾境界线饱满，皮质回声增强。省某医院诊断为肾病综合征，予泼尼松每日60mg，双嘧达莫（潘生丁）每日150mg，用药将近1个月，现尿蛋白仍为（＋＋＋＋），遂来中医门诊。

证候：湿热瘀阻，气不化水。

治法：益气利水，清化湿热，活血通络。

方药：防己黄芪汤治之。生黄芪20g，木防己12g，炒苍术10g，川黄柏10g，粉草薢15g，六月雪20g，五加皮10g，猪苓、茯苓各15g，大腹皮10g，石韦15g，泽兰10g，泽泻15g，鬼箭羽10g，车前草10g。6剂，水煎服，早、晚分服。

二诊：1995年6月7日，药后浮肿明显减轻，尿量有增，小腹不胀，腰微酸，右耳闭气，舌苔黄、中后部薄腻，质紫红，脉小弦。尿蛋白（－）。效不更方，治守前方。原方7剂。

三诊：1995年6月14日，浮肿全消，自觉腰酸，夜寐早醒，尿黄，舌苔黄腻、质暗红，脉弦。尿检正常，仅脓细胞（＋）。再予清利下焦、活血通络。处方：生黄芪20g，木防己12g，炒苍术10g，川黄柏10g，粉草薢15g，六月雪20g，五加皮10g，泽兰10g，泽泻15g，鬼箭羽10g，石韦15g，狗脊10g，川续断12g，茯苓10g。7剂。药后患者仅自觉劳累后腰酸，偶有便溏，继续按上法加减调治，病情稳定，尿检持续阴性，肾功能检查正常。激素逐渐减撤，观察近1年，尿检始终阴性，血胆固醇、血清白蛋白恢复正常值，患者康复。

【按语】患者因大量蛋白尿、低蛋白血症、高脂血症、明显水肿而诊断为肾病综合征。用大剂量激素近1个月，仍未见效。根据其症状特征，可以归属于中医"水肿"范围的阴水证，此证一般多责之脾虚、肾虚，少有从湿热、瘀血论治者。而据证分析，本患者在脾肾本虚的基础上由于水液输化失常，而致阴虚致实，导致水潴、湿停、热郁、瘀阻，且以湿热瘀阻为主，故治以清化湿热、活血利水。选方以防己黄芪汤加减。药用黄芪、防己益气利水，以治标实本虚之肿；苍术、黄柏清化湿热；六月雪、粉草薢、车前草清热利湿，分清泌浊；猪苓、茯苓、泽泻、石韦等淡渗利水；大腹皮行气祛湿；更配泽兰、鬼箭羽等活血化瘀药，血行则水行。因辨证准确，方药与病机相切，故能几剂而应。取效后在清利湿热、活血化瘀的基础上，稍加补肾健脾，标本同治，使病情平稳康复。

4. 芍药甘草加味治疗胃痛（十二指肠溃疡）

吕某，女，37岁，1986年5月10日初诊。10年来间断性胃脘痛牵及两胁，以饥饿时疼痛为主，伴有嗳气、矢气、纳差、大便燥结，无呃酸、呕吐及黑便史。每于情绪激动时发病，本次发病已历时3个月余，西药治疗无效，不能坚持日常工作。钡餐造影见十二指肠球部糜烂样改变。慢性病容，舌苔薄白，脉弦，证属肝胃气痛，治以调和肝胃，给溃疡合剂治疗。3剂后，痛减，但仍觉胃脘两胁胀满不舒，窜及后背，乃于合剂中加苏梗6g、沉香6g，继服3剂。

药后胀满稍减，嗳气少，疼痛消失，纳好转，面色较前为华，脉缓和。于前方再加砂仁5g，继服3剂，药后腹满明显减轻，嗳气已不明显。继给溃疡合剂治疗，共服药18剂，纳佳，二便调，苔退，脉缓和。嘱其继续服合剂巩固治疗。

证候： 肝气犯胃。

治法： 疏肝健脾，和胃止痛。

方药： 溃疡合剂主要药物为白芍15g、甘草30g、香附15g（加味芍药甘草汤）。加减：虚者，加党参、白术或黄芪；寒者，加炮良姜、肉桂或熟附子；热者，加黄芩、黄连或黄柏；实者，加大黄（炒焦）、枳实；吞酸，加吴茱萸、黄连；调气，加木香、砂仁或沉香；和血，加当归或丹参；痛甚，加延胡索；吐甚，加半夏或竹茹；便燥，加郁李仁或火麻仁；便泻，加黄连或茯苓；出血，加藕节、乌贼骨或三七粉。

白芍味苦、酸，微寒，性平无毒，可泻肝火、安脾和血、缓中止痛；甘草味甘，性平无毒，生肌止痛，疗诸痈疮疡，通行十二经。故芍药甘草汤可酸以收之，甘以缓之，柔肝理脾，缓急止痛；加香附，味辛、微甘，性平，入肝、三焦二经，有理气解郁、调经止痛之功用，乃血中气药，与芍药甘草汤合用，以达辛通和营、治胃脘久病不愈之目的。

溃疡合剂只对肝胃气痛的溃疡病患者疗效较好，临床表现为胃脘疼痛，牵及两胁，胸满腹胀，嗳气，口苦，或伴泛酸、呕恶，发病多与情志有关，舌苔淡黄或薄白，脉弦或沉弦、弦滑。

【按语】 溃疡病是一种常见的慢性消化系统疾病，根据历代文献所载，"胃痛""胃脘痛"与其类似。主要发病原因是饮食不节、寒热失调、气郁不舒，使脾胃运化失常，进而引起胃脘胀满疼痛、嗳气吞酸甚至呕血或便血等。

本病虽不属于肝经病证，但精神因素与肝郁不舒也会影响脾胃。多年来，根据临床所见，溃疡病以肝胃气痛者居多，虚寒胃痛者次之，其他情况较为少见。根据《素问·脏气法时论》中"肝苦急，急食甘以缓之"和张仲景《伤寒论》中"芍药甘草汤"治疗腹部疼痛及《本草纲目》中"甘草治疮疡痛毒"等记载，结合临床见证用芍药甘草汤加减治疗溃疡病多数病例效果良好。本法治疗溃疡病，不是每个患者都有效。武老多年来的体会是本法对肝胃气痛者（多由于十二指肠球部溃疡）疗效最令人满意，至于虚寒、痰滞、食积或胃络瘀阻等证，虽然西医诊断都是溃疡病，但在治疗上必须结合中医辨证、加减用药才能有效。在治疗过程中有些患者因甘草用量较大而发生浮肿，对这样的患者可把甘草减至15g。另外对肝郁症状较轻者，香附亦可减至10g。肝胃气痛者不宜骤用补剂，以防补气不通而痛愈甚之弊。

5. 小柴胡汤治疗内伤发热（上呼吸道感染）

张某，女，26岁，1998年6月3日初诊。半个月前因受凉引起发热，体温37.5℃，在门诊静脉滴注青霉素和抗病毒药3天，体温仍在37～37.5℃波动，并自觉心悸、胸闷。心电图提示心肌损伤。收入我院内科病房住院治疗。住院期间，改输"氨苄青霉素"10余天，体温仍在37.5℃左右，特请武老治疗。刻诊：自觉身热，手足心热，无汗，不恶寒，时心悸，胸闷，周身乏力，口干，饮水不多，纳可，大小便正常。体温37.2℃，白细胞4.6×10⁹/L，心率72次/分，律齐。舌质红、苔白，脉细弦。

证候：阴虚内热，邪气稽留。

治法：滋阴清热，引邪外出。

方药：小柴胡汤加味。柴胡15g，清半夏10g，党参10g，生甘草10g，黄芩10g，秦艽12g，地骨皮15g，白薇30g，生白芍15g，金银花15g，连翘15g，玄参15g，大枣5枚。5剂，水煎，早、晚服。

二诊：服药后体温降至36.8℃，手足心热已不明显，心悸、胸闷减轻。舌质红、苔白，脉细弦。发热已久，损伤正气。现邪气已减，当益气扶正，上方加黄芪20g、生山药20g。5剂，服完后胸闷、心悸消失，体温36.6℃，复查心电图在正常范围，痊愈出院。

【按语】随着现代医学的普及与发展，现发热患者大多首选输液及抗生素治疗，但有些病毒感染的患者使用抗生素则难以见效。该患者生病以来，白细胞一直在正常范围，因此虽连用抗生素半个月而未见效，且因正气不足、邪气入里而出现心悸、胸闷等症状。在治疗时，武老以柴胡、黄芩为君，取小柴胡汤和解清热之义，引邪外出。发热日久，阴液损伤，辅以秦艽、地骨皮、白薇、玄参、生白芍等养阴清热，使阴阳平衡，邪有出路，则体温得降。二诊时加用黄芪、生山药益气扶正，甘温除热，使病体得以较快康复。

6. 真武汤治疗眩晕症（梅尼埃病）

魏某，女，52岁，1997年10月20日初诊。经常眩晕、耳鸣，因其症状轻微，未加介意。入冬以来，症状加重，甚则如立舟车之中，不能站立而跌仆，伴恶心、呕吐清水，不欲饮食，精神逐渐衰弱，手足经常发凉，腰脊畏冷，恶寒，得温则舒。在当地医院诊为梅尼埃病，吃药打针月余，时好时坏，未能痊愈。刻诊：面色苍白，脉象沉细，舌苔薄白腻垢，舌质淡嫩不华，脘腹平软，反复扪按心下有水声漉漉，肝脾不大，脐下扪之不温。两踝浮肿，按之凹而不起。

证候： 脾肾阳虚，水湿泛溢。

治法： 温阳行水。

方药： 真武汤加减。云茯苓40g，白芍15g，炒白术20g，生姜10g，熟附子片12g（先煎）。上5味，以水3杯，先煮熟附子片，减1杯，纳诸药，再加水1杯半，煮取1杯，药渣再以水3杯，煮取1杯，每日分2次温服。

二诊： 上药连服3剂，眩晕、耳鸣、恶心、呕吐基本消失。又按原方继服6剂，诸症相继消失，唯心下尚感痞闷，精神尚可，原方加和胃之品复方缓调。处方：云茯苓15g，炒白术10g，陈皮10g，半夏10g，枣仁20g，甘草10g，当归6g。上7味，以水3杯，煮取1杯，药渣再煮，取汁1杯，每日分2次温服。

【按语】 脾肾阳虚，水气不得温化而内停，水气泛溢而眩晕，治以真武汤温煦脾肾之阳以治其本。因其两踝浮肿，按之凹而不起，故重用云茯苓以甘淡渗湿、益脾养心。大病瘥后，中焦运化尚未尽复，应用云茯苓、炒白术、陈皮、半夏调补脾胃之气，枣仁、甘草、当归以调补脾血，中焦气血得充，故病痊愈。

7. 真武汤治疗癃闭（前列腺炎）

裴某，男，69岁，商人，1995年10月12日初诊。每欲小便时，小腹即感坠胀，尿不能出，需待10～20分钟之后方涓滴而下，无痛感。病已月余，近来尤甚，伴见心悸、气短、腰痛、下肢痿软而畏冷。脉细弱，舌淡、苔薄白。

证候： 下焦虚寒，肾阳不足。

治法： 温阳利水。

方药： 真武汤加味治之。熟附子9g，白术6g，云茯苓12g，白芍9g，生姜6g。

水煎服。

二至三诊：上方服6剂后效果不显，再察其证，复候其脉，揣其方药，仍觉合度。然患者年近古稀，肾阳久虚，一时难复。再宗原方加味以待州都气化有权，则小便自调无虞。患者持方去后，适逢治者如厕，见患者小便时频做深呼吸，便问其原因，患者答曰："每次小便必须用力提气数口，小便方出。"治者恍然大悟，此非大气下陷？遂改用升陷汤予以服之。处方：生黄芪28g，知母12g，柴胡9g，升麻6g，桔梗3g，党参6g，甘草3g。水煎服。

四诊：上方服1剂后，小腹下坠已减，不必再做深呼吸即可小便。服3剂后，小便自如，脉来较前有力，心悸气短、腰痛、畏寒均减大半，再予金匮肾气丸以资巩固。

【按语】大气，即指宗气，宗气乃心肺之气。肺主一身之气，肺气虚则大气陷，不能"通调水道，下输膀胱"，故而病发小便癃闭。根据"肺与膀胱相通"之理，选用升陷汤予以服之。大气一举，小便自畅，此又为前贤所谓"提壶揭盖"之意。然而利尿之法甚多，如八正散乃清热破结利尿之方，肾气丸乃补肾益气利尿之方，真武汤乃温阳化气利尿之方，以上均是治疗癃闭之常法。本案所用升陷汤乃举陷利尿之方，是治疗癃闭之变法。正符合《素问·至真要大论》"必伏其所主，而先其所因"，示人通常达变，不可拘泥于成法之旨。

8.小青龙汤治疗痰饮（支气管哮喘）

田某，男，65岁，农民，1999年12月12日初诊。患痰喘，迄今已8年，遇寒辄发，逢温则舒。昨日冒寒，咳喘气急，鼻流清涕，频吐白沫痰涎，面浮跗肿，不能平卧，腰背酸痛，懒于活动，脉浮滑，舌苔薄白。

证候：肺失宣降，痰饮内停。

治法：解表散寒，温肺化饮。

方药：小青龙汤加减。麻黄（先煎去沫）、桂枝各6g，干姜3g，云茯苓12g，半夏9g，辽细辛3g，五味子6g，杏仁泥9g，白芍6g，紫苏子3g，甘草、泽泻各6g。水煎2遍，每日分2次温服。

二诊：服药1剂后，喘咳顿减大半，已能平卧。3剂后，表证尽除，浮肿亦瘥，唯腰背仍感酸痛，懒于动作。表证虽解，痰饮陈疾仍需温化。方遵《金匮要略》苓桂术甘汤加味。处方：茯苓12g，桂枝9g，炒白术12g，炙甘草6g，炒杏仁

9g，炒苏子6g，补骨脂12g，胡桃仁20g。煎服法同上。

三诊：上方连服7剂，咳喘已平，面浮䏏肿亦消，腰背酸痛显减大半。效不更方，仍守原方继服。连服9剂后，诸症悉除而告愈。

【按语】内有停饮，外感风寒，证属本虚标实。选用小青龙汤解表散寒，温肺化饮，乃急治其标；继遵《金匮要略》"病痰饮者，当以温药和之"之旨，方用苓桂术甘汤加味，以温阳蠲饮，健脾利水，是缓治其本也。先标后本，步伐有度，方证相符，故获良效。

9. 茵陈蒿汤加味治疗黄疸（病毒性甲型肝炎）

王某，男，52岁，干部，1989年12月26日初诊。饮酒无度，又夹肝气怫郁，初觉胸胁胀闷，旋即两目发黄，波及周身，身热口苦，烦躁干呕，不欲饮食，小便色黄，大便秘结，脉弦数，舌质红、苔黄腻。实验室检查结果示：麝香草酚浊度10U，脑磷脂胆固醇絮状试验（+++），黄疸指数46μmol/L，谷丙转氨酶350U/L。

证候：肝气郁结，湿热熏蒸。

治法：疏肝解郁，清泄湿热。

方药：茵陈蒿汤加味治之。茵陈30g，炒栀子12g，生大黄6g，黄芩12g，大青叶25g，云茯苓12g，车前子30g（布包），炒枳壳12g，生甘草3g。水煎服。

二诊：上方连服2剂，下黑秽黏滞大便，量小而不畅，胸胁胀闷略减，湿热郁积之邪，已有下行之势，仍宗原方，大黄增至12g，另加槟榔12g以因势利导。

三诊：上方重佐通腑之品，即下大量秽浊粪便两次，胸胁已觉宽舒，干呕、身热均止，黄疸亦显著减退，效不更方，再宗原方加减治之。处方：茵陈18g，栀子12g，黄芩15g，生大黄6g，柴胡3g，云茯苓15g，陈皮9g，炒枳壳6g，车前子18g（布包）。水煎服。

四诊：上方连服6剂，黄疸十退其七，饮食增加，二便通调，继以上方循序渐进。

五至八诊：遵上方加减间断服药9剂，黄疸尽退，唯晚饭尚觉腹胀不适，寐意欠酣，此即"胃不和则卧不安"。再拟四苓平胃散治之。处方：生白术9g，泽泻6g，云茯苓9g，川厚朴3g，陈皮6g，半夏9g，生甘草6g，炒枳壳3g，生枣仁9g。水煎服。上方继服12剂，诸症悉退，肝功能已恢复正常，休养月余即恢复工作。

【按语】患者酒客多夹湿热，又加肝气之郁，湿热熏蒸，阻于中焦，胆汁外溢，故发黄疸，面目一身悉黄，其色鲜明如橘，并身热口苦，心烦，便秘，脉弦数，证属"阳黄"。根据整体观念，明代李梴在《医学入门》指出"肝与大肠相通"，故而疏通大肠即可达到疏肝的目的。本案治思巧妙，值得品味与效法。

10.茵陈四苓汤合麻黄连翘赤小豆汤治疗黄疸（病毒性甲型肝炎）

张某，男，25岁，农民，1997年8月4日初诊。夏秋之交，炎暑方亢，一日入湖中洗澡，后感头身沉痛，食欲不香，继则两目及遍身发黄，手足浮肿，中脘痞胀，小便色黄，大便秘结，脉濡数，舌苔黄厚而腻。实验室检查示：脑磷脂胆固醇絮状试验（+++），麝香草酚浊度21.6U，黄疸指数26μmol/L，谷丙转氨酶420U/L。患者外湿渍浸，腠理闭塞，营卫受阻，湿热郁蒸为黄，既有表证，又有里证，治当表里兼顾。拟茵陈四苓汤合麻黄连翘赤小豆汤加减。

证候：营卫受阻，湿热郁蒸。

治法：除湿透表，渗利退黄。

方药：茵陈四苓汤合麻黄连翘赤小豆汤治之。茵陈18g，茯苓15g，猪苓12g，泽泻5g，赤小豆25g，连翘15g，杏仁2g，麻黄（先煎去沫）、生姜皮各6g，蔓荆子16g，薏苡仁18g，苍术6g。水煎服。

二诊：上方连服3剂，腠理开疏，周身微汗出，尿量已较前增多，头身沉痛显著减轻，浮肿消退大半，效不更方，继进原方3剂。

三至四诊：服上方后，诸症相继而退。8月11日来诊时，伴有感冒发热，予服银翘散而愈。目前黄疸十退八九，中脘已觉宽舒，浮肿尽消，二便均调。病已出险入夷，于是进苦辛淡渗之品，轻调气机，以善其后。处方：茵陈9g，黄芩6g，茯苓9g，猪苓12g，泽泻9g，赤小豆15g，连翘12g，川厚朴6g，陈皮9g，生姜3g。水煎服。上方连服8剂，诸症悉平，肝功能恢复正常，休息1个月后，已能参加劳动。

【按语】"诸病黄家，但利其小便，假令脉浮当以汗解之"（《金匮要略》）。本例黄疸，因外湿渍浸，湿郁成黄，故用茵陈四苓汤合麻黄连翘赤小豆汤加减，一方面除湿透表，另一方面渗利退黄。表解则浮肿自消，湿去则黄疸自退。因其方证相符，因而取得了良好的效果。

11. 大承气汤治疗肠燥热（便秘）

刘某，男，29岁，农民，1994年10月5日初诊。发病2天，大便秘结。时欲大便而不得，左少腹有块状物移动而疼痛，时向左侧腰部冲击，痛苦万分，小便黄，口干舌燥，脉缓涩。此乃肠胃燥结，传导失职，治本"通则不痛"之理，拟大承气汤治之。

证候：燥屎内结，腑气不通。

治法：峻下坚结，行气导滞。

方药：大承气汤。厚朴12g，炒枳实10g，芒硝10g，生大黄10g（酒洗），上四味，以适量水先煎前两味，待水减半加大黄微煎，去渣取汁，加芒硝于药汁中烊化，搅匀温服，日2次。

二诊：服上方1剂，肠蠕动明显，大便欲出未行，认为仍秘结不通，细审之则见其脉有涩象，改拟清燥救肺汤：黑芝麻15g，党参10g，麦冬10g，霜桑叶10g，炙甘草10g，生石膏10g，炙枇杷叶12g，炒杏仁10g（去皮尖），阿胶10g（烊化）。上9味，以水煎前8味，汤成去渣取汁，纳阿胶于药汁中烊化温服，日2次，便通而畅。

【按语】《素问·灵兰秘典论》说："大肠者，传导之官，变化出焉。"大肠燥甚，津液亏少，无以濡润肠道，则大便坚干不得出，闭塞不通，气结滞于内，不能下行，不能行而散行。欲行而又不能行，故左少腹有块状物移动而疼痛。气不下通则向后，故其疼痛时冲击腰部引起不适。津液不足，则见尿黄、口干舌燥、脉缓涩。治初本"通则不痛"之理，予大承气汤以通便攻下，奈其津液枯少，徒事攻下无益也，遂改为清燥救肺汤方，用黑芝麻、阿胶、麦冬养阴救液，党参益气补肺生津，生石膏、霜桑叶清燥滋干，炒杏仁、炙枇杷叶以复肺之清肃下降功用，炙甘草调和诸药。以上诸药共奏养阴、增液、补肺、清燥之效，以复肺脏敷布津液和肃降之职。《灵枢·本输》说："肺合大肠。"《华氏中藏经》卷上第二十九说："大肠者，肺之腑也。"肺与大肠相表里，同主燥金，治肺即治大肠，乃腑病治脏之一例也。药服1剂则便通痛止而病愈。

12. 柴胡加龙骨牡蛎汤治疗狂证（精神分裂症）

魏某，男，20岁，1998年5月2日初诊。数年前曾发狂证多日，今其病复发，狂走妄行，善怒，甚至欲持刀行凶。哭笑无常，时发痴呆，伴头昏、耳鸣、失眠、多梦、心悸、两鬓有掣动感，两手震颤，渐然畏寒，四肢冷，面部热，口渴喜饮，大便秘结，唇红，苔白，脉弦细数。

证候：胆热内扰，心神不宁。

治法：镇惊除烦，安神定志。

方药：柴胡加龙骨牡蛎汤。柴胡12g，黄芩10g，清半夏10g，党参10g，生姜10g，大枣3枚（擘），桂枝10g，茯苓10g，龙骨12g，牡蛎12g，生大黄8g。上11味，以适量水煎药，汤成去渣取汁温服，日2次。

二诊：上方服药6剂，狂止症退，神情淡然，遂改温胆汤加味：竹茹15g，茯苓10g，炒枳实10g，陈皮10g，龙骨12g，清半夏10g，牡蛎12g，炒枣仁10g，石菖蒲8g，龟板6g，炙甘草8g。上药以适量水煎药，汤成去渣取汁温服，日2次，服药数剂，其病痊愈，至今未复发。

【按语】《素问·灵兰秘典论》说"胆者，中正之官，决断出焉"。《灵枢·九针论》说"胆为怒"。胆实痰郁，失其中正之用，无以正常决断，则善怒，甚则欲持刀行凶。胆主筋，司运动，其脉行于头面两侧，绕耳前后，故患者狂走妄行，两手震颤，两鬓有掣动感而头昏、耳鸣。肝藏魂，胆为肝之府而为肝用，故患者失眠多梦。胆气通于心，心神失宁，故患者哭笑无常，时发呆痴而心悸。胆气郁而不伸，其阳郁结于内，则面部热、口渴、大便结、唇红、脉弦细数；其阳不达于外，则四肢冷而渐然畏寒。柴胡加龙骨牡蛎升发胆气、化痰定神明。服药后怒止症退，再以温胆汤加龙骨、牡蛎、石菖蒲利窍化痰安神而收功。

13. 桂枝汤治疗阳虚感冒（呼吸道感染）

刘某，男，34岁，农民，1992年5月12日初诊。感冒10余天，活动汗出，恶寒，鼻流清涕，饮食无味，脉浮数无力，舌质淡，苔薄白。

证候：正气不足，营卫俱虚。

治法：调和营卫。

方药：桂枝汤加减。桂枝15g，生白芍15g，甘草15g，生姜15g（切），大枣10g。上药以水3碗，煮取1碗，药渣再煮，取汁1碗，每日分3次温服。嘱服药半小时，喝热稀粥1碗，以助药力。忌生冷、黏滑油腻、鱼肉荤物。

二诊：服药4剂后，恶寒好转，周身汗出病减。昨晚又受风寒，咳嗽加重，胸闷。处方：桂枝15g，生白芍12g，甘草10g，生姜片15g，大枣12枚，杏仁10g，川厚朴6g。上7味，以水3碗，煮取1碗，药渣再煮，取汁1碗，每日分2次温服。

三诊：服用3剂，咳嗽痊愈，胸闷已宽，仍予桂枝汤原方继服。

四诊：连服上药5剂，汗出止，恶寒愈，饮食增加，精神、气力亦增加，脉已不数，但按之仍虚无力。处方：桂枝12g，生白芍15g，甘草12g，生姜片12g，大枣12枚，上药以水3碗，煮取1碗，药渣再煮，取汁1碗，每日分2次温服。

【按语】患者阳虚外感，营卫俱虚，以桂枝汤治之，扶正达邪，病当循序而愈，忽而又受风寒，咳嗽胸闷，处方变为桂枝加厚朴杏子汤，风寒解后，仍守桂枝汤而愈。

14. 桂枝甘草汤治疗气虚感冒（上呼吸道感染）

孙某，女，31岁，工人，1989年5月6日初诊。初患感冒，头痛鼻塞，体重酸楚，服扑热息痛（对乙酰氨基酚）片后头痛好转，体重酸楚亦减，后因加班劳累，再受风寒，频服前药，身汗出，症状有所减轻，迄今月余，迁延未得痊愈。又遇村医，服药2剂，均汗出如洗，湿透衣被，而鼻塞、体重酸楚竟除。近四五日以来，感觉头晕头重，周身畏冷，但欲卧，懒于动作，心如悬，惕惕然，舌淡少苔，脉细弱。

证候： 风寒感冒。

治法： 益气扶阳。

方药： 桂枝甘草汤加味。桂枝15g，生甘草10g，党参10g。上3味，水煮2遍，每遍以水3杯，取汁1杯，每日分2次温服。

二诊：服药3剂后，脉来有力，舌转红润，精神振奋，周身畏冷已除。心中惕惕已基本安定，唯头重未了，再予药3剂，嘱患者依法服之，勿复求诊。处方：桂枝10g，甘草10g，党参10g，当归8g。上4味，以水4杯，微火煮取2杯，每日分2次温服，忌鱼、肉、寒凉之品。数日后，关于后方加当归一味，问老师。武老答曰："当归虽为补血养气之品，但味辛、甘，更助桂枝甘草汤以通阳化气，养血定悸。"

【按语】该案患者感冒后，久久不得蠲除，中西药频投而汗出亡其心阳，阳衰一分，阴盛一分，以致气力大伤，头晕头重，倦怠畏冷，心悸如悬，脉来细弱。武老采用桂枝甘草汤加党参以益气扶阳，竟获大效。二诊后，又于原方中加当归收功，所加当归者，因当归气辛窜而味甘补，借辛窜之气，上以治疗头晕头重，借味之甘补，以补心血，诸药合用，以达"气主煦之，血主濡之"之效。

15. 桂枝加葛根汤治疗项部强痛（颈椎骨质增生）

敬某，男，57岁，干部，1989年3月26日初诊。项部强痛已年余，逢暖痛缓，遇冷加重，经针灸、烤电治疗数月，其病减而未愈。上月在济南某医院拍片诊断为第4、5颈椎轻度骨质增生，予小活络丹、虎骨酒等，效果不显。刻诊：项部强痛，有时眩晕，血压120/90mmHg。令患者尽力仰头则其出现右臂及肩胛骨处掣痛，脉沉弦，舌质淡红，苔薄白。

证候： 寒伤经络，营卫不和。

治法： 解肌散寒，生津舒经。

方药： 桂枝加葛根汤。桂枝12g，白芍12g，甘草12g，葛根24g，羌活6g，僵蚕6g，生姜6片。上药以水3碗，煮取1碗，药渣再煮，取汁1碗，每日分2次温服。

二诊： 来人代述，上方间断服用12剂后，项部强痛减轻近半，用力仰头时右臂及肩胛骨处掣痛减轻近半，眩晕亦减轻。近几日来，出现轻度恶心。揣度上方，以为药物偏于辛温，以致胃气上逆。调方再服，观其所以，再商治法。处方：桂枝9g，白芍15g，葛根24g，羌活3g，僵蚕3g，生姜18g。上药水煮2遍，取汁1碗，每日分3次温服。

三诊： 上方迭进11剂，项部活动自如，X线检查示第4、5颈椎轻度骨质增生已退。嘱患者每日早、晚自行按摩颈部30～50下，以巩固疗效。

【按语】 本案例为寒中太阳经俞，久羁不已，酿成颈椎骨质增生，以致项背强痛，以及右臂和肩胛骨处掣痛。武老采用桂枝加葛根汤，去大枣之甘腻，加羌活以搜风、祛湿、止痛以治之，符合李东垣所说"羌活治风寒湿痹，酸痛不仁；诸风掉眩，颈项难伸"及张石顽所说"治足太阳风湿相搏、一身尽疼痛……督脉为病，脊强而厥者，非此不能除"之意。加僵蚕一味，可祛风镇痛，又因僵蚕"为治风病发痉之药"。武老应用本方之时，加减灵活，因而取得了良好的效果。

16. 四逆汤治疗心悸（冠状动脉粥样硬化性心脏病）

姜某，男，54岁，干部，1987年9月10日初诊。患冠状动脉粥样硬化性心脏病，经某医院中西药治疗数月，显效甚微，医生建议其练太极拳，只练了几天，亦未取得辅助治疗效果。刻诊：胸中苦闷，不时作痛，痛时左侧较重，有沉重感，每逢阴天，疼痛更加频繁，经常出虚汗，形寒畏寒，四肢不温，以脊背畏冷较重，过度劳动则心悸汗出，气短似喘，口淡乏味，食谷不香，二便调。诊其六脉沉细，舌质淡白不华、苔薄白。

证候： 阴寒内盛，心阳衰微。

治法： 温经散寒，养血通脉。

方药： 四逆汤加味。甘草6g，干姜3g，炮附子3g。上3味以水3碗，微火煮取1碗，药渣再煮，取汁1碗，每日分2次温服，避寒就温，勿食寒凉。

患者持方一阅，微微冷笑，说："如此小小药方，能有几分效力？"武老郑重相嘱："俗云药力大乎虎力，岂在乎药量大小？太极拳有'四两拨千斤'的说法，望勿疑虑，必当以法调治。"患者遂抱着试试看的态度同意服之。服药3剂后，诸症均感减轻，又继服3剂，来诊述及"胸部已宽舒，疼痛亦基本消失，四肢、脊背畏冷减轻大半，唯活动过度时仍感气短"。诊其脉沉细不若前甚，量其初获效果，方证不悖，仍宗上方略佐养血益气之品，缓缓调之。处方：甘草6g，干姜3g，炮附子3g，当归3g，人参3g。上5味，以水3碗，微火煮取1碗，药渣再煮，取汁1碗，每日分2次温服，忌食生冷寒凉之品。连续服药半月，脉转冲和，气力增加，胸痛消失。此后该患者不断将此小方赠给其他心脏病患者，希望他们能像自己一样早日康复。

【按语】 冠状动脉粥样硬化性心脏病所表现的一切证候，以中医的观点进行综合分析，属少阴病。少阴虚寒，心阳欲绝，武老宗《伤寒论》"脉沉者，急温之"之意，治拟小剂量四逆汤，以助少阴君火徐徐升起，此即《内经》"少火生气"之意，阳气旺一分，阴气退一分，阳气大振，阴霾自散。若予大剂量四逆汤，大肆猛进，势必触犯"壮火食气"之戒，治者当慎之。阳气既回，虑其津液不与同化，变为无根龙雷之火，遂加当归、人参等养血益气之品，缓缓调治，方药用得精当、稳妥，因而取得了良好的效果。

17. 小柴胡汤治疗少阳外感（风热感冒）

江某，女，38岁，市民，1989年5月20日初诊。感冒六七日，服牛黄解毒片、复方阿司匹林（APC）等病未愈。自昨日起，浑身阵冷阵热，前额头及头部作痛，恶心，有时呕吐酸苦水，胸胁胀满，腹中微微作痛，心下筑筑，不欲饮食，心中烦热，口苦咽干，夜寐不安，小便黄短，舌质淡红、苔薄白，脉弦数。

证候： 少阳伤寒。

治法：和解少阳表证。

方药：小柴胡汤加减。柴胡15g，太子参9g，半夏15g，生甘草9g，枳壳6g，茯苓12g，鲜生姜片10g，大枣12g（先煮熟，擘），白芍15g。上9味，以水3碗，煮取1碗，药渣再煮，取汁1碗，2碗药汁合而再煎，每日分2次温服。

二诊：患者初次进药，约半小时许，出现"瞑眩"现象。服两三次药后，未再出现瞑眩。第二天服药后，诸症相继减轻。

【按语】风寒感冒，以丸药治疗；迁延不已，病转少阳，脉证均显示为少阳经表之候，以小柴胡汤治之。因其腹痛，去黄芩，加白芍、枳壳以通血络而兼化滞；因小便黄短，加茯苓以渗湿利水，依法调治，疗效显著。病将瘥，尚见头痛、口渴，津气尚未尽复，治依前方减其量，渐得愈。

18.苓桂术甘汤治疗痰饮（虚痞症）

牛某，男，48岁，农民，1998年10月28日初诊。头晕目眩，数月不得解，审其所存药单，初按肾虚治疗，方以六味地黄丸加味。因不效，又改服桑叶、菊花、荆芥穗、蔓荆子等一派清热宣散之品调之。后易一医，投镇肝熄风汤数十剂，其症仍不得解，转来治疗。刻诊：头目眩晕，不欲启目，前额胀痛，痛甚则呕吐清涎，亦有数次呕吐清涎时带有酸苦胆汁。精神萎靡不振，夜寐不安。不欲饮食，上脘有痞闷感，按之心下如旋盘、痞硬，重按则感嘈杂不舒。小便清长，大便欠调。四肢倦怠，步履不稳，跗部轻度浮肿，周身时感畏寒。脉滑，重按沉紧，舌质淡，苔薄白湿滑。

证候：脾阳不足，痰湿中阻。

治法：温阳化饮，健脾利湿。

方药：苓桂术甘汤加减。云茯苓30g，桂枝15g，白术12g，甘草12g，半夏24g。上5味，以水4杯，煮取1杯，药渣再煮，取汁1杯，每日分2次温服。

二诊：上方辛散甘补，温阳渗淡，服药7剂后，病减三成，按之心下仍如旋盘，眩晕减轻，头痛亦减。原方再加川厚朴9g、防风6g以加强其行气破滞、健脾散湿之力，观其动静，再商治法。煎煮、服药方法均同上。

三诊：初服药后2小时许，上腹漉漉有水行声响。连服6剂，心下如旋盘之状全部消失，按之柔软，饮食味香，眩晕、前额胀痛、呕吐清涎均除，患者颇以为喜，脉象尚沉无力，仍宗上方。嘱以淡食养胃，避风寒，调养月余，必无虞也。

处方：云茯苓15g，桂枝9g，白术9g，甘草9g。上4味，以水3杯，煮取1杯，药渣再煮，取汁1杯，每日分2次温服。

【按语】依据《伤寒论》"伤寒若吐若下后，心下逆满，气上冲胸，起则头眩，脉沉紧，发汗则动经，身为振振摇者，茯苓桂枝白术甘草汤主之"及《金匮要略》"心下有痰饮，胸胁支满，目眩者，茯苓桂枝白术甘草汤主之"之法调之。脾胃阳虚，水饮不化，此即《素问·至真要大论》所谓"太阴之胜……独胜则湿气内郁……饮发于中"，治宗《金匮要略》"当以温药和之"，使脾胃降运，阳气通达，则饮邪自化。方用苓桂术甘汤通阳渗湿，更加半夏和胃降逆，头痛眩晕虽减，而心下按之仍如旋盘，可见饮邪盘踞之甚，又非轻剂所能克化。二诊又重加川厚朴以行气破饮，加防风以醒脾散湿。五六日后，饮邪得化而癖始消散。三诊时大病已去，仍退守原方而小制其剂，以为痊愈之计。

19. 五苓散治疗浮肿（急性肾炎）

丁某，女，17岁，学生，2004年7月20日初诊。体质素虚，患感冒未已，继而周身浮肿，经某医院诊断为急性肾炎，治疗半月，时好时坏，不能痊愈，转来求诊。刻诊：周身浮肿，以面部及跗踝部尤甚，面色苍白，精神不振，伴头晕、背冷、食欲不振。脉细数，舌体胖大，白嫩不华，苔薄白。尿常规检查示：蛋白（++），红白细胞少许。

证候：水湿内盛，气化不利。

治法：利水渗湿，温阳化气。

方药：五苓散加味。桂枝12g，茯苓25g，猪苓25g，炒白术20g，泽泻20g，麻黄6g，当归10g。上7味，以水5杯，微火煮取2杯半，药渣再煮，取汁1杯半，每日分3～5次温服。每次服药后半小时许，饮稀粥一碗，以助药力，以身体微微汗出为宜，避风寒，忌冷饮。

二诊：患者以法服药，每服药或稀粥后周身絷絷汗出，感觉温煦舒适，小便增多，服3剂后，肿势消退大半，患者家长又按原方以法迭进3剂而肿势尽退。目前患者精神振作，面色已转红润，饮食馨香，头晕、背冷均除，脉象已趋和缓，唯感腰膝软弱乏力。此乃邪去而正气欠复。斟酌上方，去麻黄，加大熟地30g以大补精血。患者连续服此药半月，一切症状消失，尿常规检查示尿蛋白（−）、红白细胞（−），复课。

【按语】由外感引起肾炎，肾炎久久未愈且外感亦未尽解，实为五苓散对证之方，顾其体质素虚，无力鼓邪外出，故佐以麻黄、当归气血双调，扶正祛邪。以稀粥代替自饮，以助药力。每日服3～5次，频服3剂肿消大半，再3剂而病瘥。终加熟地、去麻黄，以熟地大补精血，故病痊愈。

20. 桂枝加龙骨牡蛎汤治疗阳虚感冒

刘某，男，46岁，干部，2005年5月10日初诊。房帷失悭，体质素虚，年前患感冒，迄今数月不瘥，更医数人，皆以为虚，参芪术草皆用。来诊时，皮帽裘衣，紧束如裹。脉浮数，按之空芤，舌质淡白，苔薄白而腻。询知经常滑精，阴头寒冷，腰脊酸楚，膝胫痿软，汗出溱溱，阵阵畏冷，头晕目眩，口淡乏味，不思啖饭，精神淡漠，恶与人言，情趣若无。

证候：阴阳不足，肾精亏损。

治法：调和营卫，固涩精气。

方药：桂枝加龙骨牡蛎汤加减。桂枝10g，白芍15g，生姜10g，生龙骨30g，生牡蛎30g，甘草10g，大枣12枚（擘）。上7味，以水4碗，煮取1碗，药渣再煮，取汁1碗，早、晚分别温服之。

二诊：药进3剂，汗出略减，询知近七八天来进水谷甚少，唯恐久之胃气呆滞，运降失司，原方加疏达之品，轻轻调理。处方：桂枝10g，白芍15g，甘草15g，生龙骨30g，生牡蛎30g，生姜10片，陈皮6g，炒枳壳6g，大枣12枚（擘）。上9味，以水3碗，煮取1碗，药渣再煮，取汁1碗，每日分2次温服。

三至四诊：上方连进3剂，饮食渐进，口已知味。此时胃气将苏，原方迭进3剂，服药后，饮食增加，精神好转，汗出收敛，畏冷显著减轻，头目亦不晕眩，可下床走路。脉已不数，按之虽无力，但不若前甚。为慎重起见，嘱患者停药观察，调节饮食。视其情况，再商治法。

五诊：食有馨味，脉虚好转，仍感腰背酸楚，膝胫痿软，虽可行走却"振振欲擗地"。肾精肾气之虚，恐一时难复。宗八味真武汤治之。处方：白术10g，云茯苓15g，白芍15g，附子6g，桑寄生12g，川续断12g，熟地黄20g，山萸肉20g。上8味，以水3碗，煮取1碗，药渣再煮，取汁1碗，每日分2次温服。

【按语】经常失精，阴虚及阳，故患感冒迟迟不得痊愈。精血衰少、阴头寒冷、腰脊酸楚、膝胫痿软、汗出畏冷、头目眩晕、精神淡漠等，均属阴虚及阳，阴阳两虚之候。宗《金匮要略》以桂枝加龙骨牡蛎汤调和阴阳，潜镇摄纳，坚持守方治疗。病势向愈，又恐其胃气呆滞，日久滋生他变，遂加陈皮、枳壳理气畅中，开胃宽胸以和降胃气。然而，此病来之既久，必伤及肾气，终以八味真武汤调理而康复。

21. 吴茱萸汤治疗厥阴头痛

陈某，男，78岁，退休教师，2005年5月7日初诊。自年轻时即爱好医学，家藏《类证治裁》一书，爱不释手，亦我市博雅君子也，耄耋之年而牙齿益坚。自述年轻时即用五枝粉刷牙、漱口，每日2次。五枝即桑枝、柳枝、槐枝、梅枝、桃枝，春天取鲜枝浓缩，取粉晒干加盐，研为细末留用。近患头痛，以颠顶及前额为甚，伴见口泛清水，自服桑叶、杭菊、半夏、羌活、芥穗、黄芪等，6剂后，头痛非但不止而且疼痛益甚，口泛清水亦未减轻，前来求治。查其脉沉弦，舌质淡白，苔薄白湿润。

证候： 肝胃虚寒，浊阴上逆。

治法： 温中补虚，降逆止呕。

方药： 吴茱萸汤加减。吴茱萸10g，党参15g，半夏15g，生姜20g（切细），大枣12枚（先煮熟，擘入药）。上5味，煎煮2遍，取汁2杯，每日分2次温服。

老先生看过药方，拍案笑曰："吴茱萸汤，我曾再三思索，踌躇而未敢服用，前贤所谓'熟读王叔和，不如临证多'。"先生回家，依法服药3剂，诸症皆平。

【按语】 厥阴头痛，口泛清水，可能与用五枝粉（苦、咸）刷牙、漱口有关，肝胃虚寒，厥阴上犯，以致口泛清水、头痛。武老以吴茱萸汤温肝暖胃、降逆止呕，药与证符，因而患者服药3剂而病愈。

22. 猪苓汤治疗血淋（泌尿系统感染）

朱某，男，47岁，1998年3月16日初诊。处事不顺，忧郁寡欢，7日前夜间突发小便涩痛，尿频、尿急、腰痛如裂，晨起发现尿盂中尽是红色血尿。某医院诊为肾盂肾炎，经注射青霉素、链霉素等，症状有所减轻。昨晚前症复重，转来门诊。刻诊：精神疲倦，目糊头晕，心中烦热，腰痛膝软，脉弦数，舌质红，苔黄腻，舌根部厚。尿常规检查示：红细胞、白细胞满布视野，蛋白（+++），脓细胞

（++）。

证候：阴虚内热，水热互结。

治法：利水养阴，清热化浊。

方药：猪苓汤加减。处方①：知母10g，黄柏10g，肉桂5g。上药以水5杯，先煮知母、黄柏，后下肉桂，煮取3杯，每日分3次温服。处方②：猪苓25g，云茯苓25g，泽泻25g，滑石20g，茜草20g，阿胶20g。上药以水6杯，先煮前5味，取汁2杯，药渣再煮取汁1杯，烊化阿胶，每日分3次温服。嘱先服处方①两三剂通关利水，引火归元，以澄其源；待小便痛止，继服处方②两三剂，止血、清热、养阴，以畅其流。

处方①服两剂小溲疼痛即除。处方②服3剂后，小便血色亦基本消失，尿常规检查示：红细胞少许，蛋白（+），脓细胞（+）。患者目糊得清，烦热已除，继予猪苓汤加生地25g、白芍20g、丹皮6g、小蓟30g（一半炒炭），服6剂腰痛未了，尿常规（－）。处方：生地20g，山萸肉20g，猪苓20g，云茯苓20g，泽泻20g，鲜白茅根30g，杜仲20g，桑寄生20g，阿胶15g（烊化）。上药先煮前8味，取汁2碗，再烊化阿胶，每日分2次温服，调理近1个月，诸症悉平，又嘱服六味地黄丸以资巩固。

【按语】患血淋，因忧郁，郁火借道前阴而出，来势凶猛，注射青霉素、链霉素直折其火而病却步，郁火未清，势必续发，宗"澄源畅流法"，先投滋肾汤坚其肾阴，而后引火归元。继以猪苓汤加养阴、清热、利水之品，以固其本而畅其流，处方②重加茜草，以茜草之苦寒，主入肝、肾二经，有凉血、止血、行血之功能，配阿胶共奏养血、凉血之效。在治疗过程中，续加生地、白芍、丹皮、小蓟，以养阴、止血、平肝、疏郁，终以六味地黄丸固其本、善其后。

23. 桃花汤治疗下利脓血（细菌性血痢）

朱某，女，65岁，农民，2002年10月18日初诊。形体憔悴，精神萎靡，由其女扶持来诊。去冬今春患血痢，辗转调治数月方止，唯腹部经常隐隐作痛，受凉痛甚，得温痛减。入秋以来，痢又发作。大便黏腻，夹杂有紫褐血块，每日3～4次，下泻时微感下坠，肛门略觉灼热。周身倦怠，畏冷，四肢尤甚，不欲饮食。脉沉滑，舌质色淡，苔薄白，舌根部厚腻罩灰，服土霉素、痢特灵无效。

证候：虚寒血痢。

治法：温中、涩肠、止痢。

方药：桃花汤加味。赤石脂30g（一半研末冲服），淡干姜10g，甘草10g，薏苡仁20g。上4味，以水4杯，煮取1杯，药渣再煮，取汁1杯，每日分2次温服，每服冲赤石脂末，忌食生冷、黏滑之品。

二至三诊：上药连服3剂，下利竟止大半，继按原方再进3剂，下利脓血全止，唯畏冷不减，脉仍沉滑，舌质、舌苔同前。此痢虽止而阳气尚弱，拟宗上方加附子以温补元阳。处方：赤石脂30g（一半研末冲服），淡干姜10g，甘草10g，薏苡仁20g，附子10g。上5味，以水3杯，煮取1杯，药渣再煮，取汁1杯，每日分2次温服，禁忌同前。

四至五诊：服药3剂后，背部微微有温煦之感，继进3剂，畏冷基本消失，脉不若前，舌苔厚腻消散大半，根部罩灰消失，再以缓图治本。处方：党参15g，黄芪15g，炒山药15g，茯苓15g，炒白术10g，甘草10g，枣仁20g，干姜6g。上8味，以水3杯，煮取1杯，药渣再煮，取汁1杯，每日分2次温服，禁忌同前。

【按语】血痢已久，脾肾元气损伤亦久，一派虚寒之征。武老采用桃花汤，旨在温其脾肾以图治本，用薏苡仁代替粳米，以排外积之"脓血"，消肠道之"痛脓"，佐甘草以调补中气。三诊后，脓血全止，"利虽止而阳气尚弱"，遂加附子以温补元阳。五诊后继以党参、黄芪、茯苓、白术温肾健脾、补肺而收效。

24. 当归四逆汤治疗寒湿痹痛（寒痹）

张某，男，52岁，农民，2002年11月18日初诊。一日牛惊，窜入结薄冰的河湾中，无奈下河湾将牛赶上岸，后患坐骨神经痛，打针服药3年，病不除，几不能行。刻诊：左腿冷痛肿胀，甚则麻木不仁，屈伸不利，行走艰难，形体衰弱。脉沉弦。

证候：营血虚弱，寒凝经脉。

治法：温经散寒，养血通脉。

方药：当归四逆汤加味。当归15g，桂枝9g，白芍15g，甘草9g，通草9g，细辛6g，附子9g，川牛膝12g，鸡血藤30g。上9味，以水3碗，煮取1碗，药渣再煮，取汁1碗，每日分2次温服。另将生硫黄2g研为细末，每日分3次冲服。

患者按此方法服药半月，肿胀基本消失，麻木已减轻大半，可以轻轻下地行走。原方鸡血藤用量增至60g，继续服药半月，气力增加，能行走百余米，下肢寒冷已减轻。服药月余，有时感到口干，胃纳差，嘱停药7日。7日后，胃气好转，纳差、口干均除，脉仍沉弦，再拟补腰膝、壮筋骨之品，酌情调理。处方：当归24g，附子6g，白芍15g，甘草15g，鸡血藤60g，川牛膝15g，桑寄生30g，黄芪30g，杜仲15g。煮法同上，隔日服药1剂；服生硫黄方法同上。患者持方归，坚持服药1个月，气力大增，步行基本正常，只是阴天时尚觉下肢寒冷，嘱停药，坚持服生硫黄又1个月余，病愈，可以参加劳动。

【按语】寒湿袭入筋骨日久，以致形体衰惫，步履维艰。武老用当归四逆汤重加附子治之，"附子禀雄壮之质，有斩关夺将之气，能引补气药行十二经，以追复散失之元阳；引补血药入血分，以滋养不足之真阴；引发散药开腠理，以驱逐在表之风寒；引温暖药达下焦，以祛除在里之冷湿"。此处用之，旨在治疗"寒湿痿痹，拘挛膝痛不能行步"以及"温暖脾胃，除脾湿之寒，补下焦之阳虚"，加鸡血藤补肝肾，补血行血。该药"更通经活络，对腰膝酸痛、筋骨麻木、风寒湿痹等证为主药，尤适用于劳伤气血，筋骨不利之症"。牛膝亦补肝肾之主药，活血通络，舒筋利痹，主治风湿痹痛，肢节不利，腰膝酸痛；其性又"善下行，走而能补"，此处用此引经药，一举两得。服生硫黄一方乃宗张锡纯之说，主暖下焦真火，以祛寒湿，与上药并行不悖，方证相符，因而疗效显著。

25. 当归四逆汤治疗足趾青紫（脉管炎）

孙某，女，47岁，农民，1994年12月8日初诊。去年秋冬之交，勤于菜园浇水施肥，不避寒湿渍浸，初患两脚冷痛，亦未介意。立冬时节发现两足趾发青，又自以为受寒，于是穿上棉鞋，夜间在炕上取暖，以求缓解。至春节时，两大趾青紫较重，冷痛也较前为甚，服布洛芬、小活络丹维持治疗，迄今效果不显，怀疑为脉管炎，恐怕截肢，始来求诊。刻诊：两大趾青紫，左甚于右，几不能行，膝腘亦觉沉重难支，两踝骨下均感冷痛，六脉沉细，太冲穴、太溪穴按之均有脉跳动。

证候：寒湿外浸，阴气凝滞。

治法：温煦经络，活血祛湿。

方药：当归四逆汤加味。当归20g，赤芍15g，肉桂3g，鸡血藤30g，丹参30g，川牛膝20g，薏苡仁20g，红花10g，细辛3g。上9味，以水3碗，煮取1碗，药渣再煮，取汁1碗，每日分2次温服。

二至三诊： 上方连服6剂，冷痛减轻，两大趾仍青紫。继服原方7剂，膝腨沉重减轻，行走能力尚无进展。寒湿久羁，一时难复，仍守上法调治。处方：当归20g，赤芍15g，红花10g，肉桂3g，鸡血藤30g，丹参30g，川牛膝20g，薏苡仁20g，豨莶草20g，附子9g，鹿角胶10g。上药前10味，以水3碗，煮取1碗，药渣再煮，取汁1碗，烊化鹿角胶，每日分2次温服。

四诊： 上药断续服9剂，冷痛、沉重基本消失。两大趾青紫逐渐缩小，变为紫红色，步行轻松。阳气已有来复之机，寒湿已显克化之望。仍守原方减附子为6g继进。

五诊： 迭服上药9剂，两大趾青紫基本消失，处方：当归20g，鸡血藤30g，川牛膝10g，熟地30g。上药久煮2遍，取汁2碗，每日分2次温服，隔日服药1剂。

【按语】 足趾青紫属寒湿凝滞，武老宗当归四逆汤，温经散寒，养血通脉，更配合鸡血藤汤加减舒筋活络。三诊度其病情，"寒湿久羁，一时难复"，遂加附子、鹿角胶等温经养血之品于上方，阳气得伸，经脉得通，寒湿得退，终以调补肝肾、养血益脉调理而安。

26. 白头翁汤治疗痢疾（细菌性痢疾）

赵某，男，52岁，农民，1997年10月21日初诊。患者赶集时吃肉、喝酒、喝凉水，午后痢下5～6次，经某医院检查诊断为细菌性痢疾，服黄连素、四环素维持治疗，迄今半月，竟痢下脓血，里急后重，肛门热痛，腹部疼痛拒按，小便短少，精神萎靡，不欲饮食，脉不弦数，舌质红，苔黄腻。

证候： 湿热毒邪，蕴结肠中。

治法： 清热解毒，凉血止痢。

方药： 白头翁汤加减。白头翁21g，黄柏9g，秦皮9g，白芍30g，槟榔6g，黄连6g，炒莱菔子21g，炒枳壳15g，焦山楂24g，甘草9g，金银花30g（一半炒炭）。上9味，以水4大杯，煮取1杯，药渣再煮，取汁1杯，每日分3次温服。患者连服3剂，脓血减半，里急后重、肛门热痛亦减大半；按原方再进3剂，脓血全止，里急后重、肛门热痛亦止，腹部按之柔软，痛减，唯大便如酱色，此大病已去，余热尚未尽除。方用：白芍30g，焦山楂24g，炒枳壳15g，金银花15g，滑石粉15g。煎服方法同上，3日后诸症皆除，脉数而无力，黄腻舌苔减而未净，饮食尚少，嘱淡食或糜粥自养，停药观察一周，如无他症，不复来诊。

【按语】由湿热毒邪，蕴结肠中，秽浊滞而不畅，形成脓血痢疾。方用白头翁汤清热解毒，凉血止痢。方中更加白芍以"和血止痛"，加槟榔以"散结破滞"。黄宫绣论此药时说"以其味苦主降，无坚不破，无胀不消，无食不化，无痰不行，无水不下，无气不降，无虫不杀，无便不开"。金银花一半炒炭，尤为"血痢血便"之要药，又可"清风湿之热，清血中之毒"。焦山楂的特点一为消积，二为化痰，有"止泻寓消"之功。滑石粉清热毒，又从小便排泄。武老加此五药，助秦皮、黄柏、黄连、白头翁之气以解毒；缓秦、柏、连、翁质地之燥涩，用意至深，方法灵巧。

27. 酸枣仁汤治疗眩晕失眠

童某，男，74岁，退休干部，2004年10月5日初诊。去年冬天患癃闭，几经周折而病愈。今春因操劳过度，忧思过甚，近几天来，经常失眠，夜寐多梦，心中烦热，头晕头痛，不思进食，昨日来诊，自述闭目即有飞腾之感，时笑曰："浩浩乎如冯虚御风而不知其所止；飘飘乎如遗世独立，羽化而登仙。"在座者无不为之哄堂。诊其脉虚软无力，舌质偏红，苔薄白。

证候：阴虚内热，肝血不足。

治法：养血安神，清热除烦。

方药：酸枣仁汤加味。酸枣仁30g，知母12g，川芎12g，云茯苓24g，甘草6g，远志12g，生龙骨20g，生牡蛎20g。上8味，以水3碗，煮取1碗，药渣再煮，取汁1碗，今晚、明早温服之。服药3剂后，睡眠无大的改善，闭目时仍有飞腾感。武老思之良久，方知酸枣仁汤以酸枣仁为君，其量极大，数倍于他药，此药量不足故也。处方：酸枣仁90g，知母12g，川芎12g，云茯苓15g，甘草6g，远志18g，生龙骨30g，生牡蛎30g。上8味，以水3碗，煮取1碗，每日分2次温服。晚服1次，一觉酣睡达旦，老伴呼之方醒，头痛头晕已止。早饭后患者闭目，亦不觉有飞腾之感，3剂尽而诸症相继而瘥。

【按语】患者眩晕失眠，实由心肝血亏、虚火上扰所为，武老以酸枣仁汤养血安神，清热除烦，并佐生龙骨、生牡蛎，"潜阳固精，益阴安神"，本当病瘥，而效果反不理想。二诊遂加大酸枣仁之用量，病始轻而向愈。

28. 酸枣仁汤合栀子豉汤治疗心悸失眠

周某，女，48岁，农民，1997年11月24日初诊。夜寐中，邻居家失火，突然被惊叫声惊醒，旋而不寐。之后经常心悸不寐，迄今3个月，其病不轻反重。刻诊：头晕目眩，精神恍惚，心中烦热，饮食减少，身体虚弱，喜静恶躁，触事易惊，善太息，夜寐多梦，小便偏黄，大便干结，脉弦数无力，舌质红嫩，苔薄白。

证候：心胆气怯，阴津暗耗。

治法：镇惊安神，养阴清热。

方药：酸枣仁汤合栀子豉汤加减。酸枣仁60g，知母20g，云茯苓25g，川芎6g，牡蛎30g，龙骨30g，栀子10g，豆豉10g，白芍15g。上9味，水煮2遍，取汁2碗，今晚、明早分温服之。忌食辛辣之品。

二诊：上药连服2剂，心悸不寐好转，观色、按脉、察舌，症状仍似前诊，再守原方继进。

三诊：继服3剂，寐多，情绪已转安定，头晕目眩转轻，心中烦热亦减，大便已调，效虽显著，尚未过半，仍守原方继服。

四诊：效果显著，仍守原方继服，观其情况再商治法。

五诊：诸症将近痊愈，又由愤怒而加重，更加胸闷、不欲食。处方：酸枣仁40g，知母12g，云茯苓12g，龙骨20g，枳实10g，川楝子10g，陈皮10g，半夏15g。上8味，以水3碗，煮取1碗，药渣再煮，取汁1碗，每日分2次温服。

【按语】心悸不眠，由惊恐得之，病既久，阴液暗耗，相火妄动，武老以酸枣仁汤合栀子豉汤加减，镇惊安神，养阴清热，更佐龙骨、牡蛎、白芍，以养阴、镇惊、安神。方证合拍，坚持守方治疗，因而症状逐渐减轻而向愈。

29. 麦冬汤治疗百日咳（慢性支气管炎）

李某，女，12岁，2001年12月5日初诊。初患感冒咳喘，迁延至今已两个月，曾用小儿止咳片、莱阳梨止咳糖浆、青霉素、链霉素、复方新诺明等药物治疗，效果不明显。刻诊：每日顿咳三四次，甚则咳痰夹有血丝，并额汗如珠，面目红赤，鼻出热气，脉数，按之无力，舌质红，少津无苔。

证候：肺胃阴虚，气机上逆。

治法：清养肺胃，降逆下气。

方药：麦冬汤加味。麦冬12g，半夏6g，北沙参12g，杏仁6g，石膏15g，炙枇杷叶12g，金银花10g，甘草6g，玄参10g。上9味，以水3碗，煮取1碗，药渣再煮，取汁1碗，两碗合兑竹沥汁一两，日夜分为6次温服。

二诊：每次服药后，身体微微汗出，反而感觉舒适。连服6剂，护理甚周，每日只顿咳一两次，咳声已减，未再发现痰中带血，鼻出热气亦减。效不更方，仍守原方继进。

三诊：上方继服6剂，顿咳短暂，而咳嗽、吐痰增多，脉较前有力，舌红不甚，有薄薄舌苔。咳而痰增，此为津液来复之佳象，当因势利导，缓缓调治，嘱以认真调护，不得单单依靠药方。处方：麦冬12g，北沙参10g，杏仁6g，炙枇杷叶12g，金银花6g，瓜蒌皮10g，甘草6g。上7味，水煮两遍，每加生姜3片，取汁一大碗，每日分3次温服。

【按语】本案患者患百日咳，两个月不愈，火气郁闭肺络，咳而带血，方以麦冬汤去米去枣以免腻膈，重佐杏仁、炙枇杷叶、金银花、石膏、玄参一派清肺和络之品，火气得降而津气得升，故视"咳而痰多"为津气来复之象。由于药与证合，护理得当，因而效佳。

30. 麦冬汤治疗劳咳

张某，男，70岁，干部，2003年7月初诊。年届七旬，写字几百幅，夜以继日，一丝不苟，终因年迈，积损为劳。咳嗽气逆，咳痰少而黏稠，咽喉燥痒，口渴。胸中苦闷，饮食减少，形神憔悴。脉滑数，按之细弱；舌瘦小偏红，苔薄白中燥。

证候：肺胃阴津损伤，气阴不得上乘。

治法：肃肺清胃，滋阴降逆。

方药：麦冬汤加减。麦冬30g，半夏15g，沙参15g，炙枇杷叶20g，甘草6g，玄参15g，杏仁泥10g，炒莱菔子20g，川贝母末6g。上8味，以水3碗，煮取1碗，药渣再煮，取汁1碗，每日服3次，每次冲服川贝母末2g。

二诊：上药连服3剂，胸闷显著缓解，饮食略增，精神较前好转，仍按前方加瓜蒌20g，考虑到其病势仍重，续予2剂，循序渐进。

三诊：咳痰已爽，咳嗽气逆不若前甚，口渴、咽喉燥痒亦减。大便日行3次，较稀薄，考虑到其年老体弱，不宜通泻，仍宗上方，侧重利小便。处方：麦冬30g，半夏15g，沙参15g，炙枇杷叶20g，甘草10g，白茅根30g，杏仁泥10g，茯苓20g。上8味，以水3碗，煮取1碗，药渣再以水2碗，煮取1碗，每日分3次温服。

四诊： 上方连服3剂，逆气已降，咳嗽已平，咳痰甚少，咽喉燥痒十去七八，脉象匀调。上焦盘踞之火，大势已去，仍予生津养液之品，使气津布化，余症必除。处方：麦冬20g，半夏10g，太子参15g，甘草10g，茯苓20g，炙枇杷叶20g。煎煮方法同上，服药方法改为每日2次。

【按语】津气耗伤，积而为劳，以致咳而上气，食少神疲，武老宗麦冬汤之意，重佐肃肺清胃之杏仁、炙枇杷叶、玄参、川贝母、炒莱菔子，复方调理。二、三诊时，药随症变，偏于利小便，所谓"通阳不在温而在利小便"，终使气津布化而病愈。

31. 当归生姜羊肉汤治疗产后腹痛

谢某，女，32岁，农民，2004年5月14日初诊。2003年春季，患少腹寒积，有时环脐作痛，方予当归、川芎、良姜、香附、草果、小茴香、乌药等温阳化滞之品，迭服6剂，病去十之六七，因农忙而辍诊。2004年1月又生一子，加之调护不周，少腹作痛，迄今未得愈。近1个月以来，左少腹作痛，甚则环脐作痛，时轻时重，每每以热水袋温暖脐腹，尚觉舒适，否则夜不得眠。刻诊：形瘦面苍，精神萎靡，乳少，心悸汗出，气短乏力，脉沉细，舌体淡瘦，苔薄白后根罩灰。

证候： 气滞瘀阻，血虚寒积。

治法： 气血双补，行气止痛。

方药： 当归生姜羊肉汤加减。当归30g，附子10g（先煮），甘草15g，鲜羊肉180g（切成薄片），生姜60g（切）。上药以水3大碗，先煮附子20分钟，后再加水2碗，纳诸药，取汁2碗，每日分2次温服。翌日其夫来报，昨服药后覆杯即吐，患者从未吃过羊肉，是否与膻味有关，武老思之良久，加橘皮15g，鲜山楂1枚，先清炖羊肉，去浮油及沫，再纳诸药同煮，服药时，先令其服两小口，10分钟后若不吐再服。2004年6月20日，其夫来报：遵嘱服药顺利，腹痛大减，汗止，心安。原方再进3剂，煮服方法同上，观其情况再诊。

二诊： 上方迭服6剂，每日大便2~3次，脐腹痛止，温暖舒适，精神面色好转，舌苔薄白，罩灰显退，脉较前有力。宗"气主煦之，血主濡之"之意治之，处方：鲜羊肉100g，当归30g，生姜3g。服药方法同上。

【按语】患者素有少腹冷痛之疾，又逢产后调护失节，以致气血两虚，几不可支，形体消瘦，乳汁减少，此一派虚羸之象，治者以当归生姜羊肉汤加味，气血双补，以治其本。方中加附子一药，温经回阳，一则温下焦久蓄之冷疾；二则借附子温通十二经络之功，以振奋周身之阳气。初服即吐，因橘皮有去膻之功，故加橘皮而止。大病将瘥，治者仍以当归生姜羊肉汤缓缓调之，由此可见守方之重要。

32. 黄土汤合芍药甘草汤治疗便血（下消化道出血）

郑某，女，62岁，农民，1993年7月24日初诊。先便后血，颜色紫褐，状如柏油，迄今半年有余，辗转调治不愈。刻诊：腹痛隐隐，绵绵不已，形体消瘦，面色萎黄，饮食不香，精神倦怠，脉沉弦，舌苔薄白边赤并有瘀斑。

证候：肝血不足，脾不统血。

治法：温脾摄血，柔肝和络。

方药：黄土汤合芍药甘草汤加减。炒白术12g，炮黑姜6g，炮附子3g（先煎），炒枣仁12g，阿胶9g（烊化），当归6g，生地15g，白芍12g，黄芩、甘草各6g，灶心土60g。水煎服。

二诊：上方连服3剂，腹痛减轻，饮食增加，唯大便尚夹紫褐色，原方加黄芪18g，枣仁用量增至30g继服。

三至五诊：上方连服15剂，大便逐渐转黄，腹痛亦止。上方颇合病机，仍宗上方出入。处方：炒白术12g，炒枣仁25g，炙黄芪18g，当归9g，炙甘草6g，白芍9g，生地12g，木香6g。水煎服。

六诊：大便化验结果正常，为巩固疗效，嘱服归脾丸1个月。

【按语】近血病在腑，远血病在脏。脏者，指脾与肝，脾虚治以温化，肝虚治以柔和，故方用灶心土、白术、附子、枣仁、炮姜温脾止血，当归、生地、阿胶、黄芩等以养血柔肝。芍药甘草汤，缓急止痛，用阴和阳。脾得温煦，肝得柔和，统藏咸宜，则血自归经也。二诊时加黄芪一味，甚属巧妙，妙在黄芪能巩固胃中之卫气，充实胃中之皮毛，由此可见，用药不在多，而在灵巧。

33.黄连阿胶汤治疗少阴热化证

申某，女，48岁，公务员，1995年11月5日初诊。发病已数日，卧床不起，但欲眠，又烦躁不得安卧，神昏，呼之则应，妄言胡语而作郑声，口舌干燥，小便黄，舌苔黑色而少津，脉微细数。

证候： 热入少阴，水火未济。

治法： 滋水泻火，交通心肾。

方药： 黄连阿胶汤治之。黄连12g，黄芩10g，鸡子黄2枚，生白芍10g，阿胶10g（烊化）。上5味，以适量水先煎3味，汤成去渣取汁，纳阿胶于药汁中烊化，待温加入鸡子黄烊化，搅匀温服。日服2次，每次1剂。另用羚羊角粉2g冲服。

【按语】《素问·天元纪大论》说"少阴之上，热气主之"。邪入少阴，病势已深，故患者卧床不起，神昏但欲寐，且妄为言语，然呼之则应。少阴热化，真阴受灼，水火不相济，故心中烦，不得卧而小便色黄。少阴水亏，无以上布，则口舌干燥。少阴热盛，火极似水，则脉微细数，舌苔色黑而少津。《伤寒论·辨少阴病脉证并治》篇说："少阴病得之二三日以上，心中烦，不得卧，黄连阿胶汤主之。"黄连阿胶汤方，用黄连泻心火，使之下交肾水；以黄芩清热助之；用阿胶补肾水，使之上交心火，以白芍和阴佐之；鸡子黄入中宫，运转上下，使心肾相交、坎离交媾、水火既济而成"泰"。另用羚羊角粉冲服，以其入心，解热毒、凉血清神。药服二剂而邪退神清，遂专事调理而病渐愈。

34. 乌梅汤治疗厥热胜复证

段某，女，41岁，2004年11月8日初诊。发病10余日。开始恶寒，随即恶寒已而发热3天，转为手足厥冷3天，今又转为发热已4天，心中烦闷不舒，舌苔白，脉数。

证候： 厥热胜复。

治法： 寒热互投。

方药： 乌梅丸（改汤服之）治之。乌梅12g，黄连10g，制附子8g，黄柏10g，淡干姜8g，桂枝8g，细辛6g，党参10g，蜀椒8g，当归10g。上10味，以适量水煎药，汤成去渣取汁温服，日2次，2剂而愈。

【按语】病入厥阴，则随其厥阴之化。《素问·至真要大论》说："帝曰：厥阴何也？岐伯曰：两阴交尽也。"两阴交尽谓之厥阴。厥阴为阴气将尽，阳气初生。然阴气将尽而未尽，阳气初生而未壮，居于阴阳进退之界，进则阳胜，退则阴胜。故厥阴为病，进则阳胜而发热，退则阴胜而手足厥冷，阴阳进退，则证见厥热胜复。《素问·六微旨大论》说："厥阴之上，风气治之，中见少阳。"厥阴本风而标阴，中见少阳相火，今厥阴风火循手厥阴心包络经脉上扰心神，故心中烦闷不舒；寒热错杂，故舌苔白而脉数。乌梅丸方，寒热互投，以治其阴阳错杂。《灵枢·经脉》说"酸生肝"，故用乌梅之酸以补肝体为君；当归养血以和肝。《素问·脏气法时论》说"肝苦急，急食甘以缓之"，用党参、甘草之甘以缓肝经之急迫；黄连、黄柏泄阳热之邪；桂枝、蜀椒、干姜、附子、细辛以祛阴寒之邪。寒以泄热，温以祛寒，各自为功，两不相妨。改丸为汤，因丸缓而汤速也。药服两剂而病愈。

35. 柴胡桂枝干姜汤治疗寒疟

耿某，男，51岁，教师，1998年10月2日初诊。发病已6日，每日下午发生欠伸、寒栗、体痛，继之则寒去身热、口渴而头痛，然后汗出热解有如常人，唯渐肢体乏力。乃秋伤风凉，邪居风府，卫气应而病作，名曰"疟疾"。

证候：疟邪滞阳。

治法：散其风寒，调其阴阳。

方药：柴胡桂枝干姜汤加味。柴胡15g，黄芩10g，干姜10g，桂枝10g，牡蛎10g，天花粉10g，炙甘草10g，常山10g，乌梅10g。上9味，以适量水煎药，汤成去渣取汁温服，4剂，日2次。

【按语】《素问·疟论》曰："夫痎疟皆生于风……疟之始发也，先起于毫毛，伸欠乃作，寒栗鼓颔，腰脊俱痛，寒去则内外皆热，头痛如破，渴欲冷饮。帝曰：何气使然？愿闻其道。岐伯曰：阴阳上下交争，虚实更作，阴阳相移也。"邪居风府，卫气应之则病作，故疟病蓄作有时，其气上下并居，并于阴则阴盛而阳虚，阴盛则内寒，阳虚则外寒，内外皆寒，故欠伸、寒栗、体痛；并于阳则阳盛而阴虚，阳盛则外热，阴虚则内热，外内皆热，故身热、口渴、头痛。《素问·疟论》曰："疟气者，必更盛更虚，当气之所在也。病在阳，则热而脉躁；在阴，则寒而脉静。极则阴阳俱衰，卫气相离，故病得休……"物极必反，邪正相搏至极，则阴阳俱衰，卫气相离，故汗出热解有如常人，邪久不去正气日伤，渐肢体乏力。柴胡桂枝干姜汤方加味，用柴胡、桂枝、干姜祛风散寒以和阳；黄芩、天花粉清热以和阴；常山、乌梅截疟；甘草和中；牡蛎入肝，软坚散结，以防气血著而肝坚结成肝积。以上诸药共奏散风寒、和阴阳、愈疟疾、防坚结之效。药用4剂而疟解病愈。

36. 桃花汤治疗阳虚久痢（痢疾）

陈某，女，46岁，2004年9月8日初诊。患者患痢疾，时缓时剧，绵延10余年，多处诊治未好，结肠镜诊断为结肠溃疡。患者形体消瘦，食欲不振，面色少华，常畏寒；大便时下脓血，便色乌黑，下血前常有多汗、小腹急痛，但无后重感，大便无血时则稀溏而色如果酱，或带白色黏液。近来发生上腹部胀满，每于饥饿时刺痛，得食则减，遇寒则剧，口泛酸水。月经时断时潮，经前小腹刺痛，经色乌黑。脉沉迟细弱。

证候：脾阳虚弱，固摄无力。

治法：温中涩肠。

方药：桃花汤治之。赤石脂30g，干姜6g，党参12g，炒粳米15g，当归24g，川芎9g，炒白术12g，炙甘草9g，白芍15g，延胡索12g，红花9g，桂枝6g，蒲黄炭9g。上13味，以适量水煎服，汤成去渣取汁温服，日2次。服药5剂，大便基本成形，下血停止，便色转正常，汗出之症消失，畏寒减轻，精神、食欲、面色均好转，唯稍劳则小便遗出。仍拟原方去红花加炙黄芪12g。服6剂，诸症悉退，仅大便稍稀，仍以原方去桂枝、蒲黄炭，加山药12g、广木香4g以善其后。又服药11剂，大便完全恢复正常，食欲转佳，体重增加，形体渐盛，诸症减退，其病告愈。

【按语】患者脾肾虚寒，肠滑不固，故久久下利以至10余年不愈，虽下利而无后重感。气虚阳弱，则精神疲乏，食欲不振，面色少华，畏寒，痢前多汗或大便带白色黏液，以及腹部饥饿则痛，遇寒则剧，口泛酸水，脉沉迟细弱。络伤血瘀，则大便色黑或如果酱，上腹部刺痛。月经前小腹刺痛，经色乌黑，亦为血瘀之征。病久则经血亏损，故形体消瘦。遂本《金匮要略·呕吐哕下利病脉证治》篇"下利便脓血者，桃花汤主之"之法，以桃花涩肠固滑以止下痢，加党参、炒白术、炙甘草补脾益气；加当归、川芎、白芍、红花、延胡索、蒲黄炭养血活血、止痛止血；加桂枝通阳温经，以助血行。服后精神、食欲、大便及畏寒症状均好转，下血及汗出亦止，唯劳则小便遗出，故于方中去破血之红花，加炙黄芪益气补虚以固摄，继之再去温经止血之桂枝、蒲黄炭，加山药以益脾固涩，加广木香利气以防补药之壅。

37. 越婢加半夏汤治疗浮肿

周某，女，58岁，干部，1996年12月初诊。发病10余日，面部浮肿，目下微肿如卧蚕，小便黄赤，微恶风寒，发热，头痛，腰痛，鼻塞，流清涕，口渴欲饮冷，心下硬满，按之不舒，然不碍饮食，心悸，微咳，脉浮。

证候： 风伤肌腠，郁滞化热。

治法： 辛凉解表，兼清郁热。

方药： 越婢加半夏汤。麻黄10g，炙甘草10g，生姜10g，石膏20g，法半夏10g，大枣3枚（擘开）。上6味，以适量水煎，汤成去渣取汁温服，日2次。

服药2剂后，恶寒、鼻塞、流清涕及咳嗽等症状均消失，浮肿、小便黄赤好转，唯昨日出现大便带黄色黏液。守原方加减继进，麻黄10g，石膏20g，炙甘草10g，生姜10g，黄芩10g，炒白术6g，大枣3枚（擘），炒枳实10g。上8味，以适量水煎药，汤成去渣取汁温服，日2次。服上药3剂后，诸症悉退，其病即愈。

【按语】风寒侵袭于肌肤，则症见微恶风寒、发热、头痛、腰疼、鼻塞、流清涕，脉呈浮象。风邪扰动内水而上泛于头面，故面目浮肿。水邪滞结心下且上犯于心、肺，故心下痞硬而按之不舒，并伴见心悸、微咳等症。阳气受阻，内郁化热，则小便黄赤而口渴欲饮冷。其病外有表邪，内有郁热，属风水为患。《金匮要略·水气病脉证并治》篇说："腰以上肿，当发汗乃愈。"用发汗清热之越婢加半夏汤，麻黄发汗散邪，生姜、大枣、炙甘草和胃补中以助之，石膏清里热，加半夏蠲饮降逆。服药2剂后，恶寒、鼻塞、流清涕、咳嗽等症悉退，口渴、尿赤亦减轻，然面目浮肿未去而大便忽带黄色黏液，是内结之湿热欲去而不能。遂于原方中去半夏而合枳术汤为方，发汗清热，燥湿磨痞，服药后肿消而病愈。

38. 五苓散治疗水肿（急性肾小球肾炎）

李某，男，56岁，工人，2001年2月10日初诊。发病月余，全身浮肿，以下肢为甚，阴囊亦肿，微咳，腹部胀满，饭后加重并拒按，肠鸣，小便短少色黄，苔白，脉弦。

证候： 气滞水停，阴郁不化。

治法： 宽中理气，通阳行水。

方药： 五苓散加味。桂枝10g，茯苓12g，炒白术10g，猪苓12g，陈皮12g，苍术6g（漂），槟榔12g，干姜6g，厚朴12g，泽泻12g。上10味，以适量水煎药，汤成去渣取汁温服，日2次。

二诊： 上方服11剂，浮肿消失，诸症亦退，唯感下肢酸软无力，微咳有痰，食欲甚差，改用六君子汤健脾益气化痰为治。党参10g，茯苓10g，炒白术10g，陈皮12g，生姜9g，制半夏10g，炙甘草9g。上7味，以适量水煎药，汤成去渣取汁温服，日2次。

三诊： 服药3剂，复发胀满、下肢浮肿、小便不利等症，仍拟五苓散加味。桂枝10g，茯苓10g，炒白术10g，猪苓12g，泽泻12g，苍术6g（漂），厚朴12g，陈皮12g，法半夏10g，槟榔12g，干姜6g，莱菔子12g。上12味，以适量水煎药，汤成去渣取汁温服，日2次。

【按语】水为阴，赖阳气以运化，故气滞则水停。气滞于中，则腹部胀满而按之不舒，且饭后加重。气机壅遏，膀胱气化不行，故小便不利，量少而色黄。水湿无下出之路而停滞于中，则为肠鸣；逆射于上，则为咳嗽；浸渍于外，则为全身浮肿。水性就下，无风以激上，故其浮肿以下肢为甚。阴囊皆属肾，肾主水，水湿犯肾，故阴囊亦见肿。水为阴邪，其病无热，故舌苔白而脉弦。五苓散方加味，用厚朴、陈皮、槟榔宽中行气，白术、苍术健脾燥湿，茯苓、猪苓、泽泻利水祛湿，桂枝通阳化气，以复膀胱之气化而行水。服后胀消肿退，正气一时未复而腿软食少，因用六君子汤党参、甘草误补，气机壅滞，以致浮肿、腹胀等症复起，再用上加味五苓散方宽中消胀，利气行水，并加莱菔子增强导滞消胀之效，法半夏降逆蠲饮以止咳嗽。药又服6剂，肿消症退而病渐愈。

39. 茵陈五苓散合栀子柏皮汤治疗黄疸（阳黄）

丁某，男，20岁，工人，2006年7月3日初诊。发病3日，两白眼珠及全身皮肤皆发黄如染，腹满，小便不利，口渴，脉缓。

证候： 脾胃湿热，湿生于热。

治法： 利湿、退黄、清热。

方药： 茵陈五苓散合栀子柏皮汤治之。茵陈蒿15g，桂枝10g，茯苓12g，炒白术10g，猪苓10g，泽泻10g，栀子10g，黄柏10g。上8味，以适量水煎，汤成去渣取汁温服，3剂，日2次。

【按语】《素问·金匮真言论》曰："中央黄色，入通于脾。"脾恶湿，湿热郁滞，脾色外现，故见两目发黄，全身皮肤皆发黄。脾失运化津液之用，津液不能上布则口渴，不能下行则小便小利，郁滞于中则腹满。湿遏阳气，血气流行不畅，故脉象见缓。茵陈五苓散合栀子柏皮汤，以白术、茯苓、猪苓、泽泻健脾渗湿；桂枝温化以助水湿之下去；茵陈蒿善退黄疸，用之为君，以祛周身上下之黄；栀子、黄柏苦寒清热。以上诸药共收利湿清热、消除黄疸之效。药服6次而黄尽，诸症退。

40.越婢加半夏汤治疗咳嗽

韩某，女，3岁，2001年4月28日初诊。其母代诉：患儿于2周前开始鼻流清涕，打喷嚏，咳嗽。数日后流清涕、打喷嚏症退，但咳嗽加剧，频频咳嗽而痰少，咳有回声，眼胞浮肿，且发热汗出，鼻干，口渴欲饮，食欲减退，舌红少苔，指纹稍紫。

证候： 肺郁化热，气逆咳嗽。

治法： 宣肺清热，降逆止咳和胃。

方药： 越婢加半夏汤。炙麻黄5g，炙甘草5g，石膏9g，法半夏6g，生姜3g，大枣2枚（擘）。2剂，以水煎服，日2次。

二诊： 服上方1剂，热退咳止，肿消食进，唯仍口渴、鼻干，仍拟上方，以天花粉易半夏，续服。炙麻黄5g，炙甘草5g，石膏9g，天花粉6g，生姜3g，大枣2枚（擘），以水煎服，日2次。服2剂而病愈。

【按语】《素问·宣明五气篇》说"肺恶寒"，又说"肺为涕"，且肺开窍于鼻，在变动为咳。风寒袭肺，肺气上逆，失去收摄津液之用，故症见咳嗽而鼻流清涕。风寒束肺，阳气内郁而欲外奋，其气发于肺之外窍而喷外出，故其频频喷嚏。数日后，寒邪化热，则清涕、喷嚏等症自去而咳嗽加重。肺气不利，其咳有回声。肺不敷布，则水液上壅于眼睑，故眼泡浮肿。肺有郁热，则身热、鼻干、舌红、口渴欲饮水、指纹见紫色。肺热不能外主皮毛，皮毛不固则汗出；不能通调水道，下输膀胱，则小便黄，所谓源浊则流不清也。肺气不降，则脾胃功能失调，故食欲减退。越婢加半夏汤用麻黄、石膏宣肺气而清郁热，半夏降逆以止咳，生姜、大枣、甘草和中以理脾胃。药服1剂，热退咳止，肿消食进，唯口渴、鼻干未已，遂于方中去半夏而加天花粉生津止渴，且助方中清热之效，故又服2剂而病愈。

41. 小青龙汤加石膏治疗水饮哮喘

刘某，女，27岁，农民，1996年7月4日初诊。患者自幼患哮喘，每年冬夏两季发作。今怀孕3个月，两日前哮喘复发，胸中满闷，呼吸气塞，倚物布息，不能平卧，喉中喘鸣，咳唾白色泡沫，烦躁，心下有水浸泡感，心窝部时贮少许汗水，苔白，脉浮。

证候：风寒束肺，水饮内停。

治法：外散表寒，内降水饮，清热除烦。

方药：小青龙加石膏汤。麻黄10g，桂枝10g，生白芍10g，五味子8g，细辛6g，干姜10g，制半夏10g，甘草10g，石膏15g。上9味，以水煎服，日2次。

二诊：服上方3剂，哮喘减轻，改拟厚朴麻黄汤：厚朴12g，麻黄10g，干姜10g，五味子8g，细辛6g，石膏15g，半夏10g，杏仁10g（去皮尖炒打），小麦20g。上9味，以水煎服，日2次。

又服3剂而诸症尽退，至春节后顺利分娩。唯产后偶感寒邪，哮喘又复发。仍以小青龙汤外散寒邪，内降水饮，加当归10g、川芎10g，以养血活血为治。药服10余剂病愈，至今未复发。

【按语】肺居胸中，主气，司呼吸，外合皮毛。水饮之邪蓄积在胸，遇外寒则牵动水饮上逆犯肺，阻塞气道，肺气壅遏而肺叶不布，故胸闷，呼吸气塞而倚物布息，不能平卧。息道狭窄，则呼吸不利而喉中喘鸣。《素问·阴阳应象大论》说"肺……在变动为咳"。外寒、内饮交相犯肺，致肺气不降，故咳嗽而唾白色泡沫。水饮阻于心胸，阳气郁结不伸，则心下有水气浸泡感，且见烦躁。心在液为汗，心液外泄，则见心窝部时贮有汗水。病由外寒引动内饮而发，故脉见浮象。《金匮要略·肺痿肺痈咳嗽上气病脉证治》说"肺胀，咳而上气，烦躁而喘，脉浮者，心下有水（气），小青龙加石膏汤主之"。小青龙加石膏汤方，用麻黄、桂枝发表散寒；半夏逐饮；白芍"利小便"，《神农本草经》卷二，用之导水饮之下出；干姜、细辛、五味子止嗽，且干姜、细辛温里散寒，助半夏之逐饮；甘草调和诸药，共成小青龙汤，为"外散寒邪，内降水饮"之名方。加石膏者，以其清热除烦躁也。有谓半夏落胎，然有病则病当之，无碍于胎也。药服3剂，病情好转，改拟厚朴麻黄汤方，用麻黄、杏仁、厚朴发散外邪，利气止喘；

半夏逐饮；干姜、细辛、五味子止咳，且干姜、细辛温里散寒，助半夏之逐饮；小麦、石膏宁心清热而除烦躁。又服3剂而诸症尽退，至春节后则顺利分娩。唯在产后偶感寒邪哮喘又复发，遂以小青龙汤外散寒邪，内降水饮，加当归10g、川芎10g以养血活血为治。药服10多剂病愈，至今未复发。

42. 肾气丸（汤）治疗消渴证

钟某，女，52岁，农民，2001年10月12日初诊。发病1个月余，口渴引饮，随饮随小便，一昼夜饮6升开水，小便频数清长，心烦，脉虚数，在某医院诊断为"尿崩症"，服中西药多日均未获效。

证候：脾虚燥热，肾阳虚弱。

治法：滋阴助阳，化生肾气。

方药：肾气丸（汤）加味。生地20g，山药20g，枣皮10g，茯苓10g，丹皮10g，泽泻8g，肉桂3g，制附片3g，天花粉20g。以水煎服，日2次。

二诊：服上方3剂，未见效，诸症依然如故。改以滋燥除热为治，用《备急千金要方》渴利方：地骨皮15g，麦冬12g，小麦15g，竹叶10g，茯苓12g，天花粉20g，甘草10g，大枣10枚（擘），生姜10g。以水煎服，日2次。药服10余剂而病渐愈。

【按语】《金匮要略·消渴小便利淋病脉证治》说"男子消渴，小便反多，以饮一斗，小便一斗，肾气丸主之"。彼首揭"男子"二字，其为房劳伤肾所致之消渴无疑。房劳伤肾者当见腰痛一症，此未见腰痛，则非肾气丸所治，故服3剂无效。《素问·宣明五气篇》说"肾恶燥"。燥热伤肾而肾居下焦，下焦之虚热传注于脾胃，又从脾胃传注于肺，则肺、脾、肾三脏俱为燥热所伤。水液无所主，转输敷布失常，故见渴引水浆。脾胃燥热则中满坚干，水入不濡则尽下趋于前阴为尿，如以水投石，水去而石自若，故见随饮随小便也。热气通于心，故心为之烦，而脉为之虚数。治本《备急千金要方》卷二十一所载"治下焦虚热，上注脾胃，从脾胃上注于肺，好渴利方"。方中用药之义如前所述。方药与病证相合，故仅服10余剂即病愈。

43. 葶苈汤合桔梗汤治疗肺痈

王某，男，37岁，工人，1993年5月12日初诊。发病2个月余，咳嗽，引胸中隐隐疼痛，频频唾出腥臭脓痰，甚则呕吐脓痰，口干不欲饮水，面目微肿，不能平卧，坐床头倚物布息，脉数。

证候：肺蓄痈结。

治法：清肺解毒，化瘀排脓。

方药：苇茎汤合桔梗汤加味。苇茎30g，冬瓜仁10g，薏苡仁10g，鱼腥草30g，桔梗10g，甘草10g，川贝母6g，桃仁10g（去皮尖炒打）。以水煎服，日2次。

二诊：服药2剂，病稍减，改拟以毒攻毒法。方用：大蟾蜍1只，剖腹去内脏及头部，切成小条状，以白糖搅拌，随意食之。初食蟾蜍3只，未感觉其腥味，然食至第4、5只时，觉腥臭之甚难以下咽，旋即停用，咳唾脓血等症消失而病愈。

【按语】风热邪毒伤肺，肺中血脉蓄结痈脓而发为肺痈，咳唾腥臭脓血，且引胸中痛。邪毒壅肺，肺失和降及主气之用，气机逆乱，故面目微肿，不得平卧而依物布息。脉数而口干不欲饮水者，乃热毒在血脉使然。治用苇茎汤合桔梗汤加味以清肺解毒、化瘀排脓。服药后本已奏效，奈何患者艰于服药，故改用民间验方：白糖拌蟾蜍食之，以毒攻毒。《神农本草经》卷三说："虾蟆，味辛寒，主邪气，破癥坚血，痈肿，阴创，服之不患热病。"《千金翼方·本草下·虫鱼部》说："虾蟆，味辛，寒，有毒……疗阴蚀，疽疠恶疮，猘犬疮伤，能合玉石，一名蟾蜍。"蟾蜍，亦名虾蟆，可治疮痈。《灵枢·本神》说："肺藏气，气舍魄。"肺中蓄结痈脓，肺魄失灵，故初食蟾蜍3只，未觉其腥，然食之已收效，故待食第4、5只时则觉其腥臭而难以下咽，其病亦愈。

44. 大黄牡丹皮汤治疗肠痈

何某，男，27岁，农民，1998年9月5日初诊。两日来突发寒热，右下腹近腹股沟部疼痛，按之则痛甚，右腿不能伸直。某医院诊为"急性阑尾炎"。因不愿手术，转求中医治疗。诊时除腹痛外，尚有大便干燥，舌苔黄厚，脉数。

证候：气血瘀滞，痈脓蓄结。

治法：清热通下，破血排脓。

方药：大黄牡丹皮汤加味。大黄12g，丹皮10g，赤芍10g，冬瓜仁15g，桃仁10g（去皮尖炒打），当归10g，芒硝10g（冲服）。前6味，加水适量，煎汤，去渣取汁，加芒硝，温服。日1剂，分2次服。

二诊：服上方2剂，疾病转轻，疼痛范围缩小。继服上方，因缺冬瓜仁，加金银花、没药清热解毒，化瘀止痛：大黄12g，丹皮10g，赤芍10g，当归10g，金银花15g，制没药10g，桃仁10g（去皮尖炒打），芒硝10g（冲服）。前7味，加水适量，煎汤，去渣取汁，加芒硝，温服。日1剂，分2次服。

三诊：服上方2剂，疼痛转甚，范围亦扩大。时值冬瓜仁已备，仍用第1次方续服：大黄12g，冬瓜仁15g，丹皮10g，赤芍10g，桃仁10g（去皮尖炒打），当归10g，芒硝10g（冲服）。前6味，加水适量，煎汤，去渣取汁，加芒硝，温服。日1剂，分2次服。

四诊：又服3剂，告愈。

【按语】本方以丹皮、桃仁、当归、赤芍破血化瘀，冬瓜仁化瘀排脓，大黄、芒硝清热通下，使脓血从大便中排出，故初服即便脓血病情转轻。然因缺少冬瓜仁，改用清热解毒之金银花与化瘀止痛之没药，服之不仅未效且病情趋重。后仍用第1次方治之，再服3剂而愈。据此可知冬瓜仁之效不可忽视。

45. 当归四逆加吴茱萸生姜汤治疗闭经（功能性闭经）

于某，女，39岁，农民，2006年3月6日初诊。1年前开始发生月经错后，每次月经来潮皆延期，或延期数天，或延期10余天，经色乌黑，半年后月经停止来潮。现月经停止半年，小腹部不温，四肢厥冷，苔薄白，脉沉涩细缓。

证候：肝寒脉凝，血行不通。

治法：养血通脉，温经散寒。

方药：当归四逆加吴茱萸生姜汤。当归12g，桂枝10g，白芍10g，大枣4枚（擘），细辛6g，木通10g，炙甘草10g，吴茱萸10g，生姜10g。上9味，煎服，日2次。服药5剂而病愈。

【按语】《素问·上古天真论》说"女子……天癸至，任脉通，太冲脉盛，月事以时下"。王冰注"所以谓之月事者，平和之气，常以三旬而一见也。故愆期者，谓之有病"。今月经延期六七个月而未一潮，其为闭经之病矣。《灵枢·五音五味》说"冲脉，任脉，皆起于胞中"。冲为血海而为肝所主，肝居下焦，肝寒则所主之血海失其温养。《素问·举痛论》说"寒气入经而稽迟，泣而不行"，故其小腹不温而月经始延期，继而闭止。阴血虚寒，不与阳气相顺接，故手足厥冷。血中阳气不足，血行不利，不能鼓脉外出，则脉见沉涩而细缓。当归四逆加吴茱萸生姜汤方，用当归、白芍、大枣活血养血，细辛温经散寒，桂枝通血分之阳，木通通经络之滞，甘草补中以益气血生化之源，吴茱萸、生姜逐陈寒，诸药共奏养血通脉之效。方中桂枝、白芍、甘草、生姜、大枣组成桂枝汤，善和营卫，调和血气，复其阴阳顺接之常，使寒去脉通，厥回经潮，故服药5剂病愈。

第二节 时方治验

1. 参苓白术散治疗泄泻（慢性结肠炎）

杜某，女，48岁，2001年10月20日初诊。患者反复发作腹泻1年余，近1个月又出现腹泻，时有腹痛，大便每日4~5次，时有腹胀，夹有不消化食物，嗳气，诊断为"慢性结肠炎"。经服西药效不佳，仍日行2~3次，有不消化食物，脘腹胀满，偶有嗳气，面色㿠白，纳呆神疲，四肢困重，下肢有时浮肿，以劳累后为甚，溏便。舌淡多津，苔白薄腻，脉虚弱无力。

证候：脾虚湿阻。

治法：健脾化湿，益气和胃。

方药：参苓白术散加减。党参12g，白术10g，茯苓15g，白扁豆10g，山药15g，陈皮10g，旱半夏10g，薏苡仁20g，砂仁8g，藿香10g，白芍12g，甘草3g，焦三仙各12g，木香6g。6剂，水煎服。医嘱：忌食生冷、油腻、不易消化食物。

二诊：2001年10月28日。脘腹胀满不舒大减，大便日行1~2次。舌淡红，白苔转薄，脉仍濡。患者症状改善，仍以健脾化湿为法。处方：党参12g，白术10g，茯苓15g，清半夏10g，陈皮10g，厚朴10g，白扁豆10g，山药15g，薏苡仁20g，砂仁8g，木香6g，焦三仙各12g，甘草3g。10剂，水煎服。

三诊：2001年11月10日。腹泻已止，大便正常，唯稍有饮食不宜则腹泻复发。舌淡红，苔薄白，脉和缓。药已奏效，脾虚渐复，因其久泻脾虚，湿滞易停，继服上药以培补脾胃，巩固疗效。处方：党参12g，白术10g，茯苓15g，清半夏10g，陈皮10g，白扁豆10g，山药15g，薏苡仁20g，砂仁8g，木香6g，焦三仙各12g，甘草3g。10剂。水煎服。

诸症消失，随访半年无复发。

【按语】腹泻的发生当责之脾胃功能障碍。本案以脾胃气虚为主。泄泻日久，脾胃虚弱，脾虚不能运化水谷精微，胃虚不能腐熟水谷，水湿内停，清浊不分，故见腹胀纳呆，大便溏泄，日行数次，夹有不消化食物；脾主运化、主四肢，湿浊中阻、阳气不能通达四肢，则四肢困重，下肢有时浮肿；脾胃虚弱、气血生源不足，故面色㿠白，神疲乏力。舌淡多津、苔根微腻、脉濡，均为脾虚湿困之象。如《景岳全书·泄泻》曰："泄泻之本，无不由于脾胃。"本案治以健脾益气、和胃化湿法。药用党参、白术健脾益气；茯苓、白扁豆、山药、薏苡仁健脾渗湿；陈皮、清半夏、木香化湿理气；藿香辛温散寒，化浊祛湿；焦三仙消食和胃。诸药合用，相辅相成，使脾胃健、湿邪除而病愈。

2. 清燥救肺汤治疗咳血（支气管扩张）

冯某，男，64岁，1996年10月14日初诊。患者咳嗽1个月，大咳血5日。身体素健，1个月来因感冒治疗未愈而引起咳嗽频作，咳痰不爽。12月8日下午自觉咽部奇痒，呛咳不已，痰中带血。至晚间突然剧烈咳嗽，咳出暗红色血痰数口。稍时，咳嗽再作，咳血一碗多，遂送至市内某医院。经西医检查，原因不明，见咳血甚多，认为命在旦夕，做一般处理未效；后改服泻心汤加味3剂，咳血稍减。14日赴另一医院检查，诊为支气管扩张，不收住院，病势危笃，全家惶惧，遂找武老治疗，以冀万一。现症：精神委顿，面色苍白，眼眶凹陷，语言低微，大咳血已多次，每次300mL左右，血色从暗红转为鲜红，内有血块，伴胸部憋闷不舒，口干思饮，大便干结，小便黄赤，舌质红少津，脉弦细。

证候：燥热伤肺，气阴两伤。

治法：清燥救肺治其本，止嗽宁血治其标。

方药：清燥救肺汤。生地15g，阿胶6g（烊化），枇杷叶8g，炒杏仁8g，桑叶8g，苏子6g，桔梗8g，冬瓜子15g，紫菀8g，白前8g，橘红10g，海浮石10g，大蓟10g。小蓟10g，白茅根20g，半夏曲10g，仙鹤草10g，黑芥穗10g，怀牛膝10g。水煎服。

二诊：10月22日患者由家人扶持来就诊。自述服上药4剂后精神好转，大咳血已止，唯痰中略带血丝，咳轻，咳痰较利，胸部憋闷及口干咽痒等症减轻。此病有转机，仍守前方，以巩固疗效。

三诊：10月30日，患者自述上方连服8剂，精神大增，咳血痰等诸症悉退，现以心慌、惊悸、气短为主症。诊其脉仍细弱无力，舌质红少津，此乃咳血后阴血亏损，血虚心失所养所致。治宜养血滋阴，镇静安神，以仲景炙甘草汤加减治之。调治半月，诸症悉退。

随访4年，患者身体一直良好，咳血之症再未发生。

【按语】咳血由肺来，肺为娇脏，喜润恶燥，从秋至冬，雨雪全无，以致秋燥先内侵于肺，至冬由于感冒而干咳不已。"秋伤于燥，冬生咳嗽"即言此也。"燥胜则干"，故见口咽干燥，咳痰不爽；风热燥邪上犯肺系，清肃失司，阴络受伤，故见咳血、舌质红少津及脉弦细。前人有"治燥不同治火"的说法。治火可用苦寒，治燥则宜柔润；火邪可以发之，燥邪则宜濡之；治火可用直折，治燥只宜滋润。所以用专于润燥养阴的清燥救肺汤治之。其中阿胶、生地养阴止血以治本；枇杷叶、杏仁、桔梗宣肺化痰以止咳；紫菀润肺化痰以止嗽，使肺得清润；苏子、白前肃降肺气；二蓟、白茅根、仙鹤草、黑芥穗凉血止血是以治标；怀牛膝引血下行。全方润肺化痰，止嗽宁血，标本兼顾，使肺得清肃，则诸症渐安。本案患者咳血十多日，倾盆盈碗，病势危笃，其状惧焉，但由于武老辨证确切，用药精当，仅就诊3次，即转危为安。

3.读书丸治疗头痛（健忘）

张某，男，20岁，学生，2004年3月14日初诊。患者因苦心读书而废寝忘食，近两个月来，经常头痛、头晕，精神萎靡，记忆力逐渐减退，甚则神志恍惚，读后忘前，合卷若无，再三思之，不得其影，心中烦热，少寐多梦，咽干口渴。舌红少津，无苔，脉弦细而数。

证候： 肾亏神失。

治法： 滋补肝肾，益其神志。

方药： 读书丸。生地18g，熟地15g，菟丝子12g，石斛18g，地骨皮12g，石菖蒲6g，远志6g，桑椹子30g，麦冬12g，连翘9g，五味子6g。水煎服。

二诊： 上方连服3剂，津液渐复，咽干转润，他症尚无起色。再宗原方加枸杞子12g。

三诊： 上方继服6剂，烦热得清，心神得宁，头痛、头晕减轻，精神日趋振作，记忆力有所提高，脉尚细弦，舌红少津，因病来已久，故切勿操之过急，正如吴鞠通所说"治内伤如相，坐镇从容"。以上方加减继服。处方：生地18g，石斛16g，麦冬12g，枸杞子12g，五味子6g，巴戟天18g，菟丝子12g，龟板25g，鳖甲25g（先煎）。水煎服。服药月余，记忆力恢复正常，已回校继续读书。

【按语】 李东垣说"心藏神，乃真气之别名也"；林羲桐说"夫人之神宅于心，心之精依于肾，而脑为元神府，精神之海，实记忆之所凭也"；金正希说"凡人外有所见，必留其影于脑，小儿善忘者，脑未满也；老年健忘者，脑渐空也"。由此可知，心神不足而健忘者，乃属于真气不支也。武老认为，肾脏藏志，志乃真气，元气之谓。志气达于心而曰神，达于肺而曰魄，达于肝而曰魂，达于脾而曰意，以此推之，五志之原在肾也。本例治疗，乃综合诸贤之说，采用《证治准绳》之读书丸以补肝肾、益神志，因药证相得，故获良效。

4. 黄连温胆汤治疗癫痫

陈某，男，20岁，工人，1998年9月25日初诊。初因心情不畅，突然神昏抽搐，轻则几分钟，重达一刻钟，每日发作1～2次，苏醒之后，精神萎靡，头涨痛。经某医院诊断为癫痫。予苯妥英钠片，服7日，不显效，遂求诊治。患者每次发病时首先出现下肢抽搐，继之胸部憋闷，有压抑之感，气至咽喉，即不能言语，神昏而抽搐。脉弦细而滑，苔黄腻。

证候： 痰迷心窍，神不守舍。

治法： 清心安神，豁痰开窍。

方药： 黄连温胆汤加减。黄连6g，半夏9g，云茯苓15g，陈皮12g，甘草3g，石菖蒲6g，远志3g，胆南星6g。水煎服。每次同时冲服白金丸6g。

二诊： 上方连服3剂，抽搐辄止，精神较前好转，头涨痛亦减轻。效不更方，原方加减继服。处方：黄连6g，半夏9g，云茯苓15g，陈皮12g，甘草3g，石菖蒲6g，远志3g，胆南星6g，生龙骨、牡蛎各18g，酸枣仁30g。水煎服。

【按语】 笔者每览此例，甚以为奇。近几年来，每遇癫痫患者，询问其发病病机，大多与本例相同。又考李时珍，亦有详细记载，今附于后以供参考与研究。

《奇经八脉考》云："王叔和以癫痫属阴维、阳维，《灵枢经》以癫痫属阴跷、阳跷。二说义异旨同。盖阳维由外踝而上，循阳分而至肩肘，历耳额而终，行于卫分诸阳之会。阴维由内踝而上，循阴而上胁至咽，行于营分诸阴之交。阳跷起于跟中，循外踝上行于股外，至胁肘肩膊，行一身之左右，而终于目内眦。阴跷起于跟中，循内踝上行于股内阴器，行于一身之左右，至咽喉，会任脉，而终于目内眦。邪在阴维、阳跷，则发癫邪；在阳维、阳跷，则发痫。痫动而属阳，阳脉主之；癫静而属阴，阴脉主之。大抵二疾，当取之四脉之穴，分其阴阳而已。"鉴于目前中医学对癫痫尚无统一的诊治准则，以奇经辨证论治者亦不多，故录之以供同道共同研究探讨。

5. 温胆汤治疗心悸（心律不齐）

张某，女，50岁，工人，1973年3月22日初诊。半年来，经常心悸，有时胸闷胸痛。经某医院检查，诊断为心绞痛。服药多剂，无明显效果。检阅前服方，尽用活血化瘀之品。刻诊：胸闷憋气，左胸掣痛，伴见胆怯易惊，眠差多梦，胃脘痞满，不欲饮食，经常饭后心悸加重。脉弦细，兼有结、代；舌质淡红，苔黄腻。

证候：心虚胆怯。

治法：安神宁胆，理气散结。

方药：温胆汤加味。云茯苓12g，陈皮9g，半夏15g，炒枳实9g，生甘草6g，淡竹茹3g，生枣仁18g，炒麦芽9g，生姜3片（切碎）。水煎服。

二诊：服药6剂后，胃气和降，痞满消失，胸、脘皆感舒适，左胸掣痛已微，饮食渐增，寐意转酣。脉弦细，仍有结象，再宗上方，加以温濡气血、调和营卫之品。处方：云茯苓15g，陈皮12g，半夏15g，炒枳实6g，炙甘草9g，生枣仁18g，当归12g，川芎9g，桂枝尖6g，生姜3片（切碎），大枣3枚（擘）。水煎服。

三诊：上方连服9剂，左胸掣痛消失，饭后已不心悸，惊怯较前好转，脉有力，已无结象。前方稍作加减，予以巩固。处方：云茯苓12g，生枣仁18g，远志6g，党参9g，炙甘草6g，陈皮12g，当归6g，大枣3枚（擘）。水煎服。

【按语】《医学入门》云"心与胆通，心病怔忡，宜温胆为主；胆病战栗癫狂，宜补心为主"。脏腑之气通过气化相互通达。此例以温胆汤为主予以治疗，旨在调整心胆之气化作用。气化相通，营卫调和，故病自愈，可见临床贵在辨证，不必拘泥于"活血化瘀"一法。

6. 逍遥散加味治疗臌胀（肝硬化腹水）

徐某，男，55岁，农民，1997年4月12日初诊。罹患肝硬化腹水已两个月，初由愤怒饮酒诱起，在当地治疗月余不愈，特来求诊。刻诊：单腹胀大，绷急如鼓；青筋横绊，按之坚满；肝、脾未能触及；面色黧黑，赤丝血缕显露；精神萎靡不振，胸闷不欲饮食，食后胀益甚；下肢轻度浮肿，小便黄少，大便欠调。舌苔薄白，舌质紫暗，有瘀斑；脉弦细，兼有结象。

证候：气滞血瘀，经络壅阻。

治法：疏肝理气，健脾利水。

方药：逍遥散加味。柴胡6g，茵陈9g，炒枳壳15g，槟榔片12g，川厚朴6g，郁金9g，当归6g，赤芍9g，大腹皮15g，茯苓18g，泽泻2g，生大黄6g，车前子25g（包布）。水煎2遍，每日分2次温服。

二诊： 上方连服4剂，小便增多，大便下青灰色稀物2次。肿热显消，肝、脾已能触及。肝大，肋下3指；脾大，肋下4指，按之疼痛。方证相符，再以原方加鳖甲25g，鸡内金12g，煎服法同上。

三至五诊： 上方连服9剂，腹胀十减其七，胸闷好转，今遵《内经》"大积大聚……衰其大半而止"之旨，仍宗上方。处方：柴胡3g，茵陈6g，炒枳壳12g，槟榔6g，川厚朴3g，郁金6g，当归12g，赤芍9g，红花6g，大腹皮12g，茯苓18g，泽泻12g，车前子（包布）25g，鳖甲25g，鸡内金6g。水煎服。上方加减服20余剂后，诸症悉除而告愈。

【按语】 该患者有家传水肿验方一首，据述，"此方传其祖父，不复再传，记得有鲫鱼与胡椒二物，不知其用法如何"。武老度其方意遂嘱患者，用鲜鲫鱼2斤，去其鳞肚，每条鱼腹内放胡椒5粒（打破），用香油炸后，宽汤清炖，炖时加生姜7片，大茴香、食盐、白糖、味精各少许，其味馨香适口，每餐吃鱼喝汤，名为"鲫鱼胡椒汤"。患者遵此法，于二诊后即服用。实践证明，此方利水消肿效果良好，并无任何副作用，今予以介绍，仅供参考。

7.泻白散合茜根散治疗咳血（支气管扩张症）

李某，男，55岁，农民，1998年3月21日初诊。咳嗽陈疾，今春较重，近加繁劳过度，咳嗽吐痰，带有血丝，甚则痰血参半，多泡沫，伴胸膺刺痛，心烦口干，午后潮热，舌红无苔少津，脉弦细而数。某医院诊断为支气管扩张症。

证候： 肺络损伤。

治法： 养阴清肺，止血和络。

方药： 泻白散、茜根散加减。桑白皮12g，地骨皮9g，生杭白芍15g，生地18g，茜草根12g，黄芩9g，炙枇杷叶12g，金银花25g，白茅根30g（一半炒炭），阿胶6g（烊化）。水煎服。

二诊： 上方连服3剂，咳血十去六七，胸膺刺痛已轻，仍觉心烦口干，午后潮热，大便干燥。再宗上方，加以润燥通腑。处方：桑白皮12g，地骨皮9g，生白芍15g，生地25g，茜草根6g，黄芩9g，炙枇杷叶12g，金银花18g，杏仁12g，焦栀子9g，大黄9g，甘草3g。水煎服。

三诊：大便通畅，潮热减轻，吐痰亦不带血，胸膺亦不刺痛，有时唯感口干，再拟滋阴润肺之品治之。处方：生白芍18g，生地15g，炙枇杷叶12g，麦冬18g，天花粉15g，石斛12g，甘草6g，阿胶6g（烊化）。水煎服。患者遵守上方，继服药6剂，诸症悉平而告愈。

【按语】春主风木，木火刑金，肺络损伤，故血随咳出，方用泻白散以清肺止咳，茜根散以滋阴止血，佐白芍、栀子、黄芩以平肝泻火。尤其白芍，用之甚妙，妙在平抑肝阳而又滋补肝血（阴），清肺泻火而又止血和营，药证相得，故在短期之内收到了良好的效果。

8. 导赤散治疗血证（尿血）

孔某，男，55岁，农民，2002年10月8日初诊。时届中秋，炎暑气令未更。于田间劳动过力，遂病。尿血鲜红，小腹胀坠，茎中微痛，心中烦热，少寐，口渴喜饮，精神倦怠，舌红少津、无苔，脉细数。

证候：血热妄行。

治法：清热泻火，凉血止血。

方药：导赤散加味。生地25g，木通9g，竹叶3g，甘草梢6g，黄芩9g，滑石粉25g，鲜白茅根30g（切碎）。水煎服。

二诊：上方连服3剂，尿血减轻，茎中痛止，心中仍觉烦热，口渴，大便秘结，4日未更。再以上方去滑石粉，加大黄12g，以釜底抽薪，从权调治。

三诊：药后，大便通调，尿血已止，烦热、口渴顿减大半，寐意转酣。脉仍细数，舌红少苔。阴液尚未尽复，再予壮水益阴之品。处方：生地25g，麦冬18g，白芍12g，石斛25g，玄参12g，生甘草6g，五味子6g。水煎服。

四诊：6进上方，诸症悉平，夜寐醒后，尚觉咽干，予六味地黄丸30粒，早、晚各服1粒。

【按语】《素问·气厥论》说"胞移热于膀胱，则癃溺血"。《金匮要略》说"热在下焦者，则尿血"。《医学入门》说"血……心移热于小肠"。可见尿血一症大都因热，与心、小肠、膀胱有关，方用导赤散加味，清热泻火，凉血止血，治法稳妥。大便干燥一症，乃虚中夹实之象，于前方中加大黄以釜底抽薪，乃是权宜之计。三诊方用生地、麦冬、石斛、五味子、玄参、白芍等味，意在"壮水之主，以制阳光"。方随证变，配伍精当，故能收到良好效果。

9. 身痛逐瘀汤治疗血瘀腰痛（急性腰损伤）

赵某，男，45岁，农民，1993年9月12日初诊。腰痛，迄今7个月，起因已忘却。检阅前服药方，有主发散风湿者，有主温补肾阳者，皆无效果。刻诊：腰痛时轻时重，轻则酸楚沉痛，重则状如锥刺，不敢俯仰，大便经常干燥，脉沉涩，苔薄白，质暗有瘀斑。

证候：血瘀腰痛。

治法：活血化瘀，通络止痛。

方药：身痛逐瘀汤合活络效灵丹加减。当归12g，桃仁9g，红花6g，赤芍9g，乳香6g，没药6g，丹参25g，生地18g，怀牛膝12g，生大黄9g。水煎服。

二诊：上方连服3剂，腰痛非但不减反而痛甚，唯大便转润，其色黑褐，脉仍沉涩。便润色褐，腰痛甚，是血活瘀化之兆。继服上方，化瘀通络，自获效果。

三诊：上方连服6剂，腰痛十去六七，俯仰较前灵活，大便色变黄，效不更方，继予原方3剂服之。

四诊：上方连服6剂，腰已不痛，唯腰间尚感酸楚，仍以原方加减服之。处方：当归12g，丹参18g，骨碎补9g，狗脊12g，川续断18g，炒杜仲12g，桑寄生18g，鸡血藤25g，怀牛膝12g。水煎服。患者又服6剂，诸症均痊愈，能参加劳动。

【按语】经络湮瘀，"不通则痛，通则不痛"。王清任所说"血化下行不作劳"，可为后世治疗血证之准则。宗此说，治以活血化瘀，使其瘀化络通，以期痊愈。

10. 升陷汤治疗大气下陷症

朱某，女，52岁，农民，1998年11月20日初诊。家务操劳过甚，自觉胸闷气短，在当地服药数剂，胸闷气短加剧，有一丝喘，遂来治疗，并拿出前服药方两张：一方为二陈汤加苏子、莱菔子；一方为半夏厚朴汤加木香、炒枳实。刻诊：胸闷气短，非努力呼吸则气不得出，仰卧则胸中有压抑感，伴见心悸，畏寒，四肢酸软，精神疲倦，脉沉细，苔薄白。

证候：脾虚气滞经络。

治法：益气举陷。

方药：升陷汤加减。生黄芪18g，柴胡6g，升麻6g，党参12g，桂枝尖6g，当归9g，甘草6g。水煎服。

二诊：上方连服6剂，胸闷气短已减大半，心悸亦安，精神好转，脉较前有力，效不更方，继进6剂。

三诊：上方刚进1剂，因与孩子生气，并右胁疼痛难忍，其夫急来告知，遂增青皮9g加于前方中，服药2剂而痛止。又服原方3剂，诸症渐次向愈。再予补中益气丸，以资巩固。

【按语】大气下陷一症，武老对此有深刻的研究。他认为，大气下陷之甚者，其努力呼吸，迫促异常之状，与喘剧者几无以辨。然喘证，无论内伤外感，其剧者必然肩息；大气下陷者，虽呼吸有声，必不肩息。盖肩息者，因喘者之吸气难。不肩息者，因大气下陷者之呼气难也。本例即呼气困难，可见武老对大气下陷之证体验尤深。本案在升陷汤基础上加党参、当归以补操劳伤脾之气血，加桂枝以益气举陷。本案治疗时谨守病机，方药配伍灵活，因而获得良好效果。

11.清金化痰汤治疗咳嗽（急性支气管炎）

王某，女，39岁，干部，1998年4月30日初诊。患者咳嗽、咽痒两个月余，加重一周。两个月前受寒致咽喉痛痒，咳嗽、吐黄痰。在卫生所静脉滴注头孢唑林，一周后咽痛、黄痰消失，仍咳嗽、咽痒，每遇冷风或刺激性气味则咽痒难忍。现咳嗽，咳引胸痛，咳少许白黏痰，口干欲饮，便秘，2～3日一行。舌质红，苔黄，脉弦细。胸部X线检查：心、肺、膈未发现异常。

证候：痰热犯肺，郁结化火。

治法：清肺泻热，化痰止咳。

方药：清金化痰汤加减。桔梗10g，黄芩12g，桑白皮15g，知母10g，橘红12g，鱼腥草30g，瓜蒌30g，款冬花10g，木瓜10g，炙百部10g，生甘草6g，大蒜1头。每日1剂，水煎服。

二诊：服药3剂后，咳嗽明显减轻，仍感咽痒，口微干，大便正常。再进服3剂，咳嗽愈，诸症消失。

【按语】咳嗽是肺系疾病的主要症状，又是一种具有独立性的疾患。临床有外感与内伤之分。外感咳嗽多属新病，但治疗不当则迁延难愈。外感咳嗽又以风寒、风热、风燥为多见。本病例属外感风热，热邪犯肺，日久郁结化火，致使肺失宣肃，肺气上逆。《医学三字经·咳嗽》云："肺为脏腑之华盖，呼之则虚，吸之则满，只受得本脏之正气，受不得外来之客气。"治疗以清肺泻热为先，加入木瓜、炙百部、大蒜。本方可用于外感、内伤之久咳，因切中病机，可获良效。

12. 木香流气饮治疗臌胀（肝硬化腹水）

高某，56岁，农民，1997年7月10日初诊。患者15年前患黄疸性肝炎，后因治疗不当，病情发展。3年前诊断为肝硬化，病情时轻时重，近1个月腹胀甚。肝功能检查：麝香草酚浊度6U，硫酸锌浊度16U，黄疸指数26μmol/L，谷丙转氨酶320U/L，血清总蛋白55g/L，白蛋白30g/L，球蛋白28g/L，澳抗阳性。B超检查：肝、脾肋下可探及，并可探及腹水。现症：精神不振，消瘦，纳呆，腹胀，大便不利。舌质淡红，苔白，脉弦细。

证候： 肝郁脾虚，气机不利。

治法： 健脾疏肝，行气利水。

方药： 木香流气饮加减。枳壳10g，川厚朴10g，党参30g，白术10g，陈皮10g，半夏10g，茯苓30g，青皮10g，苏叶9g，槟榔10g，肉桂6g，草果10g，木香9g，白芷15g，香附10g，酒大黄6g（后下），麦冬15g，通草10g，木瓜12g，丹参30g，桃仁10g，丁香6g，沉香6g，大腹皮15g，炒麦芽30g。上方随症加减服用12剂，腹胀明显减轻，纳食增加，精神好转，大便每日2次。

二诊： 再用枳朴六君子汤加桃仁10g、红花10g、炒麦芽30g、蒲公英30g、浙贝母15g、乌贼骨15g、茵陈15g。连续服用1个月，复查肝功能：转氨酶100U/L，麝香草酚浊度3U，硫酸锌浊度10U，黄疸指数17μmol/L；B超复查：未探及腹水。

三诊： 继以上方调理3个月余，复查肝功能正常，已能参加劳动。嘱患者注意劳逸结合，加强营养。以上方研末炼蜜为丸，每丸9g，每日3次，连续半年。随访1年余，未见复发。

【按语】 肝硬化腹水属中医学"臌胀""单腹胀"等证范畴。本例属脾虚胀满、气机失利。方中党参、白术、茯苓、陈皮、半夏益气健脾；苏叶、槟榔、肉桂、草果、青皮、枳壳、川厚朴、酒大黄、白芷、麦冬、大腹皮、通草、木瓜、丁香、沉香通利三焦气机，并温运脾阳；丹参、桃仁活血祛瘀。诸药合用则脾气健运，肝气调畅，水湿自去。

13. 四物汤治疗闭经（月经不调）

孙某，女，20岁，大学生，1998年12月5日初诊。患者月经4个月未来。月经经未来，每月只觉有一次少腹胀痛拟行经，伴头晕眼花、神疲气短、纳差、记忆力减退、面色萎黄。检查：舌质淡红，苔薄白，脉沉缓。

证候： 气血虚弱。

治法： 补气养血调经。

方药： 四物汤合四君子汤加味。当归6g，白芍12g，川芎6g，熟地15g，党参10g，远志10g，白术10g，茯苓12g，炙甘草10g，生黄芪20g，五味子10g，桂心6g，水煎服。

二诊： 12月19日，服10剂后，精神尚可，但小腹胀痛，上方加益母草12g，改当归15g、川芎10g。水煎服。

三诊： 12月25日，月经来潮第二天，量中、色红、无血块，小腹不舒，继用12月5日方6剂，水煎服。

四诊： 1999年1月3日，服药3日后，月经净，精神佳，无头晕、心慌、气短之表现，面色红润，记忆力好转，舌质红，脉细滑。为巩固疗效，嘱其服归脾丸2个月，早、晚各1次，每次1丸。半年后随访，每月月经量中、色鲜红，行经3～6天，周期27～30天。

【按语】 四物汤出自《和剂局方》，由地黄、当归、芍药、川芎4味药组成，功效为养血活血、调补冲任，主治营血虚弱、血行不畅之月经不调、经闭、痛经等症。武老认为，妇人以血为本，经、产、哺乳皆以血为用，经血贵在充足畅利。四物汤药量不同，效果亦不同。用于补血是以熟地为主，加大用量；用于调经是以当归为主，减少熟地用量；用于活血则以川芎为主。本例患者为学习劳累，脾胃虚弱，损伤心脾，营血不足，以致冲任大虚，血海空虚，无血可下而闭经。方用四物汤调经，四君子汤配黄芪补元气及脾胃之气；五味子益气养心；远志宁心安神；桂心温阳和营。后用归脾丸长服，补气血养营以益生发之气，使阳生阴长，精充血旺，经行如常。

14. 逍遥散治疗缺乳

刘某，女，28岁，工人，1997年8月5日初诊。患者产后乳汁少一周。一周前分娩一女婴，公婆心中不悦，患者心情抑郁，自感乳汁分泌少，甚至挤压乳房亦无，伴胸胁胀闷，善叹息，心烦易怒，不思饮食，舌质淡红，苔薄黄，脉弦细。

证候：肝郁气滞，气机不畅。

治法：疏肝解郁，通络下乳。

方药：逍遥散加味。柴胡10g，当归3g，白术10g，茯苓10g，薄荷2g，穿山甲12g，通草6g，王不留行15g，天花粉12g，甘草6g。水煎服，3剂。

二诊：服药3剂后，乳汁开始分泌，但量少，胸胁胀闷稍减轻。效不更方，继服3剂。

三诊：9月15日，乳汁分泌量多，精神佳，纳可，阴道恶露净，舌质淡红，苔薄白，脉弦。处理：上方去王不留行、天花粉、通草、穿山甲等通乳之品，服逍遥散疏肝，并嘱患者熬猪蹄汤服，调理善后。

【按语】产后乳汁甚少，或全无，称为"缺乳"。乳汁缺乏多因产后情志抑郁，肝失条达，气机不畅，以致经脉涩滞，阻碍乳汁运行，因而乳汁不下。症见产后乳汁分泌少，甚或全无，伴见胸胁胀闷，情志抑郁不乐，或有微热，食欲减退，舌质正常，苔薄黄，脉弦细。治宜疏肝解郁，通络下乳。方用逍遥散加王不留行、天花粉、通草、穿山甲。方中柴胡、当归、白芍疏肝柔肝行血；白术、茯苓健脾生血；天花粉补血滋液；通草理气宣络；通草、穿山甲、王不留行通络下乳；甘草调和脾胃。全方有补血养血、疏肝解郁、通络行乳之效。

15. 六味合滋肾丸治疗阴汗

吴某，男，27岁，1992年3月16日初诊。患者结婚5年，由于婚后劳于房室，三四年来阴囊两侧常出黏热汗并有臊臭气味，头晕，早泄。近半年来夜间睡眠时从足心至股觉热气蒸蒸，阴部及下肢出热黏汗，被褥为之浸湿，影响睡眠。下肢发热，冬季不能着棉裤，而上肢则觉寒冷。平素性情急躁，唇红如朱，苔薄黄略平，舌质光红，脉沉弦。

证候：阴虚火旺。

治法：滋阴益阳，以制伏火。

方药：六味合滋肾丸。熟地20g，怀山药30g，山萸肉15g，枸杞子20g，丹皮10g，泽泻10g，茯苓20g，知母10g，黄柏10g，肉桂3g。

二诊：服上药4剂，诸症均见减轻，脉象有和缓之意，前方获效，应守方，仅将熟地加至30g，知母、黄柏增为18g，又进数剂痊愈。

【按语】劳于房室则伤精，精伤则阴火旺盛。足少阴之经循足股而上，阴火循经上扰，故股内热气蒸蒸而汗出。烦躁易怒者，水不涵木，肝阳亢盛也。上肢畏凉者，真气不足，正气虚也，唇朱舌红无非阴虚火扰之征。脉弦而沉，是精夺邪盛之象。脉证合参，此阴阳两虚，龙雷作祟无疑，当属阴汗之疾。本方以知柏地黄丸滋肾阴而制伏火，枸杞子滋阴而益阳，再加肉桂少许，所以能引火归元。肉桂合知母、黄柏即东垣滋肾通关丸也。

16. 归脾合四物汤治疗汗证（自汗）

陈某，女，30岁，1989年10月27日初诊。患者两年前操劳家务，营养不足，于1988年9月发现头颈汗出如洗，前胸后背稍轻，下肢则无，手足清冷，心悸，夜寐不和，头汗止则头痛作。又述月经一向不准，时月再至，时兼月至，量少色黑。生育三胎，此次经水于15日来潮，行经5日，腰腿痛，腹部胀闷不舒。苔净，舌质红，脉沉细有数象。

证候：心脾气虚，冲任不固。

治法：补益心脾，调和冲任。

方药：归脾合四物汤。当归10g，生地10g，杭白芍10g，何首乌15g，天冬15g，茯神15g，炒白术15g，石斛10g，龙眼肉10g，炒酸枣仁20g，党参10g，女贞子25g，墨旱莲10g，炙黄芪10g，浮小麦20g，红枣6枚，生牡蛎10g，生龙骨10g。水煎服，每日2次。

二诊：服药7剂后，午前汗出大减，但头痛依旧，午后仍汗出，时正值经期，原方加菊花、桑叶各10g。服5剂。

三诊：头痛已轻，夜寐转佳，自汗续见减轻，唯动则汗出，静则无汗，白带显多，舌脉同前，按前方再进服4剂。

四诊：汗出大减，头痛已除，夜寐佳，时多梦，心悸已瘥，苔薄白，脉沉细数象已趋和缓，前方加薏苡仁30g，又服4剂。

【按语】头为诸阳之会，而汗为心之液，操劳过度则伤阳，营养不足则伤脾。血虽心所主，而实脾之所统，是以汗出独甚于头颈也。脾主四肢，脾虚而汗出，汗出而脾愈虚，脾阳不能达于四肢，故四肢清冷。汗多阴血伤损，故心悸而夜寐不和。汗多伤血，冲任受损，故潮事前后不定。脉证合参，乃知本病良由心脾伤损，牵及冲任而致成诸疾。本方合归脾汤、四物汤而加以化裁。人参、黄芪、当归、白术、茯神、酸枣仁、龙眼肉归脾汤成分也，益心脾；当归、白芍、生地四物汤成分也，养血而调冲任。去川芎者恐其燥阴也。配以石斛、女贞子、墨旱莲以养阴，龙骨、牡蛎以潜阳，大枣以和中生血，浮小麦以养心而敛汗也。

17. 加味生化汤治疗痛经

刘某，女，24岁，干部，1993年4月7日初诊。患者痛经数年，经前少腹疼痛，影响工作。经行量少不畅，血色不鲜，挟有血块，胸胁作胀，腹痛得热稍减。舌质紫暗，舌苔薄白，脉沉细。

证候： 宫寒肾虚，血瘀气滞。

治法： 活血理气，温经止痛。

方药： 加味生化汤。当归15g，川芎10g，桃仁10g，炒白芍20g，干姜8g，炙甘草15g，丹参30g，柴胡10g，红花10g，益母草12g，泽兰9g，香附15g，艾叶8g，炒小茴香10g，炒乌药10g，陈皮10g。4剂，水煎服，每剂分2次服。

二诊： 月经将至，少腹胀痛，腰酸痛不适。原方加川续断20g、桑寄生30g、桂枝6g。6剂，水煎服。

嘱其每月经前一周服本方至经期过，连服2～3个月经周期。随访痛经未再复发。

【按语】 痛经病的主要机制为气血运行不畅。因经水为血所在，血随气行，气血充足，气顺血和，经行通畅，则无疼痛之患。本例患者由于气滞血瘀，经行滞涩不畅，不通则痛，方中用丹参、当归、益母草、泽兰、川芎、桃仁、红花活血化瘀；香附、陈皮、乌药以理气；炒白芍、柴胡二药配伍以止痛；艾叶、桂枝温暖下元而散寒；川续断、桑寄生治腰酸痛。经用上方调治后，患者腹痛大为减轻。以后于每次月经前5日服上方，经行时腹部未痛。调理3个月经周期后，痛经已愈。

18. 生脉散加味治疗燥证（干燥综合征）

蔡某，男，38岁，1998年3月10日初诊。患者为舌燥，口苦无唾液半年余。无明显原因渐觉口舌干燥，口苦无津，时轻时重，晨则舌面干涩，昼则口干而黏，口味不正，口中时苦，至夜尤甚，纳食不香，每遇出差病情加重。曾在某西医院综合检查诊断为"干燥综合征"，经西药（药名不详）治疗无效。现症：形体消瘦，面色苍白、萎而不华，口舌干燥，口苦无津，至夜尤甚，纳食不香，大便尚调。舌红，苔白略厚，脉沉弱。

证候：肺脾不足，气阴两虚。

治法：益气养阴，健脾开胃。

方药：生脉散加味。党参15g，黄芪15g，沙参15g，玉竹15g，怀牛膝15g，车前子15g，麦冬10g，五味子10g，泽泻10g，天花粉10g，鸡内金10g，金钗石斛3g，黄连3g，吴茱萸3g，生薏苡仁30g，葛根12g，砂仁6g。水煎服。用药后诸症明显减轻，上方加减服30余剂，诸恙悉平。随访两年，未见复发。

【按语】干燥综合征系自身免疫性疾病，累及腮腺、唾液腺、泪腺。本病例主要病在唾液腺。西药多以激素治疗，疗效不确。本病亦称"燥毒证"，病在肺、脾，肺主气而治节，为水之上源；脾主运化水湿，肺脾不足则水湿分布失常，腺体不能濡养而发病。本案依据辨证，以益气养阴为大法，生脉散加金钗石斛、砂仁、鸡内金为主方一以贯之，固其后天之本，有动有静，气阴兼顾；辅以左金丸疏肝利湿，辛开苦降。标本同治，使气阴来复，湿热渐去，气机调畅，病告痊愈。用药守中有变、变中有守的原则，在治疗慢性虚损病时也可以借鉴。

19. 益胃汤加味治疗消渴（垂体性尿崩症）

沙某，女，32岁，1989年2月20日初诊。患者口渴、多饮、多尿1年余。1988年在一次感冒后始有口渴多饮，逐渐加重，日饮15 000mL，尿量亦15 000mL/d。曾往多家医院就诊，确诊为垂体性尿崩症。尿比重1.006，尿糖（-），空腹血糖5.60mmol/L。西药治疗两个月余效果不著。现症：烦渴多饮，每日饮水15 000mL，排尿20余次。乏力消瘦，头昏寐差，心烦心悸，食欲不振，腰膝酸软，白带较多，舌红少津，苔少，脉细数。

证候：气阴两虚，胃热炽盛。

治法：养阴润肺，益胃生津。

方药：益胃汤加味。玉竹30g，生地20g，芦根15g，麦冬9g，沙参15g，知母5g，石斛12g，生山药30g，生薏苡仁30g，百合15g，生杭白芍15g，建曲12g，白豆蔻12g，莲子12g，怀牛膝15g，泽泻9g，车前子12g（布包）。6剂，水煎服，日1剂。加服麦味地黄丸1丸（9g），日3次。

二诊：药后口渴大减，日饮12 000mL，尿频减至每日10次，尿量10 000mL左右，唯不寐加重，脉数减缓。上方去石斛、知母、建曲、莲子、怀牛膝，加茯苓12、远志9g、合欢皮6g、夜交藤15g、琥珀3g（冲服）、灯心草1.5g。6剂，加服六味地黄丸1丸，3次/日。

三诊：夜已能寐，心悸好转，现精神倦怠，食欲不振，腰膝酸软，白带增多，日饮8 000mL，尿量日约6 000mL，舌胖苔白，脉缓。宜益气健脾，开导化源，利湿止带。方用：生黄芪15g，太子参15g，白术9g，茯苓12g，桂枝3g，生山药30g，百合15g，生薏苡仁30g，沙参15g，杭白芍15g，泽泻9g，车前子12g（布包），鸡内金9g，谷芽、麦芽各12g，建曲12g，山楂15g。10剂，加服人参健脾丸、补中益气丸各9g，日3次。

四诊：药后口干欲饮已不明显，日饮5 000mL，尿量日约3 000mL，纳食增加，精神好转，白带减少，腰膝酸软减轻，舌淡，苔薄白，脉缓。宜益气养阴，健脾固肾。方用：黄芪15g，太子参15g，沙参15g，茯苓12g，生山药30g，生薏苡仁30g，百合15g，杭白芍15g，泽泻9g，车前子12g，鸡冠花15g，建曲12g，鸡内金9g，谷芽、麦芽各12g，龙眼肉15g，黑豆15g，黑芝麻15g，核桃仁15g。10剂。

药后诸症消失。以上方倍量作丸。每丸9g，日2次，巩固疗效。随访两年未见复发。

【按语】感冒诱发，烦渴欲饮之大热盛象，并有纳差、腰困腿软、带下增多诸症。消渴之病，本应多食，今反纳差，知病在脾，升降失常；腰困腿软，知病在肾，肾虚不充。脾肾既伤，化生气血、储藏精微均呈不足，上不能奉养心肺，下不能温养肝肾，中不能健运脾土。机体柔弱，气血不能润养脏腑，虚候形成，上则见烦渴多饮、心悸不宁、夜寐不实；下则见腰困腿软、尿频量多、白色带下；中则见纳差倦怠。方选玉竹、芦根、麦冬、沙参、石斛等甘寒之品，调肺益胃，养阴清热，使肺胃之火速降；山药、百合、薏苡仁平补气阴，养胃润肺，健脾益气；鸡内金、白豆蔻开导化源，开胃醒脾，免甘寒之品碍脾；黑豆、黑芝麻、核桃仁汁多味厚，甘温柔润，味甘入脾，补益中气，色黑入肾，滋补肾精，每遇气阴双虚不能骤补者，用此法颇效，既不生燥热伤阴，又不因腻而碍脾；杭白芍、车前子、泽泻贯穿始终，利湿养阴，引虚火下行，用药紧扣病机，故能得心应手。《医学心悟》云："三消之治，不必专执本经，但滋其化源，则病易瘥也。"此之谓也。

20. 补阳还五汤合参附汤治疗头痛（蛛网膜下腔出血）

乔某，男，37岁，工人，1997年10月5日初诊。患者头痛难以忍受，延续月余，不能缓解，神志不清，近来日渐加重。后又恶心、呕吐10余日不止。被某医院收住神经内科。阅该院病历载：双耳神经性耳聋，脑膜刺激征（＋）。腰穿10余次，脑脊液每次均呈血性，经用各种止血药物治疗，入院达9个月后，出血停止。曾多次进行脑血管造影及头颅CT扫描等各项检查，均未找到出血原因。出院小结云：为查明该患者的出血原因，曾组织市内会诊及国内神经科著名医生的书面会诊，至1997年10月9日，始确诊为蛛网膜下腔出血，神经性耳聋。住院届满1年，头痛尚未解除，神志不清，再治无效而出院。

诊时患者神志恍惚，意识模糊，痛苦病容，颜面暗滞青黑，形体蜷缩，两下肢弯曲呈弓形，强拉难展，且不时抽搐，形体枯瘦，无法站立，被动体位，查体无法配合（未能望舌）。切齿呻吟，痛苦呼叫，并不时以己之重拳击正顶，周身腥臊味颇浓。呼之不应，耳聋失闻，询其饮食甚微，昼夜二便失禁。切其六脉，沉细微弱，四肢厥冷，肌肤甲错，胸腹拒按。

证候：虚实兼夹，痰瘀闭阻。

治法：益气回阳，养血育阴，活血化瘀。

方药：补阳还五汤合参附汤加减。炮附子8g，红参10g，赤芍15g，当归15g，川芎10g，地龙8g，生黄芪30g，炙甘草15g，红花6g，丹参15g，川牛膝10g，炒桃仁10g，鸡内金15g。嘱连服10剂，水煎服，日1剂，分2次温服。

二诊：1剂后，即大吐1次，呕出浊痰稀涎。医者亦感意外，究竟是何原因？是否所谓虚不受补？或如寒热阴阳正邪之格拒？此未治痰涎，而浊邪自下，属不意收获，且吐后纳谷有增。3剂后，尿血半盂，头痛顿失，神志渐清，足证瘀血停蓄已有出路，触其腹部已柔软。10剂后，渐见厥回阳复、精神气血显著好转。自述如梦初醒，神情激奋，言语虽滔滔不绝于口，但尚欠流利，小便仍不能自控，对遗尿已有羞耻感，查体已能合作。望舌质淡，苔薄白，脉转细弦，四肢已温。本着病久及肾之意，增补肾固摄药物：红参6g，五味子10g，麦冬10g，生黄芪15g，生山药30g，茯苓15g，山萸肉15g，益智仁15g，莲须3g，桑螵蛸10g，芡实15g，炙甘草10g。10剂。

三诊：服药后精神倍增，语言流利，食眠俱佳，小便正常，约束自如，大便欠通畅，下肢弯曲，仍伸不直，两耳轰鸣。此属久病之后，诸虚待复，故从健脾胃着手，以广开气血生化之源调理善后：生薏苡仁30g，生黄芪15g，红参3g，白术10g，茯苓15g，炙甘草10g，鸡内金10g，生山楂15g，全当归15g，生杭白芍15g，怀牛膝15g，瓜蒌仁10g。

随访患者，除耳聋需用助听器，两腿进行功能锻炼仍需扶杖外，其余皆正常，诸症均未再犯。

【按语】本例病程长，病势危重。盖患者久不愈，标实本虚，气血阴阳皆虚，久病入脉络，脉络受伤，气滞血瘀。头为诸阳之会，六腑清阳之气，五脏精华之血，皆汇于此，故不宜纯攻，纯攻则耗伤正气，有立弊之危；亦不宜纯补，否则痛剧难耐，虚实错综，情势危急，故益气温阳，养血育阴，以固本。又血实者宜决之，疏其血气，各守其乡，令其调达，配合中佐以活血祛瘀，灵活化裁，初效尤显，服1剂后，痰涎自清；3剂服完，瘀血尽下，瘀血既清，神志亦清，正气渐复，新邪不生，肾充收摄有权，生气自足，阴阳得其平秘，精神乃治，故虽积年宿恙，亦能一旦霍然。二诊之时，调理肾阴肾阳，继增补肾固涩药，消除余症。三诊时诸症皆消，唯久病后，诸虚失养。胃为气血之海，土为万物之母，胃气一实，百病皆退，从调脾胃入手，以开化源，真火一温，可上蒸脾土，从补肾法，转以补中土，杜生痰之源，脏腑得养，阴平阳秘。

21. 加味升降散治疗春温病

江某，男，38岁，农民，1997年3月6日初诊。患者病近2个月，潮热不已，烦躁谵语，头目昏闷，便闭溺赤，四肢时见瘛疭。舌苔厚黄焦裂，舌边绛干燥。脉沉细，右小滑，左弦数。

证候：阴液久耗，营血热灼。

治法：清化其上，利导其下，养阴清肝。

方药：加味升降散治之。僵蚕9g，蝉蜕3g，姜黄8g，生地21g，芒硝5g，大黄12g（后下），玄参12g，赤芍9g，羚角3g（水磨另入）。水煎1剂，每4小时服1次。大便利，停服。

二诊：大便两行，燥屎中杂有黑黄色秽浊水液，身热略降，神志未清，瘛疭已而躁扰不宁。苔干黄无津，质红不鲜，脉细虚数。此阳明毒热虽得下泄，已耗之气阴一时难复，且营血犹存，厥阴仍困。拟滋养气阴，清心退邪。药用：细生地24g，白芍9g，太子参12g，犀角尖3g（水磨兑入），麦冬12g，丹参12g，菖蒲6g，郁金3g，竹叶9g。

三诊：前方连进2剂，身热退，神识清，躁扰止。唯手心热而便下稀水，神疲气短，口舌干燥，脉细无力。邪退正虚，气弱液泄，武老有一甲复脉、救阴固下之法，今从之。生山药30g，白芍12g，西洋参9g（另炖兑入），干地黄20g，生牡蛎20g，葛根6g，谷芽12g，生甘草6g。水煎，日服1剂，连服3日。

四诊：中焦气和，升降机复，胃气和而欲纳，清气升而便调，舌润脉缓，邪去正安。唯于前日午后，进食稍多而脘闷欲呕。此病伤之胃始苏而未健，调护务须当心！再以上方去地黄、牡蛎，加半夏9g、竹茹9g、佛手3g以和胃气。

【按语】"冬伤于寒，春必病温"。《内经》斯言，已为后世"伏邪"论之根据，然也非也，论各不一。武老以为热病皆起于邪毒，邪伤人，咸多伏藏，发病与否，既取之于毒邪盛衰，更决之于正气强弱。他说："《经》云'精者，身之本也，故藏于精者，春不病温'。正强邪强者，可'合而自去'；正邪相等，则毒邪潜藏，伺机而发；邪强正弱，则邪正相搏，不久即发。"此非寒之一邪为然，风、暑、燥、湿诸毒邪无不然也。而春温一病，主为阴虚邪伏。病发以热盛津伤为主。临诊所见表证间有之，实以里证为多，而表热多为里热之郁发。缘由本虚标实，病重变速，病发虽有气、营之分，却往往卫营、气血并见。治必清泄里热，已成定法。黄芩汤清热坚阴，本无可非，然伏热外发，是宜清透并重。而该方药力不济，敛而不透，难当此任。武老反复强调须知病由邪生，邪盛者热毒必重，伏邪外发，欲达者必随机就势而驱之外出。所以，热必清透，毒必消解，祛邪是治温之要法。他尝于病之初起，用生地、豆豉入黄芩汤，更加玉竹、白薇、蝉蜕、玄参清化透邪而泄热护阴，较之独用，殊为满意。更况，津由热伤，津伤者正已先虚，是必防于变前而先安之。故未伤宜护，已伤须救，祛邪毋伤其津，邪去而正自安；后期以扶正为要，救阴勿碍其邪，津复而热可退。其间标本缓急，主次轻重，全在察体质、审证候、明病势、辨津伤以治求于本。

22. 银翘散加味治疗冬温病

诸某，男，47岁，农民，2003年11月15日初诊。患者病发两日，始服退热药，汗出热解，继而复热（体温39.2℃）。恶风少汗，头痛鼻塞，咳嗽，痰黄质黏，喉痛、左侧红微肿，口干欲饮，饮入而气逆，脘闷厌食，食则作呃。小便微黄，大便尚利。舌质红，苔薄腻、色黄；脉浮数而关带弦象。

证候：冬温郁肺，宣降失常。

治法：辛宣透热，清泄降逆。

方药：银翘散加味。银花15g，连翘12g，荆花穗7g，牛蒡子9g，桔梗9g，玄参12g，前胡9g，杏仁9g，竹叶9g，炙枇杷叶9g，黄芩9g，甘草4g，薄荷4g。水煎服，每4小时1次，昼夜连服2剂。

二诊：药后微汗（体温38.8℃），恶风除，喉痛已（局部仍红），唯痰黄味腥，气短微喘，胸膈闷痛，溺短色黄。舌质红，苔厚黄腻，脉滑数。此表虽解而里热郁，肺为热伤，胸膈不利，痰热阻滞之证也。治宜清肺利膈、化痰解毒。拟予《千金》苇茎汤加味：苇茎30g，薏仁15g，冬瓜仁15g，桃仁9g，瓜蒌12g，鱼腥草30g，海参12g，黄芩9g，炙枇杷叶9g，甘草6g。水煎服，每6小时服1次，昼夜连服3剂。

三诊：热退，胸闷除，痰少色淡，小便利，苔化少津，脉数，唯气短口干而欲饮。此热退而津伤未复之象也。改取沙参麦冬汤加减，以清养肺胃，调理而愈。

【按语】武老说，"温邪上受，首先犯肺，逆传心包为叶氏论温热病之大纲也。温热者，清阳之邪也，阳邪轻扬而中止，故邪从鼻入，伏郁于肺。迨至热毒势张，则肺卫失和，病发于表而见肺卫之证，此即上受犯肺之理。温热之变，传有顺逆，逆则变化，由肺卫而入心包。其势猛，其病重。此因心肺毗邻，经络相通，气血相注，心阴素虚者，每易犯之，故叶氏特以逆表之以示警也。顺则由卫而气，陷营入血，虽曰顺序传入，但其为邪渐深入，病渐增重，岂能以'顺'而忽之，故病至营血者，亦为逆也！风温一病，冬月与春季居多，病虽轻重各异，总不外风热毒邪也。邪从上受，所病脏腑以肺胃为主或兼胸膈，并可兼及心包和肝。内温之泻，重在辛凉宣泄、清化痰热。温为阳邪，病急变化，贵在治于早期、防于变前。风温早期，余尝辛宣、清泄并重，宣重于泄，桑菊、银翘化裁为用；泄重于宣，麻杏石甘、《千金》苇茎增损予之，应取效也"。

23. 白虎汤治疗暑温

邓某，女，41岁，工人，1997年6月19日初诊。患者素体偏虚，下肢时见紫赤、青紫如钱大之瘀斑。近受暑热而头晕，发热（体温38.9℃），多汗，口干渴，喜凉饮，心烦悸，少寐，气短体倦，小便量小色深，舌质深红，少苔，脉大数少力。

证候：阴虚火旺，热损心营。

治法：清气涤暑，兼凉心营。

方药：白虎汤加减。山栀9g，知母12g，生石膏30g，丹皮9g，鲜荷叶1卷，竹叶12g，芦根20g，益元散9g（包煎）。水煎2剂，每4小时服1次，昼夜连服。

二诊：热虽降而汗仍多，气短口渴，烦躁，舌绛，苔黄而燥，膝下瘀斑仍见，脉大而虚数。此暑热未清、气阴大伤而津不内敛，如不清养兼顾，必将阴竭气脱。前方去山栀、荷叶、益元散，石膏减10g，加红参9g、白芍9g、生地20g，水煎，连服3剂。

三诊：热退，汗敛，已能安眠，瘀斑皆青黄，间有淡棕色者。唯仍气短肢困，口干，舌红少津，5日未便，脉细力弱。此暑热解而气津未复。再以甘寒生津，咸寒增液。药用：太子参15g，麦冬12g，玄参12g，生地20g，枳壳3g，大米15g，以善后。

【按语】武老说，"脉虚身热，得之伤暑"。《内经》首示暑病脉证，可谓言简意赅矣。夏暑热盛，病发阳明气分，耗气伤津，为实中有虚之证也。据武老多年的临证体会，祛暑必须气阴两顾。暑多兼湿、兼寒，初起祛湿散寒之品可酌加也。况且暑又为热毒皆重之邪，其性酷烈，病发易犯心营，扰神动血，热毒与血相煎，则毒瘀互结，而痉厥、发斑等变证，百端危状，亦不鲜见矣。因此，当非一般暑病可比。治于清透暑热，泻火解毒中，常虑维护易伤之气阴，以防变证。其间，清气泄热，凉血消瘀，化斑解毒，开窍熄风，各随所在取之，及其虚象已萌，则固敛防脱，未敢稍事怠忽也。

24. 补阳还五汤加二陈汤治疗脑卒中（脑出血）

邱某，男，63岁，市民，1993年10月22日初诊。患左半身不遂5日，1周前自觉左手麻木、无力。5日前晨起发现左侧上、下肢不用，不能提衣、举步，曾住尉氏县医院就治，经输液、打针、服药（不详）3日未效，故前来求诊。旧有心悸、咳嗽病史。现症：神志清楚，左侧肢体瘫软无力，口眼轻度歪斜，口唇发绀，流涎，言语尚可，饮食摄纳失济，二便尚可，伴有心悸、气短、咳嗽、咳痰白黏。舌质紫暗，苔白腻，脉缓滑。西医诊断为"脑动脉血栓形成"。

证候：心肺气虚，痰湿内蕴，血脉痹阻。

治法：益气活血，化瘀通络，兼除痰湿。

方药：补阳还五汤合二陈汤化裁。生黄芪60g，当归12g，赤芍10g，川芎10g，桃仁10g，红花10g，茯苓15g，半夏10g，苍术10g，杏仁10g，地龙10g，太子参15g。水煎服，4剂。

二诊：服药后心悸、气短、咳嗽、咳痰等症减轻，食纳增加，口唇发绀减退，唇纳收摄亦有改善，唯肢体仍瘫而不用。舌质转红，腻苔三去其二。原方易太子参为红参10g，继续进药5剂。

三诊：病情显著改善，左侧肢体运动有所恢复，改用通络健利汤。处方：石菖蒲10g，白术12g，生黄芪60g，当归尾10g，丹参30g，赤芍12g，红花10g，炒桃仁10g，人参7g（另炖），川芎9g，地龙12g，丝瓜络12g，水蛭9g（研末冲服）。水煎服，7剂，并嘱加强功能锻炼。

四诊：左手已能持碗、系衣，唯感不甚灵便；可持杖行走，但觉左腿软弱无力。通络健利汤去桃仁，加牛膝、肉苁蓉、杜仲、桑寄生。水煎服，10剂。

五诊：病情已大见好转，能弃杖行走，生活完全自理，仍以四诊时方倍其剂量制蜜丸，嘱连服1个月，以巩固疗效。

药后痊愈，迄今已随访4年，除咳喘逢冬复发，需加调治外，生活劳作约如病前，半身不遂之症未曾再犯。

【按语】出血性脑卒中相当于现代医学之脑出血，多发病急骤，病情危重，依证情判断应属"中脏腑"之列。本病病机复杂，证情多变，但"阳亢风动，血溢脉道"是其主要病机。"平亢化瘀止血"乃治疗大法。再据不同证型，随机变通，灵活治疗。"中风"乃大病险证，治疗需审详察微，当机立断，方法上要中西医结合，针药并用，不遗余力，以求挽救生命、减少残疾。

25. 犀角地黄汤加味治疗湿温

窦某，男，32岁，1996年8月初诊。患者病前久痢未愈，又因饮食欠慎，热天冒雨，忽身发寒热，呕恶胸闷，腹痛便溏。某医以病后染患暑湿而用香薷饮、正气散等方加减论治，已近两旬。今面白神呆，而间有谵语，时时汗出而身热尤甚。红疹见于身前，量少色艳；白痦出于颈腋，密密麻麻。体重动难，口干唇燥，口渴欲饮，脘闷不痛，腹胀时胀痛而便黑溏滞。尿虽短赤而尚不痛涩。舌质深红，苔黄干燥，脉左细数而右沉。

证候：湿热毒邪。

治法：开上凉下，解毒守络。

　　方药：犀角地黄汤加味。犀角5g（冲服），生地20g，赤芍12g，丹皮9g，竹叶9g，茯苓皮12g，郁金7g，石菖蒲9g，薏苡仁10g，金银花12g，茜草9g，西洋参9g，灶心土60g（先煎代水）。连服两剂，6小时服一次。

　　二诊：药后腹痛渐减，谵语时有，红疹不显，白痦继出，小便略多，但热未降而口干渴，大便溏黑，日两三次，量较前减少。湿热病缠绵反复，病虽略有转机，但并未化险为夷。仍守前方，去茯苓皮、薏苡仁，加玄参9g，连服2剂，体和神清，渴减苔退，便色转黄，显是邪热已衰，但大便仍溏，日解2次，气短脉弱，正伤不得，下元未固。然湿热初退，正虚不可遽补，武老有"恐炉烟虽熄，灰中有火也"之戒，复用生山药30g、太子参12g、白芍9g、白术9g、秦皮9g、六一散9g（包煎）。先后服3剂，身和气爽，泻止脉升。嘱以清粥自养，10日内勿进生冷、硬食、油腻之物，再以原方去秦皮、六一散，加陈皮3g、麦芽9g，以和胃气，3剂告愈。

　　【按语】湿温之病，情机曲折，正变不一，缠绵反复，所以然者，责在湿热毒邪也。薛生白云："热得湿而愈炽，湿得热而愈横。"王孟英曰："两邪相合，为病最多。"此真经验之言也，充分道明湿热毒邪，兼具二性，曰湿曰热，两相交混，其性黏腻重着，其气秽浊熏蒸。此邪感人，多从口入，直走中道，伏于膜原。发则外淫于经（太阴、阳明之经），内侵于腑（胃、脾），病以脾胃为中心，且因体质阴阳、中气虚实之异，邪之从化略殊，实则邪从燥化，病在阳明而热重于湿；虚则邪从湿化，病在太阴，而湿重于热。如此三焦气机受阻，水液运行路塞；如此湿热阻气，气滞邪郁，湿（热）与燥气相因而诸症生焉。由是观之，湿（热）与气相因为患，乃病机之本；分消湿热，通阳开气为论治之法。

26.羚羊钩藤汤加味治疗高血压（脑中风先兆症）

　　崔某，男，64岁，退休工人，1998年元月15日初诊。患者语謇、四肢不灵活一个半小时。患者当日下午2点半开始躺在床上看电视达3个小时，后下地倒水时，四脚不用，不能倒水，说话舌根强硬，即由其子搀扶卧床休息，随即请值班医生诊治。该患者为老年男性，消瘦，神志清醒，四肢活动欠灵活，无明显左右差别，语言謇涩，舌红苔腻厚，脉弦硬。查体：心肺正常，BP190/100mmHg。患者有高血压史。诊断：脑中风先兆症。

　　证候：肝风内动，痰扰清窍。

治法：平肝熄风，化痰开窍。

方药：羚羊钩藤汤加味。羚羊角粉1g（冲服），川贝母5g，生地15g，钩藤15g，菊花10g，茯神15g，生白芍20g，生甘草10g，竹茹10g，天竺黄10g，石决明15g，天麻10g，黄芩10g，葛根20g，石菖蒲10g，郁金10g，丹皮20g。每日1剂，分2次温服。

二诊：昨夜8点服降压药，12点服第一剂中药。夜里2点起来小便时，左上、下肢失去知觉，动作不能，用右手拨动左手亦无感觉，言语不清，左半边舌头麻木。在家人协助下，小便后即卧床，未跌倒。第二天起床后，左半身感觉正常，左上、下肢活动亦正常。早上8点服西药和第二剂中药。BP170/90mmHg，言语清晰，左上、下肢可活动，但无力。神志清，余症不显。舌红苔薄黄，脉细弦。效不更方，继服上方3剂，同时配服复方降压胶囊。

三诊：四肢感觉灵活，说话正常，午后头沉闷不清。BP160/90mmHg，舌红无苔，脉细弦。证属肝肾阴虚，余风未尽。治以养血通经，补益肝肾。方药：天麻10g，当归15g，赤芍10g，桃仁10g，红花6g，地龙10g，石决明（另包）20g，菊花10g，桑寄生15g，鸡血藤15g，焦山楂10g，炙甘草5g。6剂，水煎服。服后诸症消失，嘱经常注意观察血压。随访10年无中风发生。

【按语】中风先兆症以头目眩晕、肢体麻木、脉弦为主症，本例崔某除具有此症外，亦有语言謇涩，且出现血压增高，因此诊断无疑。关键是认准病症后要做到重剂早治早防。本例在发病后两小时即用药治疗，中药选用羚羊钩藤汤、天麻钩藤饮、菊明降压汤、菖蒲郁金汤四方化裁。开始治疗时，虽在用药后6小时还出现肢体、脑神经症状的加重，但效不更方，终于挽回危候。此例也向老年高血压患者提出了一个警示：看电视不能持续太长时间。紧张的刺激往往是诱发脑中风的不良因素。

27. 镇肝熄风汤加味治疗高血压（脑中风）

周某，男，67岁，退休工人，2001年4月20日初诊。患者眩晕一年，右半身不用，语謇5日。5日前清晨起床，突然右侧面部麻木，语言不清，右下肢无力，BP 220/120mmHg，即刻门诊治疗。患者目眩，头重脚轻，痰黏不利，舌尖红，苔白腻厚，脉弦细滑。诊断为中风、中经络、风痰迷窍证。服中药天麻钩藤饮加菖蒲10g、郁金10g，2剂。服药后症状稍稳定，即到市155医院做颅脑CT，结果示左侧半卵圆区腔梗、脑萎缩、皮质下动脉硬化性脑病，遂门诊以脑腔梗、动脉硬化性脑病收住院。入院检查：甘油三酯3.07mmol/L，总胆固醇6.92mmol/L，高密度脂蛋白1.41mmol/L；心电图示心电轴左偏、心肌缺血、左室肥大；B超示慢性胆囊炎、胆结石；胸片示左侧浸润性肺癌、左侧陈旧性胸膜炎、慢性气管炎。西医诊断：脑梗死、脑萎缩、胆囊炎胆石症、慢性气管炎。西医按脑梗死常规对症治疗。入院首诊：眩晕，右半身不用，颜面麻木，语言不利，痰黏难咳，夜寐不安，舌尖红，苔白腻厚，脉弦滑，双尺沉细。诊断：中风、中经络。

证候：肝肾阴虚，风阳上扰。

治法：滋阴潜阳，熄风通络。

方药：镇肝熄风汤加味。怀牛膝15g，白芍15g，天冬10g，代赭石（另包）30g，当归15g，青蒿10g，龟板10g，川楝子10g，麦芽15g，天麻10g，生甘草10g。4剂，竹沥1瓶。同时配合针灸治疗：取三阳经（右）、督脉、任脉，隔日一次，均用泻法。

二诊：眩晕好转，右上、下肢自觉有力，右颜面已无麻木感，语言清楚，痰白量少，舌红苔薄白，脉滑，双尺沉，BP165/90mmHg。证属：肝风已潜，风阳上扰；肝肾阴虚，脑海空虚。治以滋阴潜阳，养血活络。方药：生地30g，何首乌20g，当归15g，白芍15g，怀牛膝15g，天麻10g，丹参15g，桑寄生20g，石菖蒲15g，浙贝母10g，白僵蚕15g，生甘草3g。4剂，同时以针灸配合治疗。

药后诸症好转，血压降至150/90mmHg，遂出院继续门诊治疗。此后又经中药与针灸配合治疗半月而痊愈，未见后遗症出现。

【按语】中风位居古代内科四大疑难症之首，患者轻则瘫痪，重则死亡，屡见不鲜。武氏中医世家经历代传人深入研究所总结出来的中风先兆及早期治疗原则，颇合病情。

本例患者不属于中风先兆，为已中风，应早治速救。因风阳妄动，血压增高，发作期内应急分夺秒，故武老在患者入院前5日出诊到患者家时，见其血压达220/120mmHg，面红赤，言语不清，为避免路途搬动，并征得患者家属同意，即按肝阳上亢、风阳妄动立论，治以镇肝熄风、开窍化痰，处以天麻钩藤饮加减，增入石菖蒲、郁金化痰开窍，服两剂，待诸证稳定，风熄阳潜，再结合现代医学CT诊断，对中风之疾细做度量，根据腔梗、皮质下动脉硬化性脑病并无出血的情况，收入住院，中西医结合治疗，配以针灸，仅住院6日，连同门诊调治，全程共计24日而病获痊愈，且无后遗症发生，殊为难得。

28. 牵正散加味治疗吊线风（面瘫）

董某，男，48岁，干部，1997年12月20日初诊。患者口眼向右侧㖞斜两日。两日前晚上睡觉时正常，第二天早晨刷牙时则感觉左侧面部不灵活，发笑时更为明显，口眼均向右侧㖞斜，进食时左口角外漏食物，左侧明显，眼稍轻，伴眠差，心烦，双胁不适，舌尖红，脉细弦。

证候： 肝郁气滞，风邪侵袭。

治法： 祛风通络，和解少阳。

方药： 牵正散加味治之。炮附子8g，僵蚕8g，全蝎8g，蜈蚣2条，羌活10g，白芷8g，防风10g，地龙6g，天麻10g，红花10g，蝉蜕5g，荆芥6g。3剂，水煎服，每剂分2次温服。

二诊： 药后双胁不适减轻，余症同前，脉细而弦。上方去荆芥，加郁金10g，再服6剂。同时配合针灸，取穴颊车（左）、合谷（右）、地仓（左）；太阳（左）、合谷（右）、迎香（左）。隔日1次，两组穴位交替进行。

三诊： 治疗后左侧颜面迎风时较前冷感减轻，继用上法养血荣肝。方药：全蝎6g，蝉蜕5g，地龙10g，白附子15g，当归10g，赤芍10g，柴胡10g，黄芩10g，白芷10g，郁金15g，菊花10g，炙甘草5g。4剂。针灸选穴地仓、颊车。其余同上。

四诊： 治疗后口眼㖞斜有所好转，但发笑时口眼仍有明显㖞斜。在上方基础上加强活血祛风作用。方药：僵蚕10g，全蝎6g，地龙15g，白附子10g，当归10g，白芍15g，升麻10g，白芷10g，郁金10g，柴胡10g，黄芩10g，夜交藤20g，大枣2枚。3剂。

五诊： 药后诸症好转，左侧颜面肌肉无力，有轻度萎缩。此属外风已去，血虚不荣。治以养血通络。方药：当归15g，赤芍15g，鸡血藤15g，玉竹15g，升麻10g，地龙10g，僵蚕15g，郁金10g，白附子15g，白芷10g，柴胡10g，夜交藤15g。6剂。针灸谷合（双），艾温针，地仓透颊车，承浆用补法。

六诊： 诸症好转，左侧颜面肌肉收缩略有力。治法同上，上方加葛根15g、蜈蚣1条。6剂。

七诊： 临床症状消失，发笑时口眼基本正常，仅左侧颜面时有麻木感。证属气血不和，此为面瘫康复期，治以养血柔肝通络。方药：当归15g，白芍15g，郁金

15g, 夜交藤15g, 柴胡10g, 黄芩10g, 天麻10g, 枳壳10g, 蜈蚣1条, 鸡血藤10g, 灵仙10g, 炙甘草5g。4剂。服药后, 一切正常, 病获痊愈。

【按语】本例患者面瘫夹有两胁窜痛, 是其特点。气郁血滞, 气血不和, 故发面瘫。在治疗中, 处处不离疏肝解郁的柴胡、郁金之属。所配合应用的针灸疗法, 是传统的辨证治疗方案, 在患病一周后取手、足阳明之穴, 采取补泻、透针、艾温针之法。经服药针灸并治, 一个月即得以痊愈。

29. 膈下逐瘀汤治疗胸痛（非化脓性软骨炎）

白某, 女, 32岁, 干部, 1998年6月21日初诊。患者左胸肿胀疼痛3年, 加重1周。3年前于冬季早晨吸冷风后, 渐引左胸疼痛, 左胸2至3肋间高突, 按压疼痛, 面色萎黄, 不咳嗽, 深呼气而痛, 经久不愈。舌苔厚腻, 脉细涩。证属气虚夹瘀, 湿热结胸。西医检查: 胸片示肺门增大, 肺纹理增多（左胸2至3肋）, 诊断为泰齐综合征（痛性非化脓性肋软骨肿胀）。

证候: 气虚夹瘀, 湿热结胸。

治法: 活血化瘀散结, 行气止痛解毒。

方药: 膈下逐瘀汤加味。五灵脂10g, 当归12g, 川芎10g, 炒桃仁10g, 丹皮10g, 赤芍15g, 乌药10g, 延胡索15g, 红花10g, 生甘草10g, 炒香附15g, 炒枳壳12g, 蒲公英20g, 莱菔子20g, 炒苏子15g, 炒麦芽20g, 大枣3枚。5剂, 水煎, 每日早晚各一次。

二诊: 药后局部肿痛范围缩小, 但高突仍明显, 舌苔不厚, 脉细涩。证属湿热减轻, 气虚夹瘀。治宜在上方基础上加强化瘀散肿之力。方药: 上方减莱菔子、苏子, 加三棱10g、莪术10g。5剂。

三诊: 左胸肿胀消失, 月经止, 舌红脉细。症同上, 治以活血化瘀散结。方药: 生黄芪15g, 丹参15g, 瓜蒌10g, 薤白10g, 桃仁10g, 当归10g, 赤芍15g, 蒲公英15g, 三棱10g, 莪术10g, 知母15g, 建曲15g。5剂。

四诊: 近期因感冒诸症又加重, 肿胀处疼痛, 胸闷, 大便干。上方加鱼腥草15g、浙贝母10g、天花粉15g, 3剂而获愈。

五诊: 左胸局部肿胀, 但按压不痛, 面色红润, 舌红苔薄白, 脉细数。证属气虚血瘀, 肿胀未消。治以活血化瘀, 散结消肿。方药: 生黄芪15g, 丹参15g, 瓜蒌15g, 郁金10g, 三棱10g, 莪术10g, 蒲公英15g, 连翘10g, 桔梗10g, 天花粉

15g，薏苡仁15g，生甘草5g。5剂。药后诸症消失，后又服10剂而痊愈。嘱局部外贴独角莲膏药，以巩固治疗。

【按语】泰齐综合征又称为痛性非化脓性肋软骨肿胀，早在20世纪50年代就已被发现，杂志上曾进行过系统报道。西医采用抗生素治疗，往往效果不佳。中医通常按气虚、湿热、血瘀论治，多可获愈，但因虚实夹杂，湿中夹瘀，故疗程较长而缠绵难愈。本例中白某是较典型的一例，因治法合理，药已中的，故得以痊愈。

30. 独活寄生汤加味治疗痹证（风湿性关节炎）

赵某，男，46岁，农民，1997年11月22日初诊。患者左小腿至臀部抽掣疼痛40日，因一个月前在稻田搭棚而卧受凉引起，左脚痛放射至左腿，直到臀部，走路跛行，或躺或坐皆痛，不能稳定，面色晦暗，舌边尖红，中有裂纹，苔薄白，大便正常，小便稍黄，脉细沉。查体：T 37.2℃，BP130/90mmHg，X线检查、心电图、实验室检查均正常。

证候：寒湿痹痛。

治法：祛寒胜湿，舒筋活络。

方药：独活寄生汤加味。独活15g，桑寄生30g，秦艽15g，细辛5g，地龙15g，木瓜15g，怀牛膝15g，威灵仙15g，延胡索10g，豨莶草15g，桂枝10g，炙甘草5g。2剂。配合针刺治疗，取穴足临泣（左）、阳陵泉（右）、环跳（左），均用泻法，并在环跳穴上加用拔罐。

二诊：治疗后病痛减轻，左环跳穴部位上方按压时疼痛减轻。治疗同上，继服上方2剂，针灸方法同上。

三诊：左脚疼痛已不向小腿放射，行走正常，舌淡红，脉细滑。此乃寒湿已减，肾虚骨损。治以补肾温经，强壮筋骨。方药：桑寄生30g，鸡血藤15g，当归10g，赤芍10g，防己15g，木瓜15g，炒杜仲15g，威灵仙15g，女贞子30g，狗脊15g，延胡索15g，炙甘草5g。4剂。同时配合针刺治疗，取穴阳陵泉（左）、悬钟（左）、足临泣（左）、昆仑（左）、环跳（左），前4穴均用艾温针，环跳穴加用拔罐。

四诊：左腿疼痛消失，腰酸，舌有裂纹，脉双尺沉细。证属肾气阴虚，余寒未尽。治以补肾温经，活血通痹。方药：独活15g，当归10g，白芍15g，地龙15g，细辛5g，怀牛膝15g，炒杜仲15g，骨碎补15g，狗脊15g，威灵仙10g，乌梢蛇肉10g，炙甘草5g。6剂。服后诸症消失，寒痹痊愈。痊愈后亦当补肾壮筋骨，服成药补肾壮骨丸，早、晚分服；小活络丹，中午内服。

【按语】《素问·痹论》曰，"风寒湿三气杂至，合而为痹也。其风气胜者为行痹，寒气胜者为痛痹，湿气盛者为着痹也"。《景岳全书·风痹》曰，"盖痹者闭也，以血气为邪所闭，不得通行而病也"。此例赵某，在数九寒天之时于湿地搭棚而卧，外受寒湿无疑，但其病机关键应是肾气虚弱，四肢经脉失养。寒湿之邪阻闭血气，故当以通散为法。方选独活寄生汤加减，合以针灸火罐同治，先散其邪。经络失养，气血痹阻，药用鸡血藤、威灵仙、当归、白芍活其血脉；肾虚骨痹，寒湿入络，则更加炒杜仲、骨碎补、狗脊、乌梢蛇肉壮其筋骨。再以补肾通筋成药以善其后，故半月而愈。随访数年未见复发。

31. 仙方活命饮加味治疗四弯风（慢性湿疹）

曹某，女，34岁，工人，1999年4月23日初诊。下肢湿疹20年，加重两年余。每年3月至4月、9月至10月各发作一次，以腰腿下肢为甚。查：两腿散在红斑疹，有些已化脓，皮肤发红，部分呈青紫色，瘙痒异常，旧去新发，大便干，舌苔黄腻，脉滑数。

证候：皮肤湿毒，血热夹瘀。

治法：清血解毒，祛湿止痒。

方药：仙方活命饮加减。当归15g，赤芍10g，丹皮15g，益母草15g，白芷6g，防风10g，皂角刺6g，地肤子15g，荆芥15g，泽泻10g，川牛膝10g，白蒺藜15g，当归10g，生甘草10g，苦参15g，牛蒡子10g，防己15g，金银花10g，陈皮10g，天花粉10g，大枣3枚。2剂。

二诊：痒稍减轻，余症同前，继服上方4剂。

三诊：药后皮肤化脓、发红处均有所好转。痒仅在夜半1～2点发生，舌、脉同上，继服上方6剂。

四诊：药后诸症继续好转，夜半1～2点亦有发痒，显属在原证基础上兼有肝血不足之证，治以上法佐以养育肝血。方药：当归15g，白芍15g，益母草15g，地肤子15g，丹皮10g，生地20g，紫草10g，红花6g，苦参15g，泽泻10g，防己10g，炙甘草5g，大枣3枚。8剂。

五诊：夜半已不痒，下午7～8点有发热感，上肢局部有灼热感，伴白带多。此属原证兼夹血热瘀滞，在原方上加丹参15g。16剂。同时采用外洗治疗：苦参15g，蛇床子20g，硫黄15g，苍术15g，白矾15g，忍冬藤30g。8剂。每剂2日，连洗16日。

六诊：下午已无不适感。下肢局部皮肤发紫，证属血瘀皮下，络分不通。治以清营化痰，活络通滞。方药：丹皮10g，赤芍10g，丹参15g，当归15g，地肤子10g，生地20g，紫草10g，红花6g，苦参15g，泽泻10g，防己10g，炙甘草5g，大枣3枚。10剂。

服完药后，下肢局部除皮肤稍红外，其余诸症消失而痊愈。

【按语】四肢湿疹古名四弯风，皆以湿热夹风立论。本例曹某，患慢性湿疹20余年，痛久，湿热入血，毒血致瘀，故缠绵难愈。治以清湿热，解血毒，化瘀血，通络滞，步步为营，最后再配以外洗之剂，故历时两个多月，服药数十剂而得以痊愈。

32. 导痰汤治疗风痰偏枯（中风后遗症）

邱某，女，57岁，工人，1998年10月12日初诊。患者月前突然中风卒倒，昏不知人，移时苏醒后，即见右半身活动失灵，不能运动，口部向左歪斜，言语不清晰，苔白腻，脉沉弦。

证候：风痰壅阻经络。

治法：利窍祛壅，化解风痰。

方药：导痰汤加味。胆南星10g，防风10g，茯苓10g，法半夏10g，炙甘草10g，陈皮10g，炒枳实10g，石菖蒲10g，白附子10g，僵蚕10g，远志8g。上11味，以适量水煎药，汤成去渣取汁温服。6剂，日2次。

【按语】《素问·调经论》篇说，"血之与气，并走于上，则为大厥。厥则暴死，气复反则生，不反则死"。风痰阻窍，气血逆乱，神志昏蒙，不能自持，则见突然中风昏倒，不省人事，是乃古之所谓"痰中"也。移时脏腑气复，故苏醒。其神志虽已清醒有知，然风痰仍阻塞于身之右半，经脉不通，失其血气濡养，故患者右侧半身不遂，右颊邪伤而皮肉筋脉缓纵，左颊无邪则皮肉筋脉相引而见急，故口颊㖞庚而向健侧歪斜。《素问·阴阳应象大论》说"心主舌"，又说"心在窍为舌"，且手少阴心经之别络系于舌本，风痰壅窍，心脉受阻，则语言不利。风痰内郁为病，故苔见白腻而脉见沉弦，导痰汤方加味，用南星、半夏、白附子、白僵蚕、防风祛痰祛风；石菖蒲、远志开窍祛痰；甘草、茯苓健脾渗湿，以净生痰之源；枳实、陈皮行气，以佐胆南星、半夏等药化痰，断断续续服药数十剂，时经半年多而病愈。

33.三妙散加味治疗热痹（风湿性关节炎）

江某，女，46岁，工人，2004年9月5日初诊。患者发病1年余，肢体大小关节疼痛肿大，每于天气变化时发作，小便色黄而有灼热感，口渴，脉濡数。病为热痹，用三妙散加味治之。

证候： 湿热搏结，阻于经络。

治法： 燥湿清热，祛风解毒。

方药： 三妙散加味。苍术10g，黄柏10g，川牛膝10g，薏苡仁15g，老鹳草10g，桑枝15g，木瓜15g，升麻10g，射干10g，威灵仙10g。以水煎服，日2次。药服20余剂，病愈。

【按语】《金匮要略·脏腑经络先后病脉证治》篇说"湿流关节"。风寒湿邪杂至，随湿流于关节，阻塞经络，气血郁滞，则肢体关节出现疼痛肿大。人体与自然环境息息相关，天气变化，则人体关节疼痛即应之而发作。素禀阳脏，经络阻塞不通，阳气郁遏，风寒化热，症见口渴，小便黄且感灼热。脉濡为湿，数为热，病乃今之"热痹"，唐以前之所谓"风毒"也。用三妙散加味治之，祛风除湿，清热解毒，通络止痛。药服20余剂病愈。

34. 麻杏二陈汤治疗燥咳

王某，女，53岁，干部，1997年5月10日初诊。患者咳嗽已2年，每日睡眠入被时即咳嗽频频不休，喉咙痒，干咳少痰，小便频数、短少、色黄，舌苔薄白，脉浮。

证候： 凉燥犯肺，肃降失职。

治法： 宣肺利水，下逆止咳。

方药： 麻杏二陈汤加味。炙麻黄10g，京半夏10g，茯苓10g，炙甘草10g，款冬花10g，紫菀10g，陈皮10g，车前子15g（布包），泽泻10g，杏仁10g。以水煎服，日2次。药服5剂后告愈。

【按语】《素问·阴阳应象大论》说"西方生燥，燥生金，金生辛，辛生肺，肺生皮毛"。肺为燥金之脏，而外合皮毛，故燥邪每易伤肺。然燥与热合则为温燥，与寒合则为凉燥。凉燥留肺，肺气不和，故睡眠入被时，被褥寒凉之所侵于皮毛而内合于肺，引动肺中凉燥发作，致肺清肃之令不行，而其气上逆不已，故其喉咙发痒而干咳频频不休，待被褥睡暖则咳已。肺为凉燥所伤，不能通调水道，故小便不利而见小便频数、短少、色黄。病在肺，肺合皮毛，故脉浮。加味麻杏二陈汤用麻黄、杏仁宣肺散邪；用陈皮、半夏之辛散以佐麻黄、杏仁宣散之力，且取二者之下气；配紫菀、款冬花降逆止咳；茯苓、泽泻、车前子利小便，以导肺气下行；甘草和中补土，资中焦之汁以润燥，故药服5剂而愈。

35. 清燥救肺汤治疗燥喘

张某，男，64岁，退休干部，2004年9月5日初诊。患者素有咳血病史，今日突发喘气，呼吸痰促，胸闷不舒，烦躁，口咽干燥，苔薄少津，脉浮细无力。

证候： 肺阴不足，燥热内郁。

治法： 滋养肺阴，润燥清热。

方药： 清燥救肺汤。麦冬12g，天冬10g，党参10g，冬桑叶10g，炙甘草10g，石膏10g，枇杷叶10g（去毛炙），杏仁10g（去皮尖炒打），阿胶10g（烊化）。以上9味，先以水煎前8味，待其水减半，取汁，去渣，入阿胶烊化。日1剂，分2次温服。

药服1剂而喘减，2剂而喘平。

【按语】肺在五行属金，在六气则主燥。患者有咳血史，肺阴素亏，少遇燥热，则失其清肃之性，肺气逆上，故呼吸痰促而喘气。肺气不降，逆浮于上，故胸闷不舒。肺阴亏虚，燥热内郁，无以布津，故烦躁而口干燥，苔薄少津。其病在肺，肺位居高，则脉应之而浮；阴液亏少，无以充养血脉，则脉见细而无力。清燥救肺汤方，用党参、麦冬、天冬、阿胶补肺养阴；用杏仁、桑叶、枇杷叶润燥解郁降逆；用石膏清热以除烦；用炙甘草补中培土以生肺金，且调和诸药，使热得以清，燥得以润，肺阴得以滋养，故服1剂而喘减，2剂而喘平病愈。

36. 龙胆泻肝汤治疗遗精

江某，男，34岁，工人，2004年10月5日初诊。患者发病已半年余，头发中生散在性多个细小疖疮，痒甚则搔之，有痛感而流黄水，继之结痂，每间隔数日则于睡眠中发生梦与女子交合而精泄出即所谓"梦遗"1次，泄精醒后则感肢体倦怠疲乏，小便黄，脉濡数。

证候：湿热郁肝。

治法：清利湿热，养血和肝。

方药：龙胆泻肝汤。龙胆草10g，泽泻10g，柴胡10g，车前子10g（布包），木通10g，栀子10g，甘草8g，黄芩10g，生地10g，当归10g。上10味，以适量水煎，汤成去渣取汁温服，日2次。

【按语】肝藏魂，与肾为邻，居于下焦，其脉循阴器而上行于颠顶。湿热内郁，肝木失和，疏泄过甚，肾精不固，故时于睡眠中魂扰于内而精泄于外。湿热循经而上郁于头部，则头发之中发生疖疮而痒，搔之则黄水流出。龙胆泻肝汤方，以龙胆草、黄芩、栀子之苦寒清热，木通、泽泻、车前子利小便以渗湿，生地、当归养血和肝，柴胡疏肝以升肝经清阳之气，炙甘草调和诸药。共奏清利湿热，养血和肝之效。药服5剂而病愈。

37. 五味异功散治疗胃痛（十二指肠球部溃疡）

刘某，男，53岁，教师，1998年10月11日初诊。患者胃痛3年余，每于饥饿时发生隐痛，即每天上午10点多、下午4点多和夜间发生胃痛，稍进饮食则痛已。大便常有不尽感，曾有一段时间为黑色便，小便黄。多说话则感累，易疲劳。苔薄白，脉虚。近2个月来因讲课劳累而胃痛加剧，经某医院钡餐透视检查，诊断为"胃下垂"和"十二指肠球部溃疡"。

证候：中气虚弱，胃络郁滞。

治法：补中益气，活血行痹。

方药：五味异功散加味。党参10g，茯苓10g，炒白术10g，陈皮10g，生姜3g，炙甘草10g，当归10g，白芍10g。上8味，以适量水煎药，汤成去渣取汁温服，日2次。每日以糯米煮稀饭吃。

【按语】《素问·灵兰秘典论》说"脾胃者，仓廪之官，五味出焉"，《灵枢·胀论》说"胃者，太仓也"。胃主受纳五谷，故曰"太仓"。仓廪是要盛谷的，仓廪空虚，非佳兆也，饥饿将随之矣。中焦不足，胃气衰少，求救于食，故每于饥饿时发生胃痛，稍进饮食则痛止；中气虚少，不胜劳作，故肢体易于疲劳；少气不足以送便，故大便常有不尽感；气虚无力以运行血液，血液瘀滞，故大便色黑；中气虚少，不足以供言语之用，久语则伤气，故多说话则感累；气不化则小便黄，气亏损则脉虚。此为气虚夹瘀，以五味异功散加味治之，用党参、白术、茯苓、炙甘草（四君子汤）益气补中；生姜和胃；当归、白芍活血行瘀；陈皮行气，一以防补药之壅，一以助活血之用。糯米稀饭，甘温益气，功补脾胃。以上共奏益气活血之效。药服30剂，糯米稀饭连吃2个月，后又断断续续吃数月，共半年多，胃痛告愈，至今未复发。

38. 荆防败毒散治疗风疹（过敏性紫癜）

邓某，男，32岁，农民，1998年11月3日初诊。患者发病1年余，夏季轻，冬季重。每遇冷风或冷水，则全身肌肤发生乌红色不规则酒杯口大块状紫斑，瘙痒，天暖则好转。舌苔白，脉浮弦而紧。某医院诊断为"过敏性紫癜"。

证候： 风寒外袭，血气凝郁。

治法： 祛风散寒，活血解凝。

方药： 荆防败毒散。防风12g，荆芥10g，炒枳壳10g，茯苓10g，川芎10g，炙甘草10g，羌活10g，独活10g，柴胡10g，前胡10g，桔梗10g，生姜8g。上12味，以适量水煎，汤成去渣取汁温服，日2次。

【按语】风寒外袭，血脉凝滞，则皮肤见乌红色块状紫斑，天暖好转。风寒侵袭于肌肤，故舌苔白，脉浮而弦紧。风性善动，故紫斑皮肤瘙痒。《释名·释疾病》说："痒，扬也，其气在皮中欲得发扬，使人搔，发之而扬出也。"紫斑瘙痒，是其风寒之邪在皮肤，且有外出发扬之机，治之宜因势利导而以辛温之剂发散之。荆防败毒散方，用羌活、独活、防风、生姜温散风寒；荆芥、川芎祛血分之风而活血；柴胡、前胡一升一降搜全身上下之邪；桔梗、枳壳疏利气机，以助邪之外散；茯苓、甘草健脾和中，且甘草调和诸药。药服3剂而病减，嘱其续服，以杜绝病复。

第三节 经验方治验

1. 丹参失笑散加味治疗胸痹（冠心病心绞痛）

魏某，男，63岁，教师，1997年3月18日初诊。患者有高血压病史已20年。

101

心前区左侧胸痛2个月不愈，走路劳累时则痛剧，胸闷，痛呈闷塞状，喜太息，心慌，口苦，大便正常。舌红苔薄，脉弦滑数。血压182/112mmHg。心电图诊断为冠心病，供血不足。多次采用中药瓜蒌薤白半夏汤加活血祛瘀药无效。服西药复方降压片、地巴唑等，心前区疼痛仍然每日发作不止，服硝酸异山梨酯（消心痛）仅能缓解3～4小时。

证候： 血瘀气滞，心脉痹阻。

治法： 活血理气，化瘀止痛。

方药： 丹参失笑散加味。瓜蒌皮15g，红花10g，甘草4g，炒延胡索10g，丹参15g，生山楂肉12g，炙乳香6g，紫苏10g，生蒲黄10g（包煎），五灵脂10g，莪术10g，白檀香3g。5剂。水煎服。

二诊： 服上方后心前区疼痛明显减轻，不需服用消心痛，舌红苔薄，脉小弦，血压150/90mmHg。上方去檀香加钩藤12g、白芍10g，养肝熄风。

【按语】患者年过花甲，心气无力推动血行，血流缓慢，瘀血随之而成。血瘀必致气滞，故行走劳累时胸闷胸痛更剧。瘀停胸府，胸阳失旷，则胸痛呈闷塞感，喜太息，故治用活血理气、化瘀止痛法，药取瓜蒌皮、紫苏、白檀香以宽胸理气，气行则血行；延胡索、乳香、莪术理气化瘀止痛，失笑散、丹参、红花、生山楂肉以活血化瘀，更助止痛之效。历时2个月之久的胸痹心痛得获显效，提示病机重在血瘀气滞、心脉瘀阻而非痰浊痹阻，故屡用瓜蒌薤白半夏汤加味罔效，得失分明。从虚实辨证，心气心阴虚弱为本，血瘀气滞为标，然宗急则治标之紊乱，即可使标急症状缓解，为治本奠定基础，且其效优于先本后标，这表明对标本的权衡关系到疗效的好坏。若从辨病角度看，冠心病与高血压病并存，而心绞痛症状尤为突出，因此，治疗必须针对这一主要矛盾，才能发挥中医辨证论治的优势。

2. 化瘀软坚散治疗乳癖症（乳腺增生）

耿某，女，18岁，学生，1994年1月9日初诊。患者于3个月前发现右乳下方有一包块，约杏子大，逐渐长至鸡蛋大，表面光滑，边界清楚，可活动，无粘连。妇科诊为乳腺增生，请中医治疗。见症如上，患者性格内向，不苟言笑，爱生闷气。3个月前正值经行，暴受气恼，遂致经断。不久即觉左乳窜痛、憋胀，胁肋不舒，痰多，渐渐长块。曾服逍遥丸6盒无效。苔白腻，脉沉滑有力。

证候：气滞血瘀，痰气交阻。

治法：疏肝化瘀，软坚散结。

方药：化瘀软坚散。海藻15g，生甘草15g，柴胡10g，白芥子10g（炒研），夏枯草30g，牡蛎粉30g，炒王不留行30g，丹参30g，木鳖子30g，桃仁10g，红花10g，泽兰叶10g，路路通10g，水蛭3g，炮甲珠10g，全蝎12只，蜈蚣2条，研末冲服。鲜生姜5片，大枣6枚，7剂，水煎服。

二诊：上方服后乳部有虫行感，服至第4剂时经通，下黑血块甚多。经期又服5剂，经净块消。

【按语】上方为武老于20世纪70年代中期自创攻癌夺命汤经验方，可治一切气滞、血瘀、痰凝所致之全身各部肿物，包括颈淋巴结核、甲状腺囊腺瘤、乳腺增生、包块型腹膜炎、风湿性结节、脂肪瘤（痰核）。若属阴寒凝聚者，加肉桂、细辛；坚积难消者，加生水蛭3g、炮甲珠6g，研末冲服。多数7剂即消，痼疾20剂可愈。方中海藻、甘草等份，相反相激；以全蝎、蜈蚣、水蛭、炮甲珠入络搜剔，直达病所；夏枯草、牡蛎粉、王不留行散结软坚；白芥子去皮里膜外之痰；木鳖子甘温微苦、有小毒，为消肿散结祛毒之要物，通治一切痈肿、疮毒、瘰疬、痔疮。武老用此药30余年，未见有中毒者。以柴胡引入肝经，疏解气郁。诸药相合，气通、血活、痰消，其症自愈。

3. 利胆消溶排石汤治疗胁痛（胆石症胆绞痛）

景某，男，45岁，2002年8月17日初诊。患者剧烈右胁痛3日，在县医院经B超检查确诊为胆结石，胆囊内有大小不等的结石6个，大者如玉米粒，小者如红豆。已定手术，本人要求先服中药试治。刻诊患者痛发正剧，便结腹胀，尿频急痛。先以针刺清泻胆经郁火，予阳陵泉透阴陵泉，行泻法，约10分钟后剧痛缓解。患者嗜酒，喜食肥甘，脉滑数应指，苔黄厚。

证候：湿热积久化水，胆石阻滞胆道。

治法：清热利胆排石。

方药：利胆消溶排石汤加减。柴胡25g，白芍45g，赤芍30g，枳实30g，郁金30g，滑石30g，海金沙30g，大黄30g，黄连10g，栀子10g，木香10g，桃仁泥15g，甘草15g，川牛膝30g，乳香3g，鸡内金10g，醋延胡索5g，研粉冲服，芒硝15g（分冲），大叶金钱草120g。加水煎取600毫升药液，早、晚分服。3剂。

二诊：上方服后每日泻下胶黏、灼热大便2～3次，痛止。去芒硝，大黄减为10g，继服3剂。

三诊：共服药6剂，B超复查，结石化为泥沙状，饮食可，精神已如常人。嘱每日服鸡内金粉21g，以金钱草60g煎汤，分3次送服，10剂痊愈。追访至2003年，一切如常。

【按语】急性胆囊炎及胆石症胆绞痛发作，疼痛剧烈，阳陵泉为胆经下合穴，止痛效果极好。或以复方冬眠灵1支，穴位注射，效果亦好。余以上法针药并施，经治数十例急性胆囊炎，均一次治愈，无复发。胆石症结石有的可以彻底排出，有的仍有结石，或溶解为泥沙后再缓解排出。但经治后临床症状消失，全部免除了手术。

4. 泻火降压汤治疗头痛（高血压）

许某，男，68岁，2004年4月20日初诊。患者高血压病多年，常服降压及扩血管中西药物，血压一直维持稳定。今晨起床如厕时，突然剧烈头痛并呕吐，继则抽搐、昏迷，急诊入院。测血压200/120mmHg，头颅CT扫描未见梗塞及出血灶，诊为高血压脑病，予以降压、脱水等对症急救治疗。用药48小时，血压持续不降，昏迷、抽搐等症未能明显缓解。乃邀中医会诊。脉弦，苔黄，舌暗红，面赤，右侧肢体不时抽动，神志不清，瞳孔左侧微缩小，对光反射存在，小便短赤，大便5日未行，腹微胀。

证候： 阴虚阳亢，痰火内攻，脑神受蒙。

治法： 滋阴潜阳，熄风降压。

方药： 泻火降压汤加减。生代赭石30g（先煎），生龙骨、生牡蛎各30g（先煎），怀牛膝30g，生龟甲30g（先煎），杭白芍30g，玄参30g，怀山药30g，石决明30g（先煎），生地30g，车前子30g（布包），生石膏60g（先煎），大黄10g，川楝子10g，生麦芽10g，茵陈10g，甘草10g。上药浓煎2次，合并鼻饲，18小时服完。翌日早晨大便1次，又煎服1剂。第3天血压逐渐下降至170/100mmHg，神志转清，减大黄又连进5剂。1周后痊愈出院。

【按语】本案属缓进型高血压病三期，持久性脑血管痉挛，引起循环急剧障碍，形成脑水肿及颅内压增高而产生的急性头痛等脑病。药用大剂量生地、玄参、白芍、龟甲以滋阴益肾养肝；龙骨、牡蛎、石决明潜阳；代赭石、大黄、石膏降胃平冲、泻火通腑；茵陈、麦芽、川楝子清热疏肝以折肝气阻滞之力；车前子泻痰利水；牛膝引血下行以降低颅内压力。诸药配合，共奏滋阴潜阳、熄风降压之功。重剂浓煎，进服得法，故收捷效。

5. 消脂丸治疗高脂血症（脂肪肝）

何某，女，61岁，2002年4月10日初诊。10余年来，经常头晕、头昏、头痛，血压偏高不稳，曾检查血糖、血脂，结果偏高。近来头昏加重，近事易忘，故来就诊。形体肥胖，脉细涩，苔薄白，舌体胖且有瘀斑，血压150/90mmHg，空腹血糖6.8mmol/L，血清胆固醇11.2mmol/L，血清甘油三酯8.44mmol/L，血清高密度脂蛋白胆固醇（HDL-C）0.6mmol/L。彩超提示重度脂肪肝。诊断为高脂血症。

证候：阴阳失调，痰浊瘀滞。

治法：化痰活血。

方药：消脂丸。炒苍术60g，炒枳壳60g，何首乌60g，红花60g，丹参60g，车前子60g（布包），肉苁蓉60g，刺蒺藜60g，杭菊花60g，茺蔚子60g，川郁金60g，远志60g，决明子180g，炒山楂180g，泽泻120g，白茯苓90g，陈皮40g，石菖蒲40g，制胆南星40g。诸药碎粉细末，过筛，水泛为丸如小绿豆大，每次服5g，一日3次。丸方连服两个疗程，并适当节制饮食和加强锻炼。复查血压及血脂、胆固醇，皆降至正常范围，彩超提示轻度脂肪肝，诸症消除。随访2年，上述指标持续稳定。

【**按语**】本案患者血糖、血压均偏高，但尚未构成糖尿病、高血压病。见头昏头痛，检查血脂、胆固醇又明显升高，可能由于痰浊瘀滞脉络，脑动脉管壁受阻或舒缩失调以及阴虚阳亢所致。武老以化痰活血之消脂药从高血脂入手治疗，并制成丸剂，缓缓进服，使邪浊得消于潜移默化之中，故血脂、胆固醇降至正常，诸症亦随之消失。

6. 化湿排毒保肝汤治疗胁痛（慢性乙型肝炎）

刘某，男，46岁，农民，2005年7月12日初诊。患者患乙型肝炎已5年，经多方治疗，病情未能稳定。近期颇感乏力，食欲欠佳，食后腹胀，小便色黄。脉濡数，苔薄黄，舌质暗红，牙龈渗血，肝区有触痛、叩击痛。肝功能检查：ALT 280U/L，血清胆红素27μmol/L，白球比倒置。病原学测定：HBsAg（＋），

HBeAg（＋），抗HBc（＋）。B超检查：肝左叶前后径8cm，上下径8.5cm；右叶斜径14.6cm，宽径11cm；脾厚度6.5cm，斜径14.1cm。诊断为慢性活动性乙型肝炎。

证候：疫毒久羁，血热肝损。

治法：清热解毒，健脾祛湿。

方药：化湿排毒保肝汤加减。茵陈60g（煎水代水煎药），山栀10g，贯众10g，土茯苓10g，大黄10g，金荞麦10g，田基黄10g，猪苓10g，蚤休10g，山豆根10g，板蓝根20g，垂盆草20g，虎杖20g，白花蛇舌草30g，小蓟30g，赤芍30g，败酱草15g，陈皮6g，焙鸡内金6g。上方先后加减，特别是剂量加减。共服60余剂，两个疗程。

二诊：2005年9月15日复查：ALT 45U/L，血清胆红素16μmol/L，HBsAg（＋），HBeAg（－），抗-HBc（＋）；食欲增进，小便转清，大便微溏。再以前方制丸缓治。处方：绵茵陈120g，白花蛇舌草120g，山栀30g，败酱草30g，黄芪30g，党参30g，板蓝根60g，土茯苓60g，垂盆草60g，虎杖60g，小蓟60g，丹参60g，半枝莲60g，连翘60g，薏苡仁60g，贯众20g，金荞麦20g，田基黄20g，焙内金20g，陈皮20g，蚤休20g，山豆根20g，肉桂20g，甘草20g，参三七20g，紫草20g，赤芍80g，大黄80g，猪苓40g，青黛6g。上药共粉碎为末，过筛，水泛为丸，每次服5g，一日3次，3个月为1个疗程。丸方连服2个疗程。

三诊：2006年4月10日。经查：肝功能正常，乙肝表面抗原及核心抗体均阴转，B超示肝脾大均有回缩，肝区无压痛，叩击痛轻微，诸症皆愈。1年后追访，肝炎未复发。

【按语】武老以本方治疗乙型肝炎，据不完全统计有300余例，一般均能收到不同程度的效果。少则20剂，转氨酶可降至正常；多则120剂，病原学、"两对半""大三阳"可部分阴转；平均60剂、2个疗程，90%病例可获基本痊愈。慢性活动性肝炎基本治愈标准为：自觉症状消失；肝功能恢复正常；病毒复制标志消失而HBsAg仍可持续存在；以上各项保持稳定1年以上。本方治疗乙型肝炎，乙肝病毒表面抗原转阴者仅占40%左右。必须指出，方中大黄、赤芍、败酱草、虎杖、白花蛇舌草、山豆根、垂盆草不可少，尤其大黄须重用，可先从3～6g始，渐加至30～40g，虽肝炎多溏便，然勿拘于大便不实不可用大黄之说。初服大黄，1～2日内大便可稀而频，继续服用，则无便稀现象。用大黄既可活瘀解毒，更可通腑泄浊，使病毒有可泄之路，故即使稀便亦无大碍。当然，在治疗过程中，根据患者体质及某一突出变化的主症，适时适当进行药物剂量的增减，亦属必要。

7. 养脾益阴汤治疗脏躁症（更年期综合征）

申某，女，47岁，农民，2004年10月9日初诊。1年来头痛伴失眠，时轻时重，经某医诊治为偏头痛，屡服盐酸氟桂利嗪（西比灵）、谷维素等药无效而就诊。面色潮红，形体肥胖，询之满头窜痛无定处，面部时时烘热，夜寐浅而短，醒则身汗湿衣，情绪不稳，易急躁发怒，稍不如意即感心烦不安；月经或前或后已近2年，刻下月经淋漓不断，时或量多，腰腿酸软，乏力，小便频数，大便时结。诊其脉细数，苔少，舌红、边有齿痕，下肢轻度浮肿，下午尤甚。颈椎X线摄片无明显异常，心电图及尿常规亦无异常发现，空腹血糖5.4mmol/L，血压120/70mmHg。诊断为更年期综合征。

证候：冲任亏损，心脾失调。

治法：补益心脾，气血调和。

方药：养脾益阴汤。生黄芪15g，党参15g，炒白术10g，当归10g，白茯苓10g，酸枣仁10g，远志10g，鹿角胶（烊化冲服）10g，龟甲胶（烊化冲服）10g，八月札10g，茺蔚子10g，木香（后下）6g，甘草6g，磁石（先煎）30g，沙苑子30g，生龙骨、生牡蛎各20g（先煎）。

上方连服10剂，头痛、失眠好转，盗汗及漏下已止。又服10剂，诸症渐安，原方继投5剂，并嘱其调情志，以观后效。随访半年，体轻神爽，一切如常。

【按语】该案患者虽未至绝经年龄49岁，但冲任已亏，气血已虚，经期前后不一和崩漏见症，便是经断的前奏。始以头痛、失眠为主，亦易误诊为血管性头痛，然经细审，诸多表现看似伴随症状，实乃系更年期综合征的主症，用药若一味地活血化瘀治头痛，则犹如鹭鸶脚上割肉，必蹈"虚虚"之辙。虽未查阴道角化细胞及雌激素和卵泡刺激素，但其临床表现已符合妇女更年期综合征诊断，故用养脾益阴汤，以养心脾、益阴经，使血有源头、肾阴肾阳有依。血气调，阴阳和，自当神宁脑健，诸症消失。

8. 苍辛菊花薄荷汤治疗鼻渊（鼻窦炎）

刘某，男，16岁，学生，1994年5月10日初诊。患鼻窦炎多年，平时鼻塞头痛，流涕黄浊，前额与颧部压痛，嗅觉减退，易发感冒，发作时涕黄浊黏稠，难以排出，头痛难忍，经某医院X光拍片，诊为上颌窦及额窦炎。多次穿刺引流、抗炎治疗，但始终不能根治，反而频繁发作。对抗生素药物产生耐受性，治疗效果越来越差。近3个月来由于毕业考试，学习紧张，连续发作10余次之多，3日前再感冒发热，咽痛鼻塞，头痛如裂，甚则头撞墙，输青霉素3天未能控制，由其父带领求治于我处。查体温38.2℃，咽红，嗅觉消退，鼻塞不通，脉数，苔黄，诊断为鼻窦炎。此风热邪毒袭肺鼻而致。

证候：内热中阻，邪毒袭肺。

治法：祛风清热，芳香开窍。

方药：苍耳子9g，辛夷9g，菊花9g，薄荷6g，连翘10g，生地20g，生白芍20g，白芷10g，银花15g，当归15g，细辛3g，川芎6g，蝉蜕10g，白蒺藜10g，焦栀子10g，黄芩10g，玄参10g。4剂，水煎分两次服。

二诊：服药甚合，发热、咽痛已除，鼻塞、头痛明显好转，效不更方，照原方续服4剂，水煎服。

三诊：诸症悉退，嗅觉也得到恢复。其父高兴地说："自服药以来再未头痛，近日还坚持参加了考试，解除了原准备休学治疗的烦恼。"嘱备药5剂，发作时及时服用。观察一年余，病情未再复发。

【按语】在本方基础上，风寒初起者加荆芥、防风、羌活；内有伏火者加玄参、山栀、黄芩；咳嗽者加麦冬、桔梗；头痛者加蔓荆子、藁本；久病体虚者减生地兼服补中益气丸；肾阴不足者兼服六味地黄丸。本方散风清热，芳香开窍，用于鼻窦炎及其急性发作者（症状为间歇或持续性鼻塞，流涕黄浊黏稠，嗅觉减退或消失；鼻腔肌膜红肿，二眉间或颧部有压痛或前额痛甚，每遇感冒症状加重；苔黄脉数等）。苍辛菊花薄荷汤是武老多年来治疗顽固性鼻窦炎的经验方。方中当归、白芍、川芎、生地、白蒺藜、蝉蜕养血祛风。肺疾病等一般不用血分药，武老用血分药意图有二：其一谓"治风先治血，血行风自灭"；其二是风热之邪可得以预防，故如此久病顽疾，用之势在必行。方中辛夷、苍耳子、白芷、薄荷、细辛芳香开窍。武老认为：凡头面之疾皆由清阳不升、浊阴逆上所致，诸药芳香，能引胃中清阳上升于脑，故可使鼻塞浊涕化解。再加栀子、黄芩、玄参清解体内之伏火，谓治病求本之意。笔者体会，凡反复难愈之鼻窦炎，无论是慢性或急性，本方屡用屡效。

9. 养阴柔肝汤治疗噎膈（食管憩室）

王某，女，68岁，市民，1996年7月18日初诊。初因肝气郁滞，胃气不降，饮食之时，始觉难下，或吞咽稍急，便梗阻于胸膈，需抬肩伸颈方可缓缓咽下。继之日甚一日，虽经多医治疗，皆不效，故前来就诊。刻诊：每次饮食必噎，甚则呛咳酸苦，只能食稀粥、牛奶等流食。病来月余，面容憔悴，胸闷脘胀，小便短少，大便干燥，状如羊屎而数日一行。脉沉细而数，舌红少津，无苔。经某医院食管钡餐透视检查，诊断为食管上1/3憩室。患者肝气郁结，滞于胸膈，胃气不得和降，久之津液灼伤，气滞血瘀而病噎膈。治以养阴润燥，疏肝和胃，活血化瘀。处方：瓜蒌18g，炒枳实12g，北沙参9g，石斛25g，白芍9g，丹参12g，红花6g，川郁金9g，川楝子12g，芒硝9g，甘草3g。水煎服。

二诊：上方连服4剂，饮食时噎梗感减轻，效不更方，原方继服。

三至四诊：上方连服7剂，近3日来，已能食米饭、面条、面叶等食物且未见噎阻，患者颇为高兴。唯噫气未除，胸腹仍觉胀满。大便已19日未通，再守原方，重用瓜蒌至30g，去枳实，加枳壳15g，以开胃宽肠。

五诊：前予降气通腑，初服1剂，即下燥矢22枚；继服2剂，又下燥矢14枚；后3日精神日振，食有香味，继予原方再进。

六诊：饮食基本恢复正常，偶尔出现轻微咽噎，胸部微胀，大便先干后软，再拟柔肝益胃、和血养阴之品治之。处方：北沙参12g，石斛25g，麦冬12g，乌梅9g，生地12g，当归6g，白芍9g，炒枳壳6g，砂仁3g，茯苓9g，甘草6g，生姜3片。水煎服。

上方连服12剂，经某医院钡餐透视，食管恢复正常。

【按语】 经云"膈塞闭绝，上下不通，则暴忧之病也"。恼怒伤肝，肝气郁滞，滞积成瘀，久之化源不足，津液干枯，上下不得通利而导致噎膈。方用沙参、石斛、乌梅、瓜蒌、白芍、甘草养阴润燥，柔肝和胃；枳实、郁金、川楝子、芒硝理气解郁，破坚利膈；丹参、红花活血化瘀。三诊时以枳壳易枳实开胃宽肠，以通燥矢，乃为权宜之变。后以柔肝益胃、和血养阴之品资其化源，药证相符，故疗效非常显著。

10. 化瘀通络补脑汤治疗中风后遗症（脑梗死）

何某，男，58岁，干部，1994年11月6日初诊。两年前确诊为脑内囊出血，住院治疗恢复后留下左侧肢体瘫痪和语言謇涩后遗症至今，历用华佗再造丸、人参再造丸及降压西药，疗效不显而就诊。面色晦滞，形体不丰。神经功能缺损程度，意识0分（问年龄、时间回答切题），水平凝视功能2分（侧视动作受限），面瘫1分（轻瘫可动），言语3分（简单交谈），上肢关节肌力1分（4级），手肌力5分（屈能及拳），下肢肌力2分（3级，即抬腿45°踝、趾可动），步行能力4分（有人扶持可行走），评分18分，属中型。手足麻木，脉弦，舌淡红，苔白腻。血压105/70mmHg。每日正常口服复方降压宁3片。诊为中风后遗症。

证候： 肾虚精亏，痰瘀阻络。

治法： 补阳滋阴，化瘀通络。

方药： 化瘀通络补脑汤。黄芪60g，当归30g，石斛30g，熟地10g，山萸肉10g，鹿角胶（烊冲）10g，广地龙10g，丹参10g，巴戟天10g，石菖蒲10g，远志10g，川牛膝10g，乳香6g，没药6g，水蛭3g，䗪虫3g，制马钱子0.3g（研末，分3次冲服）。先后五诊，以本方加减共服60余剂，神经功能缺损程度已恢复至轻型（5分），尤其步行能力降至2分（能扶杖独立行走10米以上）。再以原方制丸续服，并嘱其加强肢体锻炼。治疗3个疗程，1年后随访，患者步履及言语基本恢复正常。

【按语】本案患者年已望六，又素劳心伤神，肾精脑髓亏损可相而知。又衰年现足软肢麻，当为奇络痰瘀阻滞而流行不畅。今用该方补虚去实，药证契合，功专力宏，且守方不渝，获效并非偶然。

11. 清窍解毒汤治疗癫狂病（精神分裂症）

孙某，男，15岁，学生，1996年6月2日初诊。据其父代诉，4年前，患者在校曾被同学殴打，之后在家则见处处无事生非。发作时，不识亲戚，乱打人骂人，毁物，外出乱跑。被强制送往某精神病院住院治疗，诊为精神分裂症（青春型），服抗精神病药近1年病愈。4年来，失眠，食少，烦躁，渐至昨日又欲外出乱跑，今被强制来诊。询之无家族病史，患者神情紧张焦躁，面赤，舌绛苔黄，脉微涩，大便4日未解，诊为复发性青春型精神分裂症。劝其至精神病院住院治疗，家属要求处方试服。

证候： 气郁痰结，蒙蔽神明。

治法： 清窍解毒，活血化瘀。

方药： 清窍解毒汤加减。太子参20g，当归20g，生代赭石（先煎）20g，青礞石（先煎）20g，生铁落（先煎）20g，磁石（先煎）20g，生龙骨、生牡蛎各20g

（先煎），茯神20g，石菖蒲6g，远志6g，制胆南星6g，黄芩6g，黄连6g，莪术6g，甘草6g，大黄10g，芒硝（烊冲）3g，䗪虫3g，沉香3g，琥珀末1g（分3次冲服）。3剂。嘱其诱服或灌服。

　　二诊： 3日后其父云，前2剂药服后每日腹泻3～4次，思食并食面条和稀粥，昼夜亦能入睡5～6小时，前方减芒硝再投4剂。

　　三诊： 患者神清，精神萎靡，少语，仍以原方加减继投3剂。并配丸剂嘱服3～6个月，以巩固疗效。

　　后知病愈2年未再复发，正常在校就读。

　　【按语】 精神分裂症患者一般都否认自己有病，或疑药物有毒害己，故拒绝治疗者多。通过劝解，特别在其清醒时晓之以理，能听从并顺利服药，或能诱服、灌药入腹，又能得其泻，往往覆杯神清。只要神志清醒，服药治疗则不太困难。该患者显由精神刺激起病，无家族病史，仅凭代诉亦难全信，之所以复发，可能因为西药药停而反跳。今见脉涩、苔黄舌绛、便结，又有躁动、不寐、乱跑等阳证见症，乃从痰、瘀、火、毒病机立法，以清窍解毒汤一投而效，后又以丸剂缓图，徐除宿根，无疑药证相合，方法允当，故收全功。

12. 安魂控躁汤治疗狂病（躁狂症）

　　王某，男，26岁，工人，1997年6月5日初诊。患者因巨额私款被骗，遂致失眠、头痛、心慌，继则愤怒，胡言乱语，骂詈妻眷及父母，不食不睡，到处乱跑。3年来先后住精神科或精神病院3次，诊断为躁狂症，每经临床治愈出院后数月复又发作。此次出院才不到两个月，又开始失眠，甚至通宵不睡，语无伦次，不进饮食，乃由家人强制伴送就诊。患者蓬头垢面，不肯就医，强制摁坐，随即又立起，自说无病。诊脉细数，舌红，根部苔黄腻，不大便数日，询其父，云患者常有侧耳沿壁凝听，清醒时，可睡片刻，发作时只稍听从其父一人照料。检阅其药，均为氯丙嗪、氯氮平之类镇静药，但服药时间不正常。

　　证候： 痰火上蒙，瘀滞脑窍。

　　治法： 荡痰泻火，安魂控躁。

　　方药： 安魂控躁汤加减。生代赭石（先煎）50g，大黄30g，煅礞石（先煎）30g，龙齿（先煎）30g，生牡蛎（先煎）30g，潞党参30g，制半夏20g，芒硝（冲服）15g，石菖蒲10g，远志10g，龙胆草10g，土鳖虫10g，黄连10g，沉香6g，桃仁

25g，竹沥10mL（冲），甘遂（研末冲服）1g。并嘱原西药仍如法服。上方诱服2剂成功，每日泻稀便2～3次，动扰频次减少，且能入睡1～2小时。再投前方3剂，隔日1剂。

二诊：1997年6月15日（10日后）来诊，坐立已安，神志清楚，答话自如，原方减芒硝续服5剂。本方共服10剂后，患者已恢复常态。又以礞石滚痰丸合天王补心丹常服以巩固疗效。并嘱每日以芒硝3～5g，做丸食之以保持大便通畅。自此维持治疗2年，终获痊愈未再复发。

【按语】中医治疗本病，关键在于药能否服下，若汤药服不进，则需住院或用针剂注射镇静。本案患者由于数次住院强制治疗，难免对住院心有疑惧，故用中药治疗尚能勉强接受。此症显由悔意而起，郁怒不发，气结痰凝，以及血瘀阻塞心脑相通之路所致，向以西药镇静，然愈镇愈郁，邪气郁极必反，暴横莫制，加上无规律用药，越用神明越紊乱。今用本方取大黄和黄连泻胃火、心火，龙胆草泻肝火，与挫其"肝胃有余"之症颇合，礞石、芒硝、甘遂泻痰浊使邪有出路，石菖蒲、远志、半夏、竹沥化痰热而通心脑之灵窍，代赭石、牡蛎重坠引痰而下行，并辅以党参益元而护正。诸药相伍，性虽峻猛，但非锐利则痼疾沉疴不能克，此亦有病则病受之理气。

13. 滋阴清肝汤治疗瘿病（甲状腺功能亢进症）

刘某，女，31岁，农民，2010年5月4日初诊。心慌、失眠伴多汗（渐进性）6个月余，加重1个月就诊。患者形体消瘦，表情紧张，坐立欠安；脉数，舌红少苔；两眼球微突，双侧甲状腺呈结节性肿大，能随吞咽动作而上下移动，可触及结节；两手平举，上覆蒲纸，手指震颤纸片；体温37.4℃，心率120次/分，血压136/54mmHg；询之口干不欲饮，能食，食量较前增多，怕热，面烘热，多汗，尤以手脚为甚，少寐，心悸气短，焦急，情绪易激动。测三碘甲腺原氨酸（T_3）3.6nmol/L（正常值1.23～3.54nmol/L），血清甲状腺素（T_4）197nmol/L（正常值58～187nmol/L），促甲状激素（TSH）0.4mIU/L（正常值0.5～10.0mIU/L）。结果呈"二高一低"。诊为甲状腺功能亢进症。

证候：阴虚火旺，痰气互结。

治法：滋阴和阳，清肝散结。

方药：滋阴清肝汤。熟地20g，龟甲20g（先煎），生牡蛎20g（先煎）、茯神20g，天花粉10g，天冬10g，茵陈10g，川楝子10g，夏枯草10g，阿胶10g（烊冲），怀牛膝10g，五味子10g，黄药子10g，磁石30g（先煎），女贞子30g，赤芍30g，甘菊花15g，酸枣仁15g。药服10剂，心慌、多汗减轻，心率降至96次/分，焦躁稍安，仍投前方10剂续服。先后6诊，本方加减共服60余剂，历经两个疗程治疗，诸症皆安。乃以原方配制丸药，嘱服3～6个月，以巩固疗效。2年后复查，体重增加，甲状腺肿及眼球突出明显减轻，心率及T$_3$、T$_4$、TSH水平皆正常，余亦无有不适。

【按语】甲状腺功能亢进症患者，于早期常以心悸、不眠等症而就诊，观之表情多显兴奋，甚至坐立不安。一诊脉时，脉呈数象，但体温正常，始疑神经症特别是心脏神经症，然若详察细审，即使T$_3$、T$_4$不高，TSH不低，其本病的临床症状已基本显示；尤其年轻女性，更应考虑为本病。此时，应当从辨证角度，抓住阴虚阳亢一派热象，用滋阴清肝汤治之则可。本案患者，甲状腺功能亢进症之临床表现已具备，余以滋阴清肝汤守方迭进，可谓药证合拍。患者又能坚持长期服药，直至治愈为止，实属"功到自然成"的力证。

14. 益肾祛痰熄风汤治疗气厥（癔症性昏厥）

徐某，女，20岁，学生，2002年6月18日初诊。1年前的一天，突然昏倒在地，心里清楚，但说不出话来，右侧肢体不时抽动，数分钟后消失，继则又多次发作。近半年来一日发作数次，乃退学求医。耗费万元以上进行多项检查，均无阳性体征，县医院诊为癔症，本市医院诊为癫痫，分别对症用药，但都未能控制发作，从县里专程前来求诊。神清，面色红润，天真自然，对话切题，步履自如；脉涩，苔少舌红；询其为独生子女，爱如明珠；无跌仆史，素感咽中不适，发作昏厥时多在白天，无口吐白沫、舌咬破及小便失禁。诊为癔症性昏厥。

证候： 情志不遂，气机郁闭。

治法： 益肾化痰，熄风宁脑。

方药： 益肾祛痰熄风汤。熟地10g，山萸肉10g，白云苓10g，泽泻10g，丹皮10g，炙甘草10g，远志10g，制半夏10g，炒竹茹10g，神曲10g，怀山药15g，川郁金6g，青皮6g，陈皮6g，川楝子6g，石菖蒲6g，制胆南星6g，生龙骨20g，生牡蛎20g（先煎），磁石30g（先煎），首乌藤30g，红枣5枚，生姜5片，小麦30粒。上药水煎，连服15剂，抽搐发作已控制，唯偶尔手指微颤。再以上方加减：熟地

300g，磁石300g（先煎），生龙骨200g，生牡蛎200g（先煎），山萸肉150g，怀山药150g，白云苓100g，丹皮100g，泽泻100g，制胆南星100g，川郁金100g，远志100g，石菖蒲100g，僵蚕100g，甘草100g，全蝎20g，蜈蚣10g，土鳖虫30g。上药共粉碎如细面，手捻无细粒，水泛为丸如绿豆大小，每次服5g，一日3次。连服4个月，病愈后2年未复发。恢复上学，一切如常。

【按语】本病例以发作性昏厥为主诉，查无阳性体征，经详细诊察，得出癔症性昏厥诊断，证据确凿。乃先天神虚体质，加上父母溺爱，形成高度自我显示性和自我中心倾向的心理障碍所致。求医愈多，心理愈紧张，亲人越重视，情感越高涨，是频频发作、久久不愈的关键所在。今以本方从补肾入手以治本，化痰祛痰熄风以治标，标本同治，又辅以疏导，故获效优。

15.安神补心汤治疗心悸（心脏神经症）

谢某，女，26岁，教师，1996年4月5日初诊。两年前的春夏之交，不明原因地自觉心慌胸闷，渐至心跳、胸闷阵发性加剧，并伴少寐心烦，登高走远不能，遂请假医治。经用保护心肌之类西药及中药之炙甘草汤、甘麦大枣汤、都气丸、血府逐瘀汤等，虽心悸有所好转，但仍时发叹息、长吸气。近感心慌、乏力又作，睡少梦多，食欲日减，故来就诊。

中等身材，营养一般，面有倦容，精神欠佳，时时叹息，谓胸闷，深吸气方舒，脉细涩，苔少微剥，舌质暗红。心电图示心率88次/分，ST段有改变。胸片示肺纹理稍增粗。血常规：血红蛋白110g/L，红细胞计数4.5×10^{12}/L，白细胞计数6.0×10^9/L，中性粒细胞0.6，嗜酸性粒细胞0.03，淋巴细胞0.3，单核细胞0.02，血小板计数150×10^9/L。病前无感冒病史。诊为心脏神经症。

证候：宗气虚陷，心神不安。

治法：调神补心。

方药：安神补心汤：炙黄芪15g，潞党参10g，知母10g，桔梗10g，白术10g，甘草10g，柴胡6g，升麻6g，红枣5枚，小麦30粒。上方服5剂，效果不著。又投调神补心汤：潞党参30g，酸枣仁30g，生地30g，龙齿30g（先煎），生牡蛎30g（先煎），珍珠母30g（先煎），炙甘草30g，紫石英20g（先煎），茯神15g，五味子10g，麦冬10g，远志10g，石菖蒲10g，柏子仁10g，丹参10g，当归12g，琥珀2g（研末冲服）。先后4诊，共服上方26剂，病愈未发。

【按语】本病例虽有大气下陷之象，但苔剥舌暗红，又有气阴两虚兼夹瘀浊之征，尽管ST段改变，但无病毒感冒之病史，查无明显阳性体征，故治以养阴益气、补神安神，佐以活血化痰，效果满意。

16. 温胆清心汤治疗郁证（强迫性神经症）

李某，女，20岁，学生，1997年5月12日初诊。自述两年来，全身不适，头脑不清，听课时觉道理太浅，听后忘记，既问老师又问同学，一而再，再而三，不以为烦。在集体宿舍多有怕失衣物之感，常返卧室检查，然亦无丢失。上楼脚步有声，引起深思，乘车喜数道旁树木，虽知无益，但亦未能克制；洗衣、洗手多怕不净，每每费时较长。近数月来，常感睡浅多梦，胸闷而呼吸不畅，多次诊治，均云无病。现已毕业，故专程就医。患者性格内向，娴静寡言，脉涩，苔薄黄，舌暗红而胖，边有瘀点；胸透及肝胆脾胰超声、心电图、脑电图检查均正常。诊为强迫性神经症。

证候： 心胆气怯，痰瘀内结。

治法： 益气化瘀，消痰定志。

方药： 温胆清心汤加减。太子参30g，当归15g，制半夏10g，白云苓10g，茯神10g，远志10g，炒枳实10g，炒竹茹10g，生地10g，麦冬10g，石斛10g，丹皮10g，生五灵脂10g，石菖蒲6g，䗪虫6g，琥珀2g（冲服）。上方连服5剂后，呼吸稍畅，唯睡眠不实，仍以上方加合欢皮30g续服。先后六诊，共服上方30剂，诸症消失。

现已上班，在某单位从事出纳工作。1年后随访，一如常人，病无再发。

【按语】本案患者，由于性格、情感内向，交际甚少，心情不旷，加上用脑过度，脑神耗伤，久郁气逆化火，伤阴燥血，又瘀滞痰生。虚实兼夹，非补消并施，不能为功。方取太子参、当归、麦冬、生地伍石斛，益气养血滋阴以辅助正气，集石菖蒲、枳实、半夏及远志行气化痰于一体，尤以䗪虫、五灵脂、琥珀直入病所消瘀，祛其有形之浊而复无形之神，故收效优良。

17. 泻火祛风汤治疗面风痛（三叉神经痛）

焦某，男，36岁，教师，于2004年11月5日来诊。1年前右侧下唇及舌侧缘疼痛，始发轻微，渐加重，疑为牙痛，拔去磨牙2个，疼痛愈剧，呈闪电样阵发性剧烈疼痛，日1作或数日1作，半月后就医，某医院诊为三叉神经痛，经青霉素抗炎及卡马西平、苯妥英钠镇静止痛治疗3个月，疼痛已止。近1个月来，疼痛又发，且较前为甚，呈阵发性，如刀割、火灼样剧痛频作，卡马西平每日已服至8片，痛亦不能止，故来就诊。患者手抚右脸，时而呻吟，自述鼻翼外侧及颊呈触电样灼痛，一日发作10余次，持续数秒，痛甚时右侧面肌抽搐。因受轻微刺激则作，故说话、吞咽、洗脸、刷牙都特别小心，甚至口水也不敢咽。右侧面颊咬肌处压痛明显；脉弦数，苔少中干，舌质红，大便干，血压正常。

证候：肝胃火逆，痰瘀阻络。

治法：泻火熄风，通瘀止痛。

方药：泻火祛风汤加减。人参须30g，当归须30g，生石膏30g（先煎），山栀衣30g，甘草30g，杭菊花30g，杭白芍30g，白芷10g，广地龙10g，僵蚕10g，龙胆草10g，连翘10g，丹皮10g，天麻10g，全蝎1g（分3次冲服），蜈蚣1g（研末，分2次冲服），蟅虫3g，水蛭3g，蜂房3g，川芎15g。药服5剂后，疼痛有所缓解，发作次数渐少。再服5剂，疼痛大减。先后4诊，共服本方22剂，停服卡马西平，已不再疼痛。时逾2年，未再发作。

【按语】本案患者从事脑力劳动，心神久用，体内阴液必有耗损，课案言多，肺气必日渐耗散无全。阴虚则虚火易浮，肺虚则肝必横恣，肝气挟虚火上逆犯胃灼津，津伤而胃火又附肝火上炎。津受火炼则凝痰，血被火灼则结瘀，久久痰瘀入络，一受外风，风乘火势，火乘风威，故面见钻刺、灼热痛频频发作；脉弦数、舌质红、大便干，乃为火盛、风扰瘀滞之象。今用泻火祛风汤之龙胆草、石膏之属直折火势，全蝎、蜈蚣、僵蚕之品挫其风威，又有蟅虫、水蛭通络化瘀，大剂白芍养阴，人参须、当归须入络益气血，有泻有守，于本病最宜。邪去正得，霍然一朝。

18. 温阳活血汤治疗偏痹（坐骨神经痛）

许某，男，61岁，农民，1998年4月初诊。患者臀部疼痛放射到下肢已10年，始则有下半身酸痛和腰部不灵活感，继则腰部疼痛，不能行走和劳动，甚时臀及髋部剧烈疼痛如刀刺样，并向大腿后侧及小腿后外侧放射，夜晚常因疼痛不能入睡，经服中西药及针灸反复治疗，虽有暂时缓解，但终不能免于疼痛之苦。最近5个月以来，臀部疼痛尤有加重，活动更甚，现服泼尼松、消炎药及局部封闭，痛不能止，故来就诊。患者行走时形体向左侧倾斜，查右侧梨状肌下缘坐骨神经盆骨出口处、腘窝、腓骨小头及外踝后压痛明显，抬举右足跟则同侧下肢疼痛，肌力4级，腓肠肌轻度萎缩，踝反射减弱。腰椎摄片示腰椎呈左侧侧弯，腰椎间隙、椎间盘及骨质无明显改变。脉濡，苔薄白，舌胖、边有齿印、质黯红。诊为原发性坐骨神经痛。

证候：风寒入络，瘀湿凝滞。

治法：温阳活血，祛湿止痛。

方药：温阳活血汤加减。黄芪30g，当归30g，白芍30g，薏苡仁30g，麻黄6g，制川乌6g，乳香6g，没药6g，土鳖虫6g，炮山甲6g，川牛膝15g，丹参15g，甘草20g，炒苍术10g，木防己10g，生姜5片。

上药投服6剂后，腰痛大减；再投15剂，疼痛完全消除，行卧无痛苦。3个月后无不适，1年后痊愈，未再复发。

【按语】本案患者素体禀赋薄弱，腠理不密，风、寒、湿乘袭，营卫先虚，既虚邪则乘之，正气为邪气所阻，不能宣行，因而留滞，气血凝涩，久而成痹。今用大剂温阳益气以扶正，活血散湿以祛邪，尤赖虫类和穿山甲等通络拔湿之品，力专功擅，故疗程未满病即霍然。

19. 气阴双补汤治疗肌痿（重症肌无力）

楚某，男，47岁，干部，2004年5月12日初诊。一年前的一天，始感漱口时两腮无力，眼皮发干，嗜睡，偶尔发音障碍，将"二"说成"爱"，正常上班。持续3周后，早餐喝牛奶呛咳，晚餐咽饭困难，并伴口吃，时轻时重，反复无常。就诊于某医院，查脑CT、磁共振、血流变、脑电图、听觉诱发电位皆正常，疑为脑梗死或阵发性脑缺血。用醒脑救瘫丸、镇脑宁、通天口服液后，自觉头发胀，经针灸治疗，进食呛咳缓解一时。治疗2周后，先有早晚进食困难渐至中餐进食亦有呛咳。再次就诊于另一医院，复查CT、磁共振，发现有胸腺肌瘤，新斯的明试验阳性，肌电图示颈肌、面肌无力，确诊为重症肌无力。给予溴吡斯的明治疗后，吃饭、喝水及发音有所好转，但全身症状及根本病因仍未解除，因而求诊。患者面色㿠白，形瘦，神清，懒言，说话带鼻音，有舌短咬牙之态，精神不振，乏力，少底气，不愿活动，两臂无力，下肢水肿，有食欲，但吞咽时咽部滞塞又呃声阵阵，慢慢咳出。咀嚼、说话均很累，眼睛发涩，睡眠及二便尚可，唯有腰酸和早泄、不育，易患感冒和口疮，喜食甜、不食辣，亦无烟酒嗜好。脉弦，苔少舌红，二便化验均正常。

证候： 精亏脾虚，痰瘀兼夹。

治法： 补气益精，除湿强肌。

方药： 气阴双补汤加减。炙黄芪60g，潞党参30g，炒白术30g，熟地30g，当归30g，炙甘草30g，茵陈30g，炒苍术10g，柴胡10g，白茯苓10g，制半夏10g，阿胶10g（烊冲），紫河车10g（研吞），黄柏10g，升麻6g，陈皮6g，巴戟天15g，丹参15g，制马钱子0.3g（分3次冲服）。

上方连服10剂，说话、咀嚼较前有力；又服10剂，两臂无力亦有好转，下肢水肿消退，进水、进食时呛咳症状稍有改善，前方续投。先后服本方62剂，诸症悉退，又以本方制丸续服半年以巩固疗效。1年后随访，症状基本控制，未再反复。

【按语】 本病例素易感冒，屡发口疮，又患不育，显系虚性体质，发病与自身免疫有关。虚为精虚、气虚，气虚脾为主，精虚肾为先。精者身之本，精虚补肾，故用熟地、阿胶、紫河车补肾精，巴戟天补肾阳；气之源头在乎脾，气虚补脾，故用补中益气汤补益脾气，加半夏、茯苓配白术化痰以降浊，加陈皮配升麻、柴胡行气以升清；又入苍术、黄柏、茵陈清湿热，丹参化血瘀；马钱子含番木鳖碱、马钱子碱、可鲁勃林等成分，可兴奋脊髓反射功能和血管运动中枢，为治重症肌无力之要药。全方虚实兼顾，以补虚为主，补以促消，消以助补，邪去正复，正复邪去，故药后病除。

20. 强肌熄风汤治疗面瘫（面神经麻痹）

朱某，男，42岁，教师，1998年11月6日初诊。两个月前因夜间受凉，某日晨起洗漱时，突觉右侧脸部麻木，口角下垂，面部斜向左侧。经服药、针灸治疗不见好转，进食时右侧齿颊间隙常滞留残渣、口水频流而就诊。口眼向左侧歪斜尤为明显，鼓腮吹气，右侧口角漏气。脉弱，苔少舌红，血压90/60mmHg。诊为面神经麻痹。

证候： 气虚风袭，痰瘀阻络。

治法： 强肌通络，熄风化痰。

方药： 强肌熄风汤加味。炙黄芪30g，怀山药30g，当归30g，大青叶30g，生甘草30g，桂枝6g，制胆南星6g，牛蒡子10g，清半夏10g，僵蚕10g，地龙10g，白芷

10g，水蛭3g，蜂房3g，土鳖虫3g，蜈蚣2g，全蝎2g，制马钱子0.3g。上方服10剂后，病侧面肌瘫痪好转。再服10剂，口眼及面部基本正常，唯发笑时仍有轻微㖞斜。续以原方配丸剂内服以善后。

1年后随访，诸症悉除，未留遗患。

【按语】治疗本病，武老认为当以补为主，以攻为辅。补以益气养血，意在强肌；攻以通络祛风，要在舒筋。但止痉药应当慎用，以白附子、防风之类治疗本病，然此二药止痉作用强，故用桂枝温经通阳代防风，牛蒡子祛风解毒消肿代白附子。因受凉而发病，桂枝温经通阳不可少；从病理见有面神经水肿，牛蒡子等消肿、解毒、燥湿化痰之品亦不可少，方中用了其他消肿解毒、化痰通瘀药，也正是围绕这个基本病机。有人主张配合生胆南星、黄鳝血、马钱子、火麻仁局部外敷，武老认为仅能作为辅助治疗之用，而且较为烦琐，若方便，可选其一辅用之，或弃而不用。汤方依然为本病的主要疗法，故本案患者，全凭汤剂坚持守方服药，终获满意疗效。

21. 益阴助阳补心汤治疗怔忡（高血压心脏病）

邱某，女，75岁，退休干部，1998年6月初诊。罹患高血压病近20年，常感头目眩晕、胸闷、呼吸气短，时而夜间憋气，被迫坐起，心悸少寐，腹胀纳差，渐至下肢水肿，怯寒，四肢欠温，腰腿酸痛，乏力，夜尿频多，大便秘结。查面色㿠白，形体丰腴，两下肢水肿，跗踝尤显，按之凹而不起；脉沉缓无力，苔少舌淡红；血压150/90mmHg（已服硝苯地平）；心尖部闻及Ⅱ级收缩期杂音，心率缓，主动脉瓣区第二心音亢进，叩诊心脏浊音界向两侧扩大。X线检查示左右心室增大。B超示肝略大。心电图示窦性P波，左心室肥厚，电轴左偏，左侧分支传导阻滞，心率53次/分。化验血糖及血清肌酐、尿素氮均在正常范围，血清胆固醇10.5mmol/L，甘油三酯5.6mmol/L，高密脂蛋白胆固醇1.1mmol/L，尿蛋白少量。诊为高血压心脏病（慢性心功能不全）。

证候：阴阳两虚，痰瘀阻滞，水湿停聚。

治法：阴阳两补，活血化瘀。

方药：益阴助阳补心汤。熟地15g，潞党参10g，川杜仲10g，桑寄生10g，淫羊藿10g，怀牛膝10g，五味子10g，龟甲10g，玄参10g，广地龙10g，柏子仁10g，酸枣仁10g，白茯苓10g，山楂10g，木防己10g，五加皮20g，毛冬青30g，瓜蒌皮

30g，泽泻30g，决明子30g，肉桂末2g（分3次冲服）。上方连服30余剂，头昏眩晕、心悸胸闷及下肢水肿减轻，心率增至59次/分，再制丸剂缓治之。处方：熟地80g，潞党参50g，杜仲50g，桑寄生50g，淫羊藿50g，怀牛膝50g，五味子50g，龟甲50g，玄参50g，广地龙50g，柏子仁50g，酸枣仁50g，白云苓50g，山楂50g，木防己50g，五加皮100g，毛冬青150g，瓜蒌皮150g，泽泻150g，决明子150g，肉桂10g。

丸方共服两个疗程，半年后复查，各项指标接近正常，诸症悉退。

【按语】高血压心脏病患者，尤其是老年患者，治疗用药最宜和缓，凡补阴补阳亦宜甘寒甘温，如补阳一线药物宜用淫羊藿、桑寄生、五加皮之类，肉桂、附片辛热为二线药；补阴一线药物宜用生地、麦冬、玄参、石斛之品，知母、黄柏苦寒，为二线药。一线药如春风化雨，随时可用，二线药似烈日当空或冷水浇泼，非用不可时才用。化瘀消痰药亦不宜过于克伐，如瓜蒌皮、毛冬青之类，最适合本病消痰化瘀，功效虽缓，但邪去而正气不伤。因为本病并非仅赖药物所能痊愈，还需配合调护，如平素低盐、低脂饮食，多吃蔬菜，戒烟酒，适当进行户外活动，以及散步、气功等轻松的体质锻炼，都是祛病延年的必要方法。

22.降脂丸治疗眩晕（高脂血症）

李某，女，56岁，干部，1998年10月5日初诊。10余年来，经常头晕、头昏、头痛，血压偏高不稳，曾检查，血糖、血脂偏高。近来头昏加重，近事易忘，故来就诊。形体肥胖，脉细涩，苔薄白，舌质红偏暗，舌体胖且有瘀斑；血压150/95mmHg，空腹血糖6.8mmol/L，血清高密度脂蛋白胆固醇（HDL-C）6.6mmol/L。诊为高脂血症。

证候：阴阳失调，痰瘀湿浊内阻。

治法：行气活血，化湿消痰。

方药：降脂丸。炒苍术60g，炒枳壳60g，何首乌60g，红花60g，丹参60g，车前子60g，肉苁蓉60g，刺蒺藜60g，杭菊花60g，茺蔚子60g，川郁金60g，远志60g，决明子180g，炒山楂180g，泽泻120g，白茯苓90g，陈皮40g，石菖蒲40g，制胆星南40g。诸药粉碎成细末，过筛，水泛为丸如小绿豆大，每次服5g，一日3次。

丸方连服两个疗程，并适当节制饮食和加强体育锻炼，复查血压及血脂、胆固醇皆降至正常范围，诸症消除。

随访2年，上述指标持续稳定。

【按语】本案患者血糖、血压均偏高，但尚未构成糖尿病、高血压病。见头昏头痛，检查血脂、胆固醇又明显升高，可能由于痰浊瘀滞脉络，脑动脉管壁受阻或舒缩失调以阴虚阳亢所致。武老以化痰活血之消脂药从高血脂入手治疗，并制成丸剂，让患者缓缓进服，使邪浊得消于潜移默化之中，故血脂、胆固醇降至正常，诸症亦随之消失。方中用决明子清热养肝，何首乌和肉苁蓉益精血、补肝肾、润肠通便，俱可降压、降血脂及胆固醇；以山楂、丹参、红花、茺蔚子活血化瘀，杭菊花、刺蒺藜疏肝平肝，皆可消脂降压；以石菖蒲、胆南星、远志、郁金消痰利窍，泽泻、车前子、刺茯苓、苍术渗湿燥湿除浊；佐陈皮、枳壳行气助运，诸药相伍，共奏行气活血、化湿消痰降脂之功。

23. 清热解毒活瘀汤治疗胁痛（乙肝病毒携带综合征）

孔某，男，29岁，教师，2003年6月8日初诊。乙肝病毒携带多年，常感肝区隐痛，劳累后尤显，极易疲倦，有时全身酸楚，喜卧思睡，睡则心烦意乱，性功能低下。刻诊：精神萎靡，脉细涩，苔薄白，舌淡红、边有瘀斑。实验室检查：HBsAg（＋），抗–HBs（－），HBeAg（＋），抗–HBc（＋）。诊为乙肝病毒携带综合征。

证候： 疫毒内稽，肝肾亏损。

治法： 清解解毒，活血通络。

方药： 清热解毒活瘀汤加减。炙黄芪80g，熟地80g，紫河车80g，贯众80g，土茯苓80g，半枝莲80g，肉桂30g，炮山甲30g，大黄30g，水蛭80g，鸡内金30g，陈皮30g，全蝎10g，青黛10g，白花蛇舌草150g，虎杖150g，赤芍150g，山豆根50g，田基黄50g，败酱草50g，蚤休50g，炒薏苡仁50g，猪苓50g，三七15g。诸药粉碎过筛，水泛为丸如小绿豆大，每次服5g，一日3次。

丸方连服3个月余，精神转佳，寐寐亦安，前方继服。

半年后复查。e抗原阴转，再服。再查，乙肝表面抗原、e抗原、核心抗体"三阳"均阴转。后连查3次，均无异常，诸症亦瘥。

【按语】乙肝病毒携带者临床多无明显症状，又因肝功能正常，每多被忽视，其实若仔细观察，仍有形迹可征，较重者则可出现综合征，亦可被误诊或漏诊；更有甚者，临床有时见肝炎突然发作、突发肝硬化、肝癌者，恰恰就是多年乙肝病毒携带者，故有报道部分乙肝病毒携带病例，经肝穿刺病理组织检查，肝细胞亦有轻重程度不同的炎性改变。此结果表明，乙肝病毒携带者并非无病，仍应治疗，并需定期检查。

24. 软肝健脾化纤汤治疗积聚（早期肝硬化）

陈某，男，50岁，工人，2005年3月12日初诊。罹"乙肝"8年之久，肝功能异常，脾大，有轻度腹水，屡以肝硬化用药，久治不愈而就诊。面黄形瘦，下肢水肿，乏力，腹胀，纳差，食后腹胀甚，面颈部见散在性蜘蛛痣，脉缓涩，苔少，舌光红、边有瘀点；腹微膨，肝、脾未满意触及，血压120/75mmHg；B超检查：肝脏大小，右锁骨中线前后径8.7cm，肝内回声质不匀，边缘不光滑；脾脏厚度＞6.0cm，侧卧肋下（+）；腹腔内见片状无回声区，门静脉1.6cm，胆、胰未见明显异常，提示肝硬化伴中等量腹水，肝缩小，脾大，门静脉高压。肝功能检查：谷丙转氨酶61U/L，谷草转氨酶64U/L，γ-谷氨酰转肽酶68U/L，碱性磷酸酶＜40U/L，总胆红素42μmol/L，乙肝病毒表面抗原阳性。蛋白质测定：总蛋白70g/L，白蛋白31g/L，球蛋白39g/L，白球比1:2.1。蛋白电泳：白蛋白49%，α_1球蛋白13%，α_2球蛋白26%，β球蛋白13%，γ球蛋白29%。肾功能检查正常。

证候： 肝郁血瘀，湿热水浊内阻。

治法： 清热化湿，软肝化纤。

方药： 软肝健脾化纤汤。太子参60g（另煎兑服），当归须30g，炒白术30g，怀山药30g，白云苓30g，泽泻30g，赤芍30g，水红花籽30g，马鞭草30g，虎杖30g，白花蛇舌草30g，炒枳壳30g，鸡内金10g，徐长卿10g，田基黄10g，参三七6g，水蛭3g，败酱草15g。凉水浓煎3次，分3次服，每日1剂。上方先后加减共服3个月余，腹水渐退，全身症状好转，再以前方制丸缓图。处方：太子参180g，当归须90g，炒白术90g，怀山药90g，白云苓90g，泽泻90g，赤芍90g，水红花籽90g，马鞭草90g，虎杖90g，白花蛇舌草90g，炒枳壳90g，鸡内金100g，徐长卿30g，田基黄30g，参三七20g，水蛭10g，败酱草50g。诸药粉碎成细粉，过筛，水泛为丸如小绿豆大，每次服5g，一日3次。丸方连服近4个月，复查B超，肝、脾大小基本稳定，腹水消失；肝功能检查正常，食欲增加。继以丸方徐图，以巩固疗效。

两年后追访，患者体质尚可，生活起居如常。

【按语】肝硬化伴腹水、门静脉高压，病情发展有两种可能，一是并发的食道或胃底静脉破裂，引起消化道大出血；二是因体内有毒物质（如血液中的氨等）作用于脑组织，可引起肝性脑病（俗称肝昏迷）。其他可为由代谢障碍和营养不良所致的消瘦、贫血；因内分泌失调，血中雌性激素增多，使动脉毛细血管扩张而形成的蜘蛛痣；以及由于肝制造凝血酶原功能减退、血小板减少、毛细血管脆性增加等因素造成的鼻衄、牙龈出血、皮下出血等症。对于消化道大出血，西医学可通过手术治疗，但有时疗效不理想，而且进行手术治疗者不多；对于肝昏迷，仅可对症治疗，然亦每难逆转。以中医药治疗肝硬化，主要优势在防患于病情发展之前。本案患者，已从活动性肝硬化渐向静止性肝硬化发展，病情已属严重，经用软肝健脾化纤汤（九）连续治疗，终使病情得以稳定并趋向愈途，实乃得力于求法于慎疾审因之先也。但严重肝硬化有出血倾向者，需去水蛭和进软食。

25. 养胃滋萎汤治疗胃痞（慢性萎缩性胃炎）

江某，男，57岁，农民，1998年4月20日初诊。上腹疼痛伴食后脘腹阻胀，反复发作10余年，经中西药久治无效。半年前经胃镜及活组织病理检查，诊为慢性萎缩性胃炎伴淋巴组织增生。服快胃片、温胃舒、养胃舒、三九胃泰及胃必治等，脘痛及食后胀满、嗳气始终不减，诊脉细涩，苔少而微剥，舌质暗红，消瘦，乏力，大便时溏时结。从萎缩性胃炎以养胃滋萎汤治之。

证候：健脾养胃，滋阴补血。

治法：理气和血，益胃滋萎。

方药：养胃滋萎汤加味。潞党参30g，百合30g，怀山药30g，炒白术10g，白云苓10g，肉苁蓉10g，佛手10g，石斛10g，生地10g，白花蛇舌草10g，蒲公英10g，丹参10g，莪术10g，神曲10g，甘草10g，旋覆花10g（布包），陈皮6g，砂仁6g（后下），川楝子6g，焙内金6g。上药连服10剂后，脘痛锐减，脘阻嗳气亦除，前方去旋覆花续投。先后共服本方82剂，复查胃镜，黏膜组织病变减轻，病变范围缩小，舌苔已接近正常，临床症状消失，再以原方制丸连服3个月以巩固疗效。2年后见之，食欲无碍而安。

【按语】本案患者年近花甲，胃病久治不愈，犹恐癌变。由于情切乱医，药物杂投，反干扰胃酸、胃蛋白酶原分泌，胃黏膜愈受其破坏，以致长年累月不能修复。余治此症，非因缺酸而一味补酸，亦非见瘘而恣用润药，而是以养胃滋萎汤从调和气血入手，寓攻于和，寓急于缓，虽轻清平淡之方，亦似有奇品之效。

26. 健脾益胃汤治疗胃缓（胃下垂）

徐某，男，28岁，工人，2004年8月5日初诊。患胃下垂10年余，曾做X线钡餐检查，胃下端位于髂嵴间线以下4.6cm。上腹素感坠胀不适，每进食后脘胀脘痛，嗳气恶心，肠鸣幽幽，大便时溏时秘。形体瘦长而弱，立位时剑突下压痛明显，肠镜检查无异常，胃镜检查伴浅表性胃炎。脉弦数，苔薄黄，舌红有瘀斑。

证候： 中气虚陷，痰食内停。

治法： 升清降浊，养脾强胃。

方药： 健脾益胃汤加味。潞党参30g，黄芪30g，怀山药30g，当归须20g，肉桂6g，绿升麻6g，鸡内金6g，陈皮6g，甘草6g，柴胡10g，炒枳实10g，桔梗10g，旋覆花10g（布包），蒲公英10g，白云苓10g，炒白术15g，谷芽、麦芽各15g，黄连3g。嘱患者少食多餐，食后躺卧半小时，加强调护。上方加减先后共服85剂，诸症悉退，复查X线，胃下端低于两髂嵴水平线下2cm，胃壁软，蠕动对称，再以前方配丸续服，以巩固疗效。

【按语】 本案患者，素因体形瘦长，体质素弱，其他脏器虽未见明显下垂，但胃下垂日久且重，治愈非易事。经过本方1个疗程治疗后，症状已消除未反复，胃下垂亦显著减轻，疗效已属理想。若再能持续服药，谨慎起居，合理调护，效果则会更好。

27. 降浊清胰汤治疗胰胀（慢性胰腺炎）

邓某，女，54岁，工人，1998年10月6日初诊。两年前患胆囊炎治疗好转。数月后突发左上腹疼痛伴腹泻，经某医院诊为急性胰腺炎，住院治愈出院。近1个月来腹痛、腹泻反复发作，经某医院诊为慢性胰腺炎，屡用解痉、止痛、抗炎及胰酶抑制剂，始终未能控制症状反复。刻诊：形体消瘦，面色萎黄，上腹疼痛时剧时缓，剧痛时放射至左肩背部，并伴恶心、呕吐。平素不耐油腻食物，食后饱胀、嗳气、便稀、量多、秽臭，甚时日行3~4次。脉细涩，苔薄黄，舌质暗红。上腹有轻压痛。化验尿糖阴性，空腹血糖9.2mmol/L（正常值3.9~6.1mmol/L），餐后血糖14.5mmol/L；白细胞计数11.1×10⁹/L［正常值（4.0～10.0）×10⁹/L］；血清淀粉酶190U/L（正常值80～180U/L），血清脂肪酶1.0U/mL（比浊法正常值0～7.9U/mL）；血清总胆红素19.2μmol/L（正常值5.1～17.1μmol/L）。B超示胆囊壁粗糙，胰腺未见明显异常。淀粉耐量未测定。诊为慢性复发性胰腺炎。

证候： 肝脾湿热，瘀毒内滞。

治法： 疏肝导滞，清热化瘀。

方药： 降浊清胰汤加味。金银花60g（煎水代水煎药），白花蛇舌草30g，茵陈30g，栀子30g，赤芍30g，山楂30g，龙胆草10g，莪术10g，蒲黄10g，五灵脂10g，木香10g（后下），佩兰10g，白茯苓10g，柴胡10g，六神曲10g，葛根10g，蒲公英15g，炮山甲6g，炒枳壳6g。上药连服10剂，腹痛、腹泻均减，又以原方减金银花为30g续服。上方加减先后共服50余剂，复查血、便及超声均未见明显异常，诸症悉除，仍以前方制丸1料以善其后。1年后追访，未见复发。

【按语】该患者可能由急性胰腺炎发展而来，而急性胰腺炎乃由胆道感染所致，由于病后饮食不慎、调护不当，病灶未清除，故致慢性胰腺炎反复发作。现虽配合西药对症治疗应急，但中药治疗仍起主要作用。方中大剂金银花、白花蛇舌草力主清热排毒；赤芍重用意在凉血活血；尤其重用山楂配合蒲黄、五灵脂最为切当，胰为消化器官，日久壅塞，非重用山楂不能通，胰腺脂类堆积，非蒲黄、五灵脂合用不能化。五灵脂苦寒泻火、通利血脉，使浊阴归下，生用行血而不推荡，非若大黄之力迅而不守；蒲黄辛凉，活血消瘀，能导瘀结而治气滞血凝之痛，力胜诸品。又有诸药相辅为用，共奏疏肝导滞、清热化瘀之效。湿热瘀毒浊邪去除，胰腺功能恢复，病当自愈。

28. 升阳益肠化浊汤治疗脾泻（慢性肠炎）

刘某，男，35岁，农民，2003年7月5日初诊。大便稀薄时轻时重3年余，其时大便日行4～6次，粪便质稀，偶夹黏液，无脓血及里急后重。满腹窜痛，先脐周后或左下腹或右下腹，便后无痛减；腹泻无分食前食后、白天黑夜。自述曾因喝汽水后腹部不适而腹泻，至今屡发不愈。经X线胃肠及肠镜多次检查无异常发现，中西药迭进亦未根除。形体偏瘦，腰酸，小便清长，乏力，寝食尚正常，脉濡细，苔薄白，舌淡红，脐周及左右下腹有轻压痛，血常规化验在正常值范围，大便化验偶见白细胞。肾超声无结石、积水，腰椎摄片提示腰椎骶化。诊为慢性肠炎。

证候： 脾肾两虚，痰湿内滞。

治法： 化痰消滞，升阳益肠。

方药： 升阳益肠化浊汤加减。潞党参30g，五味子30g，石莲肉30g（打碎），炒白术10g，炙黄芪10g，制半夏10g，白云苓10g，泽泻10g，莪术10g，白芥子10g，神曲10g，山楂10g，柴胡6g，黄连6g，陈皮6g，青皮6g，防风6g，羌活6g，白芍15g，煨姜5片，大枣5枚。上方连服28剂，诸症消失，再以前方制丸续服以巩固疗效。

1年后追访，无任何不适，康复如初。

【按语】 凡泄泻皆兼湿，初宜分理中焦，渗利下焦；久则滑脱，必以升举，然后以涩药固之。而本案病例已非初患，若过分分理、渗利，必愈伤阴液；又非滑脱，因便稀偶夹黏液，且伴腹痛压痛，必有邪实内结，非痰即湿，非瘀即滞，治必兼顾痰、湿、瘀、滞。方中利痰有半夏、陈皮、茯苓、白芥子，顽痰久泻，非白芥子搜利不效；渗湿有泽泻；化瘀有莪术；消滞赖山楂、神曲。又脾宜升则健，肾宜藏则摄，肝宜伸则疏，今邪实聚结，必因脾不升、肾不藏、肝不伸，故不用肉豆蔻、补骨脂、赤石脂、罂粟壳固涩过正之品，而用石莲肉、五味子以温润固摄；以党参、白术、黄芪、柴胡、红枣、煨姜益脾升阳，党参补益多用则宣通，少用反壅滞，因而重用之；以防风、青皮、羌活、白芍疏肝而和脾；少佐黄连清余邪之湿热以厚肠胃。诸药相辅相成，可谓消补兼施、升降并举，药中肯綮，故疗效满意。

29. 祛湿消脂丸治疗肥积（单纯性肥胖症）

江某，女，34岁，机关干部，2005年5月10月初诊。身体渐进性肥胖14年，全身困顿，走路气短，时感头昏、恶心，善食，大便干结，小便短少。体重70kg，身高162cm，若按（身高−100）×0.9＝标准体重计算，其标准体重应为55.8kg，实际体重超过标准25.4%。有肥胖家族史，血脂、胆固醇基本正常，脉细涩，苔薄黄，舌暗红。诊为单纯性肥胖症。

证候： 痰湿瘀滞，脾虚肝壅。

治法： 祛湿消脂，化痰减肥。

方药： 祛湿消脂丸。炒苍术100g，怀山药100g，何首乌100g，泽泻100g，山楂100g，制半夏60g，陈皮60g，制香附60g，白茯苓60g，车前子60g，生地60g，桔梗

60g，炒枳实60g，川牛膝60g，丹皮60g，生蒲黄60g，白芥子60g，红花60g，大黄30g，竹沥60mL，生姜汁20mL。上药共粉细，兑入姜汁、竹沥，水泛为丸如绿豆大，每次5g，一日3次，饭后服。并嘱进食量宜为平日的90%，少吃肥脂厚味，少食过咸食品，增加活动多散步。3个月后复诊，药后走路气短及头昏、恶心尽除，体重减轻14kg，再做水丸，以巩固疗效。

【按语】单纯性肥胖症是指人体皮下脂肪过多，体重超过正常标准20%以上的一种代谢性疾病。中医认为本症乃脾虚痰湿所致，且"肥人湿多，瘦人火多"，故治疗常用健脾燥湿之剂。然而，武老以为本症不仅仅为脾虚痰湿，肝肾功能失调及血瘀亦与之关系密切。肾气不足，气化生火，不能分清泌浊；肝失疏泄，气行呆钝，则清升浊降受阻，气阴不足，则阳气乘阴而干血，故有"水病则累血"之说。因此，治疗肥胖症，既要益肾调肝，又要活血行血。由于肥胖症乃生理失调性病症，病变随着病程及饮食起居而变化，因而用药最不宜猛峻，过燥则伤津，过利则伤阴，过消则耗气，过破则伤血，过温则动火，过补则壅滞，唯有平疏平消，散利相兼，流气散湿，消痰行瘀，方为中和之道。汤剂荡涤亦非所宜，又制消脂丸，丸者缓也，缓缓进治，且可渐获良功。方中以地黄丸合温胆汤化裁，别除山萸肉酸涩、甘草壅中，而加香附疏肝行气，桔梗宣肺开气，蒲黄、红花、大黄、山楂、何首乌活血化浊以消脂，久用有流气散湿、消痰减肥之效，而无克伐耗气伤血之虞。本案患者有肥胖家族史，其父体形肥胖，加上平素膳食不节，恣啖肥腻，活动较少，以致脏气不宣，清浊输泄失调，形成皮下脂肪堆积而诸症由生。兹用化痰消瘀、散湿流气、平调肝肾脾胃之丸剂，并伴以节食、活动之法，使偏者纠、盛者衰，故收满意疗效。

30. 益气御风汤治疗久咳（慢性气管炎）

邓某，女，48岁，工人，1998年11月5日初诊。5年前因患感冒伴咳嗽，经治痊愈，后又常因受寒受风而咳嗽不止，渐至逢冬每发，并连续咳嗽两个月以上方能缓解。此次咳嗽、咳痰已有1个月余，早晚咳嗽尤重，痰多而稠黏，且夹白色泡沫，虽用中西药治疗，仍然阵发性咳嗽，并有喉鸣声不断。头昏，畏寒，乏力，食少，全身不适，大便不爽，小便正常；脉细弱，苔薄白，舌淡红、边有齿痕；体温36.8℃，呼吸欠均匀，心音弱，偶发早搏，两肺闻及散在干性啰音；X线摄片示两下肺肺纹理增粗；血常规检查，白细胞计数在正常范围，中性粒细胞计数偏高。诊为慢性支气管炎。

证候： 肝肾气虚，痰浊蕴肺。

治法： 益气御风，健脾化痰。

方药： 益气御风汤（丸）。党参15g，当归10g，鹿角霜10g，杏仁10g，川贝母10g，桑白皮10g，陈皮10g，黄芩10g，白茯苓10g，僵蚕10g，甘草10g，熟地30g，怀山药30g，焙内金6g，炙麻黄6g，蝉蜕6g，炒葶苈子6g。上方连服20剂，咳嗽缓解，痰量亦少，唯偶有轻咳。再以上方加味制丸缓服善后。处方：潞党参75g，炙黄芪70g，当归50g，鹿角霜50g，杏仁50g，川贝母50g，桑白皮50g，陈皮50g，黄芩50g，白茯苓50g，僵蚕50g，甘草50g，紫河车50g，五味子50g，山萸肉50g，金樱子50g，肉苁蓉50g，远志50g，广地龙50g，熟地50g，怀山药50g，冰糖150g，焙内金30g，炙麻黄30g，蝉蜕30g，炒葶苈子30g，沉香30g，水蛭30g，蜂房30g，全蝎15g。上药粉碎过筛，以冰糖化水，水泛为丸如小绿豆大，每次服5g，一日3次，连服3个月。3年后因患肩周炎来诊，述其咳嗽自服上述汤丸后从未发作。

【按语】 相对而言，单纯型慢性支气管炎，只要系统治疗，一般预后较佳，然治疗亦非易事。因为治疗本病重点不仅仅在于控制症状，而在杜绝复发。若能达到如此境地，必须遵循"急则治标，缓则治本"的原则，"冬病夏治"或汤丸交替而施，即发作期用汤剂，缓解期用丸剂，并要坚持疗程服药，方能事半功倍。本案患者之所以获效理想，一是按医嘱认真服药；二是方药重在固本，兼顾其标。先以汤剂直取，后用丸剂清扫，药后使其邪去而正复，身体抵抗力增强，邪无乘隙之机，自当愈后再无复发之理。

31. 培元固本除哮汤治疗哮病（支气管哮喘）

魏某，男，39岁，农民，2001年12月2日初诊。从童年起患哮喘至今已31年，家族无同类病史，原先每逢冬春季节发作，渐则发作无明显季节性，诱因亦不明确。以往发作时，用氨茶碱及激素等药常能控制，此次发作用之疗效则不显，遂由家人护送就诊。患者端坐呼吸，呼气尤为困难，不能平卧，两肩耸起，鼻翼及肩颈、腹壁肌皆随呼吸而活动，喉中有哮鸣声，偶尔呛咳，咳出黏稠白痰，颈静脉怒张，桶状胸，听诊两肺有广泛哮鸣音及干性啰音，叩诊呈过清音，肺下界降低。胸片示两肺纹理增粗。血常规检查，白细胞及嗜酸性粒细胞计数略增高。发作前身微寒，夜间出汗，体温37.1℃，脉细数，苔白舌红，二便如常，发作已持续

10余小时。诊为支气管哮喘急性发作（混合型）伴轻度肺气肿。

　　证候： 肺肾气虚，邪留肺络。

　　治法： 补肾纳气，降逆消痰。

　　方药： 培元固本除哮汤（丸）。蛤蚧6g，制天南星6g，细辛6g，炙麻黄6g，沉香6g，炒葶苈子6g，甘草6g，孩儿参30g，海浮石30g（先煎），淡豆豉10g，广地龙10g，炙紫菀10g，桑白皮10g，五味子10g，杏仁10g，黄芩10g，钟乳石15g（先煎），生龙骨20g（先煎），皂角3g。上方5剂服后，哮喘已止，又以前方续服，先后共服40余剂，哮症未作。再拟丸方以除夙根。处方：蛤蚧24g（去头足），制天南星24g，细辛24g，炙麻黄24g，沉香24g，炒葶苈子24g，甘草24g，水蛭24g，蜂房24g，孩儿参120g，海浮石120g，玄参120g，熟地120g，淡豆豉40g，广地龙40g，炙紫菀40g，桑白皮40g，五味子40g，杏仁40g，黄芩40g，制半夏40g，炙冬花40g，神曲40g，干姜40g，川贝母40g，山栀衣40g，苏子40g，僵蚕40g，皂角12g，白矾12g，制川乌12g，川椒12g，钟乳石60g，生龙骨80g。上药粉碎过筛，水泛为丸如小绿豆大，每次服5g，一日3次，共服3个月余。逾2年，哮喘未发。

　　【按语】 支气管哮喘从临床观察，有轻、中、重度三类。轻度为偶发喘促，体质状态尚好，服药或不服药亦能很快缓解，此类多由过敏或情绪波动引起；中度哮喘随时可发，体质无明显消瘦，也无慢性病容，但非服药治疗不能终止发作，这类多无家族同类病史；重度则形体消瘦，极易感冒，哮喘频发，食少乏力，行动气喘，多有家族同类病史，治疗颇难，痊愈也难。上述三类，虽有病程长短的关系，然体质类型确是决定疾病转归及预后的重要因素。本案患者属于中度支气管哮喘，虽从童年起病，但无家族病史，经过本方按疗程系统治疗，元气渐复，体力增强，抗御病邪能力提高，故愈后较长时期未再复发。说明治疗本病，去邪尤其逐痰化瘀固然重要，而扶正特别是益元气更为重要，元气振奋，则积久宿根自拔。

32. 保肾抗衰汤治疗水肿（慢性肾功能衰竭）

　　邱某，女，64岁，农民，1997年10月18日初诊。3年前全身水肿，经某医院诊断为慢性肾小球肾炎，历用中西药反复治疗，水肿消退，但肾功能逐渐减退。数月来服药无效，而病情日趋加重，卧床不起。今因慕名，由家属多人随车伴送就诊。面色灰暗，形体消瘦，全身乏力，行走需人搀扶，口有尿味，脘阻食少，食后腹胀，脉细弱，苔淡白，舌质淡红。血清肌酐1270μmol/L（正常值35～80μmol/L），血清尿素氮49.21mmol/L（正常值2.9～8.2mmol/L），血糖（空腹）5.41mmol/L，血压12.7/10.0kPa（95/75mmHg）。诊为慢性肾功能衰竭（尿毒症前期）。

证候：阳虚血瘀，湿热留滞。

治法：温肾活血，祛风清热。

方药：保肾抗衰汤化裁。炙黄芪30g，怀山药30g，益母草30g，巴戟天10g，生地10g，五味子10g，淫羊藿10g，五加皮10g，山萸肉10g，麦冬10g，泽泻10g，党参10g，丹皮10g，苏叶10g，白茯苓10g，水红花籽10g，防风6g，蝉蜕6g，水蛭3g，土鳖虫3g，白花蛇舌草15g。10剂。另大黄30g，红参20g，共研细粉，每次服1g，一日2次。

二诊：上药尤其散剂服后，腹胀更甚，饮食渐减。急则治标，勉拟和胃降浊法。药用制半夏30g，生代赭石30g（先煎），白茯苓30g，炒竹茹30g，砂仁6g（后下），木香6g（后下），沉香6g，降香6g，白檀香3g，生姜汁10滴（兑服）。5剂。

三诊：前方有效，脘腹胀消除，饮食渐进，精神转佳，已能行走。再拟温肾活血祛风法，予保肾抗衰汤10剂。另取大黄30g、红参30g，研粉，每次吞服0.5g，一日2次。

四诊：药后，患者精神大振，能由家人伴随步行就诊。复查血肌酐745μmol/L，血尿素氮23.2mmol/L。效步前章，仍处原方20剂。另取焙内金200g，研粉，每次吞服3g，一日2次。

五诊：诸症悉减，面有华色，复查血肌酐112.0μmol/L，血尿素氮16.8mmol/L，已基本正常。再投原方20剂，另以此方20倍量，粉碎过筛，水泛为丸如小绿豆大小，每次服5g，一日3次，以善其后，并嘱小心将护。

【按语】本案先后五诊，服保肾抗衰汤数十剂，取得满意效果，足见本方功效可嘉。武老认为全方除温阳、活血、祛风药味得力外，水红花籽、水蛭、土鳖虫的作用亦不可低估。水蛭、土鳖虫善破瘀而不伤新血，可改善肾结构微血管循环，具有生新排废作用。水红花籽为水蓼之籽，又名蓼实，辛平无毒，为民间治水肿的有效单方。水蓼又名水红花，每以全草入药，有化湿行滞、祛风消肿之功能，今取其籽用，功力尤胜。本案患者病情虽得好转，但合理调护亦甚重要。如饮食宜素宜清淡，早晚宜喝稀粥，平时多吃蔬菜、水果，少食鸡、鱼、蛋、肉等荤腻及高蛋白之品，宜进低盐饮食，日常还可以白扁豆、山药、莲子、红枣、核桃肉等煨汤内服，旨在和胃补脾益肾，增强体力。起居宜静，而静中求动，即多休息少活动，尽可能地生活自理，并且早晚短时户外散步或室内踱步，以增加气血流速，有助于排浊和防止肾脏萎缩。此外，情志活动宜调宜节制，肾衰其形既损，加强情志调护，可臻形神相得，促使体内生气默然渐复，达到"阴平阳秘，精神乃治"的目的。

33. 祛浊汤治疗尿浊症（频发性乳糜尿）

张某，男，60岁，农民，2004年8月5日初诊。乳白色混浊尿时轻时重8年加重3个月余而就诊。患者早年患丝虫病，服海群生、卡巴胂等西药治愈，后尿有如米泔水样时断时续，曾选进中西药疗效不佳。此次已用泼尼松等激素治疗，非但无效，反而尿浊愈趋严重，常有紫暗色凝块堵塞尿道，致排尿艰难。面黄浮肿，形体瘦弱，头昏乏力，腰酸腿软，行动无力，脉细涩，苔薄白，舌质暗红、中有裂纹；尿检蛋白（++++），红细胞（++），白细胞少许，乳糜定性阳性。诊为频发性乳糜尿。

证候：脾肾两虚，瘀热内蕴。

治法：健脾补肾，清热凉血。

方药：祛浊汤。潞党参30g，炒白术30g，怀山药30g，石莲肉30g，白扁豆30g，赤芍30g，益母草30g，白茯苓10g，补骨脂10g，大、小蓟各10g，紫花地丁10g，嫩射干10g，生薏苡仁10g，粉甘草10g，菟丝子15g，罂粟壳6g。不忌口，注意调护。药服5剂，乳糜尿消失。再服25剂，进高脂餐和活动后亦未发作。

随访1年，病未复发，体力恢复。

【按语】乳糜尿并发血尿明显，可加三七；尿无凝块而久不愈，可加白及，但一般以本方连续服用2个疗程，无须更易。本案患者之所以久久不瘥，主要原因可能有三：一是花甲之年，体气不足，恢复缓慢是因正不胜邪；二是乱忌口，营养日耗，体力不支；三是过用渗利药和滥用西药（激素），于病适得其反。余治之，正针对上述不利因素，采用另一治法，既切中肯綮，自当峰回路转。

34. 祛风胜湿汤治疗痹证（风湿性关节炎）

赵某，女，36岁，农民，1998年4月8日初诊。四肢关节疼痛反复发作10年，经诊为风湿性关节炎，服中西药治疗不辍，然效果不理想。追溯病史，10年前孕产后，因于腊月天手入冷水洗尿布所致，彼时始感从手到肩又渐及下肢关节冷痛，时轻时重，持续不愈。常感低热，出汗，心悸，乏力，食欲不振，性感冷淡，形体偏瘦，无指（趾）关节疼痛、肿胀、畸形，脉弦数，苔薄黄，舌红。血常规：白细胞计数在正常范围，中性粒细胞计数偏高，血红蛋白偏低，血沉38mm/h，抗链球菌溶血素O（简称抗"O"）1 000U。心电图示窦性心律，电轴不偏，ST段轻度改变，心率82次/分。

证候：风湿久羁，关节阻滞。

治法：搜风胜湿，活络止痛。

方药：祛风胜湿汤（丸）。当归30g，熟地30g，赤芍30g，豨莶草30g，半枝莲30g，寻骨风30g，油松节30g，孩儿参30g，炒白术10g，白茯苓10g，川桂枝10g，乌梢蛇10g，丹参10g，防风10g，木防己10g，苦参10g，制附片6g，制乳香、制没药各6g，制川乌、制草乌各3g。上药先后加减共服40余剂，关节疼痛已减，余症亦有好转，再以前方制丸以善后。处方：当归、熟地、赤芍、豨莶草、半枝莲、寻骨风、油松节各150g，炒白术、白茯苓、川桂枝、乌梢蛇、丹参、防风、木防己各50g，制附片、制乳香、制没药各30g，制川乌、制草乌各15g。诸药粉碎如面，过筛，水泛为丸如小绿豆大小，每次服5g，一日3次。丸方连服两个疗程半年余，复查，症状及体征已消失，化验各项指标均基本正常。

【按语】风湿性关节炎原系风、寒、湿三气杂至而为痹病，其邪气重着于关节处，但热邪亦不无掺和，相互胶结不解，故久延难愈。就目前所知，本病之因与溶血性链球菌感染有关，说明外邪是机体变态反应的重要病源，因此，用药固然要扶正祛邪，但尤要直捣病所以祛邪。祛风胜湿汤中药物可谓三者兼备：扶正药有熟地、当归补血。两者功用兼有如油松节，一方面祛风燥湿，另一方面通气和血；附片既可内壮元阳，又无处不到而除风寒湿；但更多的是直接祛邪药物，如乌梢蛇通经络以祛风湿，草乌其气锋锐，寻蹊达径而直达病所，搜风胜湿散寒，豨莶草抗炎直治风、寒、湿三气着而成痹，有谓本品不可久用，余谓非也，除非低血压，因有降压作用；防风治风行周身骨节疼痛，无须佐使，木防己与薏苡仁、滑石、蚕沙同用可治湿热痛，与桂枝、附片同用可治风湿痛，功擅除风湿，有谓本品用后不宜再用，亦非也，木防己治风非汉防己治水，久利伤阴。由于本方药物配伍得体，故临床用之，疗效较好。

35. 五痹汤治疗尪痹（类风湿关节炎）

崔某，男，41岁，农民，1997年11月17日初诊。两年前腰部疼痛，游走不定，经治好转。近两个月来，手指、足趾对称性疼痛，渐进性加重，肩、肘关节疼痛尤甚，行走不利，两手活动不灵，心慌，乏力，查两手指关节稍变粗肿胀，并有压痛。X线片示指（趾）关节周围软组织肿胀，关节骨面侵蚀、融合、骨质疏松，部分关节半脱位。多普勒彩超示心脏血管及瓣膜等结构正常。血常规：中性粒细胞轻度增高，红细胞及血红蛋白略偏低，血沉46mm/h，类风湿因子阳性，抗"O"889U，血肌酐、尿素氮值在正常范围。脉迟、偶有结代，苔薄白，舌色暗红。诊为类风湿关节炎。

证候：阴虚湿滞，风动瘀邪。

治法：补肾溶凝，舒痉解挛。

方药：五痹汤。炙黄芪、熟地、当地、虎杖、忍冬藤各30g，淫羊藿、肉苁蓉、僵蚕、广地龙、威灵仙、延胡索、千年健各10g，全蝎、蜈蚣各2g，白花蛇1g（研分3次冲服），炮山甲、水蛭、土鳖虫各6g，蜂房3g。上方连服38剂，关节疼痛已除。再以前方加酒1 500mL，浸泡，共服3剂，近4个月，诸症消失。

1年后复查，关节活动功能恢复，化验结果全部正常，2年未发作。

【按语】类风湿关节炎是一种以关节病变为主的慢性自身免疫性疾病。中医谓本病属"肾痹""历节风"等范畴，现统称"尪痹"。因风寒湿热之邪留滞于筋骨关节，久之损伤肝肾阴血所致，以关节晨僵，小关节对称性多发性肿痛、活动受限甚至僵硬变形为主要表现。类风湿关节炎，顾名思义，"类风湿"乃类似风湿，并非风湿，已知是变态反应，明显与内分泌和遗传因素有关，且较肯定的是与自体免疫有关。故武老用五痹汤（酒）以补肾药并加虫类药为主；由于临床50%～90%的类风湿性关节炎，抗"O"阳性，虽与本病无因果关系，但提示可能患前有感染，从而又加入清热解毒之虎杖、忍冬藤。本案患者虽在早期，然用本方却收到满意效果，无疑为本方功效的必然性。

36. 清血排毒消风汤治疗痛风（痛风关节炎）

赵某，男，42岁，干部，2004年8月10日初诊。始由左蹞趾及踝关节红肿热痛反复发作已5年，常在夜间突然关节剧痛被惊醒，并伴发热等症，曾经检查诊为痛风关节炎，用秋水仙碱、别嘌醇等药后发作已有所控制。今因肺结核复发服乙胺丁醇而诱发痛风。查踝部、踇趾及跖趾关节红、肿、热、痛，不能伸屈，活动受限，恶寒发热，全身无力，饮食减退，口干，脉弦数，苔少舌暗红。血常规：红、白细胞计数在正常范围，中性粒细胞及淋巴细胞计数偏高，血尿酸864μmol/L。尿常规：蛋白少量。X线摄片：踝趾关节骨质有轻度圆形穿凿透亮缺损影。诊为痛风关节炎。

证候：湿热内蕴，毒瘀留滞。

治法：清热解毒，活血利湿。

方药：清血排毒消风汤。生黄芪、金钱草、萆薢各15g，当归、炒苍术、豨莶草、虎杖、泽兰、桃仁、僵蚕、蝉蜕、广地龙、秦皮各10g，土茯苓、益母草、车前子（布包）各30g，生薏苡仁20g，红花6g，大黄3g。上方先后共服40剂，症状缓解，血中尿酸降至405μmol/L。再以原方加味制丸以巩固疗效，防止复发。处方：生黄芪、金钱草、萆薢各75g，当归、炒苍术、豨莶草、虎杖、泽兰、桃仁、僵蚕、蝉蜕、广地龙、秦皮、何首乌各50g，土茯苓、益母草、车前子各150g，生薏苡仁100g，红花20g，大黄15g，蝼蛄5个，山慈菇2g。诸药粉碎，过筛，装胶囊或水泛为丸如绿豆大，每次服5g，一日3次。丸方连服3个月。随访2年，未复发。

【按语】痛风关节炎是指以第一跖趾和踇趾关节以及踝、手、腕、膝、肘关节等出现红、肿、热、痛，活动受限并伴发热等全身症状为主的一种代谢性疾病。中医昔日所谓痛风，多为"寒凝阳气不利，痛有定处即痛风"，治宜温阳通脉；而西医学界谓今日之痛风明显为血中尿酸增多，用药应当以清热、解毒、利湿、通络为主。至于补脾补肾，病既形成重补则不及，滋补则不利，偏补则留邪，唯宜利中寓补，方能提高疗效。本方治疗痛风关节炎，功在清湿热、排浊毒以清血气，疗效可靠。但方中山慈菇有毒，剂量宜慎，一般入丸散为0.6～0.9g，同时须辨别科属，入药以百合科多年生草本为宜。蝼蛄性味平和，利水解毒排尿酸力专，方中不可缺少。此外，加强调护，如适当节制饮食，少进高嘌呤食物（动物内脏、海味、骨髓等），戒酒，多饮水以助尿酸排出，亦甚重要。

37. 强肾化瘀舒脊汤治疗腰痛（腰椎间盘突出症）

孔某，女，38岁，农民，2003年8月6日初诊。腰痛持续反复发作加重3年，弯腰、活动及负重时腰痛加甚，睡卧右腿不能伸直，服布洛芬、芬必得、消炎痛、地塞米松、醉仙桃酒及益肾壮骨中药等乏效，CT检查提示腰4～5椎间盘纤维环破裂，髓核脱出，诊断为腰椎间盘突出症（中央型）。刻诊：腰4～5椎体有压痛，按压时疼痛放射至右侧臀部及大腿后侧，腰部椎体略向左突，右腿不能抬高，跗趾背屈力减弱，小腿外侧皮肤感觉迟钝，膝反射减弱。血常规无异常。脉细涩，苔薄白，舌淡红、正中裂纹。符合中央型腰椎间盘突出症诊断。

证候：腰弱肾损，瘀湿内凝。

治法：益肾壮骨，化瘀散湿。

方药：强肾化瘀舒脊汤。熟地、金毛狗脊、泽泻各30g，紫河车、当归、丹参、自然铜、骨碎补、补骨脂、鹿角胶（烊冲）、黄柏、知母、川牛膝、续断各10g，制乳香、制没药、土鳖虫、水蛭各6g，三七粉3g（分3次冲服）。上方连服30余剂，腰痛减轻，嘱其坚持卧木板床，再以原方制丸缓服。处方：熟地、狗脊、泽泻各200g，紫河车、当归、丹参、自然铜、骨碎补、补骨脂、鹿角胶、黄柏、知母、川牛膝、续断各80g，制乳香、制没药、土鳖虫、水蛭、三七各50g。诸药粉碎为面，过筛，鹿角胶化水，水泛为丸如小绿豆大，每次服5g，一日3次。丸方服3个月余，诸症消失。又以原方1剂加白酒浸渍，内服以善后。

【按语】腰椎间盘突出症临床较多见，治疗方法亦较多，严重者可取牵引、理疗方法，或手术摘除突出的椎间盘。但手术效果有时并不理想，同时由于种种原因，手术治疗所占比例较小。以中药治疗并配合调护尤其是卧木板床，一般可得到康复。本案患者开始虽服药治疗，然仅是对症的权宜疗法，后经补肾舒脊汤、丸、酒连续服用，其损伤病位逐渐得到修复，故疼痛亦随之而止。

38. 温经散寒通络汤治疗痛经（原发性痛经）

于某，女，25岁，2004年2月13日初诊。每月经来腹痛，9年不愈。未婚，从16岁初潮，量少而不规则，渐至凡经前1天至行经下腹胀痛，时而阵发性绞痛，全身出冷汗，并连及腰骶，大腿酸胀，且伴头晕恶心、心烦少寐。曾服益母草膏、月月舒等，效不显著。痛甚时，以消炎痛、去痛片及解痉、镇静药等应急止痛。近半年来，有愈发愈重之势，月经周期一般在25～40天，行经常为3～4天，量较少，质稠色暗，无特殊臭味；脉细涩，苔薄黄，舌红偏暗，头昏多梦，易惊，偶有头痛，小腹有凉感。妇科检查及腹部B超查无异常。诊为原发性痛经。

证候：肾虚宫寒，血瘀气滞。

治法：温经通络，行气化瘀。

方药：温经散寒通络汤。潞党参、赤芍各30g，当归、川牛膝各15g，丹参、乌药、制香附、茺蔚子、川芎、桃仁各10g，延胡索（研分3次冲服）、土鳖虫、肉桂（研分3次冲服）各3g，全蝎2g（研分3次冲服），红花、乳香、淡吴萸、小茴香、川楝子各6g。上方每月经临连服7剂，先后共服40余剂，痛经痊愈。1年后已孕。

【按语】该患者痛经可能由神经内分泌失调所致，偶有头痛、头昏，多梦易惊，庶可为征。腹痛剧而掣，经量少而质稠，脉涩而舌暗，乃瘀滞尤显，小腹凉感又为宫寒之象。经集一派温肾疏肝和化瘀之品，如期而久服，其肾得补、肝得疏、瘀得化，气行血和而络通，故痛经自蠲。

39. 补血调冲汤治疗崩漏（功能失调性子宫出血）

邓某，女，40岁，干部，2001年5月4日初诊。1年来月经量多及行经延长，持续不愈。始由停经50余日，后来潮时量多，并淋漓不断20余日，到某医院妇产科检查，诊为功能失调性子宫出血（子宫内膜过度增生型）。经临6小时内诊断性刮宫，病理检查结果显示子宫内膜呈增生期表现，无分泌期变化；经前宫颈黏膜检查3次，呈羊齿植物状结晶而无周期改变；阴道脱落细胞涂片见角化指数增高，且持续存在；测定3个月基础体温呈单相型；内生殖器无明显器质性病变。以己烯雌酚口服及黄体酮注射常规治疗，月经依然紊乱。此次行经量虽不多，但延续已40余日。刻诊：面色㿠白，头昏，乏力，心慌，脉弱，苔少舌红。腹部B超查无明显异常，血常规提示轻度贫血。有绝育手术史。妇科会诊报：子宫稍大，质软，余无所见。

证候：脾肾虚损，冲任不固。

治法：益气补血，敛冲调经。

方药：补血调冲汤。熟地、炒白术、潞党参各30g，生黄芪、五味子、麦冬、白云苓、川杜仲、血余炭、远志、阿胶（烊冲）、山萸肉、桑叶各10g，当归、怀山药各15g，炮姜炭、荆芥炭、三七粉（分3次冲服）、甘草各6g。药服6剂后，行经已止，原方继服至30剂。俟下次经临至经止再服，并如法连服3个月。先后共服本方80余剂，翌年得知，月经正常，体复如昔。

【按语】女子属阴，其血如潮，应月之盈亏，常期如是，谓之月事。凡任脉通，太冲脉盛，天一之真精至，必月月信时。若一有愆期或失其常度，必有脏损之隐伏，非肾亏而真精不至，即脾胃虚而不能化生气血；非冲任亏败，源涸流竭，即奇经失于固摄。此患者年近更年期，又有绝育史，生殖功能或元阳元精难免趋于衰减，故见症经来乍来乍多，淋漓不断，实乃气不摄血也。此气是为肾气、脾气和奇经之气。针对诸气之虚而用功血调冲汤，以大剂益气补血、敛冲调经之品"夯基实础"，连连进服，使元精元阳振奋，自当愈无贴累。

40. 中药降糖冲剂治疗消渴（糖尿病）

武某，男，56岁，教师，1994年9月5日初诊。主诉：乏力、多饮、多尿3年。患者3年前因乏力、多饮、善食易饥、多尿，在当地某医院化验血糖、尿糖均高于正常，确诊为糖尿病，间断服用多种中西药物，症状时轻时重，血糖控制不够理想。现症：口干思饮，善食易饥，多尿，乏力，膝软，大便干结，2～3日一行。舌质红，苔黄，脉弦细数。化验空腹血糖10.1mmol/L，尿糖（+++）。诊断：消渴（糖尿病）。

证候：脾肾两虚，气阴不足。

治法：益气健脾，滋肾养阴。

方药：自拟中药降糖冲剂。方由黄芪15g，太子参15g，白术10g，茯苓10g，山药30g，山萸肉12g，五味子10g，知母10g，葛根15g，丹皮10g，鸡内金10g，苍术10g，玄参15g组成。上药制成细粉，每次口服6g，一日2次，连服1个月。同时控制饮食，主食6两/日。

二诊：1994年10月11日，服上药1个月后，口干思饮、善食易饥、多尿、乏力、膝软症状均见明显改善，大便顺畅，每日一行。舌质稍红，苔薄黄，脉弦细稍数。复查血糖8.9mmol/L，尿糖（+）。守方配制中药粉1个月量，每次口服6g，一日2次。

三诊：1994年11月14日，诸症消失。舌质淡红，苔薄白，脉弦细缓。复查空腹血糖6.0mmol/L，尿糖（－）。守方配制中药粉剂3个月量，每次口服6g，每日2次，以资巩固。

【按语】本例糖尿病，属于中医消渴病，起因主要与平素胃热肾虚有一定的关系。患者表现为口干思饮，善食易饥，多尿，乏力，膝软，大便干结，2～3日一行；舌质红，苔黄，脉弦细数，为脾肾两虚，气阴不足，胃中有热之象。武老选用自拟中药降糖冲剂，以达健脾益肾、益气养阴、清胃中之热的功效，足以说明辨证立法精当，坚持守方治疗，是取良效的关键。

41. 活血清热通浊汤治疗淋证（急性尿道综合征）

杜某，女，32岁，干部，1994年5月8日初诊。主诉：尿频、尿急、尿痛两周。查尿常规可见白细胞，未见红细胞，尿蛋白阴性。中段尿细菌培养阴性。自服诺氟沙星（氟哌酸）一周，症状未减轻。患者尿频、尿急、排尿时疼痛，烦躁，口干苦，夜眠差，大便秘结。月经量少，色暗，经来腹痛。舌质稍暗，苔薄黄，脉弦滑。西医诊断：急性尿道综合征。中医诊断：淋证。

证候： 下焦瘀热互结。

治法： 清热利湿，活血通淋。

方药： 活血清热通浊汤。金银花30g，黄柏10g，茯苓15g，桃仁10g，红花10g，益母草30g，当归10g，生大黄6g，牛膝15g，丹参15g，焦山楂15g，生薏苡仁15g。6剂，每日1剂，水煎服。

二诊： 尿频、尿急、尿痛消失，仍夜眠差，便秘。上方加炒枣仁30g、合欢皮15g、琥珀3g（冲服）、火麻仁30g。6剂，水煎服。药后月经来潮，无腹痛，诸症悉除。

【按语】急性尿道综合征，现代医学又称为"无菌性尿频－排尿不适综合征"，是指患者有尿频、尿急和尿痛症状，尿常规检查可有白细胞，尿培养阴性，排除由感染引起，无须服用抗生素。中医辨证仍属淋证范畴，可根据患者的症状和体征辨证治疗。本例患者属下焦瘀热互结型，给予清热、祛瘀、利湿、通淋治疗而告痊愈。

42. 双金排石汤治疗石淋（肾结石）

程某，男，45岁，干部，1996年10月8日初诊。主诉：左腰部疼痛3年加重1周。3年前体检，B超诊为左肾结石。服用多种排石冲剂及汤药均无效，患者常感腰部疼痛不适，小便通畅，不影响工作。近1周来，腰痛，小便时尿不畅，掣痛，特来求治于中医。症见：腰部酸困胀痛、辗转难卧，痛苦面容。查体：腰1~3椎旁左侧压痛（＋）。B超示左肾约0.5cm×0.3cm大小结石1枚。舌质淡红，苔薄白，脉沉涩。诊断：左肾结石。中医诊断：淋证之石淋。

证候： 肾虚湿热蕴结。

治法：温肾行气，利水排石。

方药：双金排石汤。仙茅15g，淫羊藿15g，三棱10g，泽泻24g，金钱草30g，海金沙30g，鸡内金15g，车前子30g，乌药6g，甘草6g。并嘱每天药后做力所能及的跳跃运动，多喝水。经上方化裁共服药16剂，排出赤小豆大小一粒结石。再服5剂，临床症状消失，B超复查结石消失，病告痊愈。

【按语】肾结石是我国地区性多发病之一，属祖国医学"淋证"的"砂淋、石淋"范畴。《金匮要略》有"淋之为病，小便如粟状，小腹弦急，痛引脐中"之说，是本病临床证候的总概括。本病病因病机为湿热之邪，蕴结下焦，尿液被湿热燔灼，凝结成石。本例患者久病累及肾脏，治宜温肾行气、利水排石，临床采用自拟方双金排石汤治疗。方中仙茅、淫羊藿温补肾精；泽泻、车前子通利膀胱；金钱草、海金沙、鸡内金通淋排石；三棱、乌药舒展气机，缓解挛急（平滑肌痉挛），有助于沙石下移和排出；甘草调和诸药。"盖津道之逆顺，皆一气通塞为之"，诚为武老的可贵经验。要求患者在饮中药同时多饮水，做力所能及的跳跃运动，可促使结石迅速排出而获痊愈。

43. 温肾益气疏利汤治疗癃闭（前列腺增生）

钟某，男，59岁，干部，2003年4月20日初诊。主诉：小便淋沥不畅伴尿急10年，加重半月。10年前工作劳累后，出现排尿不畅、排尿等待，尿线细有不尽感，次数频多，尤以夜间为甚。在某医院泌尿科诊为前列腺增生症。采用中西医结合治疗无明显好转，近半月来，上述症状加重，特来求诊。症见：小腹胀满，尿急尿频，排尿疼痛，严重时滴沥而出，每次排尿仅约100mL，夜尿每晚达10余次，无法入睡。伴腰背酸痛，下肢怕冷，两足踝部肿胀，纳差。舌质淡红，苔腻，脉沉细。B超检查示前列腺大约6.0cm×6.2cm×3.6cm。诊断：前列腺增生。中医诊断：癃闭。

证候：肾阳虚损。

治法：温补肾阳，化气行水。

方药：温肾益气疏利汤。熟附片10g，肉桂3g，川牛膝15g，鳖甲10g，车前子15g，山萸肉12g，泽泻12g，茯苓20g，防己10g，益母草15g，炙甘草10g。6剂，水煎服。

二诊：药后尿频稍减，两足踝肿胀好转，守前方加鹿角胶10g，10剂，水煎服。

三诊： 药后排尿畅通，夜尿减少至2～3次，腰背酸痛，下肢怕冷减轻，足踝肿胀消失，舌质淡红，苔薄白，脉细。继用上方6剂。

四诊： 药后尿频及排尿困难症状消失，夜尿仅1～2次，尿分叉消除，继用上方治疗两个月。B超复查：前列腺正常，诸症皆愈。

随访一年，未再复发。

【按语】 前列腺增生是老年人常见病、多发病，因尿路狭窄造成排尿不畅、尿潴留，甚至尿闭，属中医"癃闭""淋证"范畴。武老认为正常人的小便通畅，有赖于三焦气化的正常，而三焦的气化又依靠肺、脾、肾三脏来维持。所以本病除与肾有密切关系外，还和肺、脾、三焦有关。本例患者其病因病机为肾阳不足，命门火衰，失其化气利水之职，膀胱失其开阖之道，以致排尿不畅，尤以夜间为甚。同时，水湿停聚，痰浊蕴阻，气血不畅，痰瘀互结，阻塞尿道而致排尿不畅。故温补肾阳以治本，化气行水、化瘀散结以治标。武老临床常用自拟温肾通闭方治疗，疗效卓著。方中熟附片、肉桂温补肾阳，鳖甲、山萸肉滋肾精，川牛膝、车前子、泽泻、茯苓、防己滋补脾肾、利水通闭，益母草化瘀和血，炙甘草补脾气、调和诸药。并告诫学生，老年人脏腑衰弱，既不耐攻伐，又不堪腻补，用药先察其气血盛衰、脾胃强弱，时时顾护其胃气，攻不可轻用苦寒辛燥，补不可一味滋腻温热。

44. 消炎开音汤治疗慢喉喑（声带息肉）

江某，男，41岁，教师，2004年7月3日初诊。主诉：声音嘶哑，讲话费力一年余。自述平素嗜烟酒肥甘，一年前因性情急躁，高声叫喊，出现声音嘶哑，语言难出。曾在某医院耳鼻喉科检查，确诊为声带息肉，建议手术治疗。患者不愿意接受手术治疗，多方求医，保守治疗无效。现症：声音嘶哑，讲话费力，咽干，咽痒，咽不利，咳唾白黏痰。舌质红，苔黄，脉滑数。耳鼻喉科喉镜检查示声带左中1/3处有米粒样息肉、声带闭合不全。诊断：慢喉喑（声带息肉）。

证候： 痰瘀夹阴虚。

治法： 祛瘀消炎开音。

方药： 消炎开音汤加味。玄参30g，浙贝母15g，桔梗10g，夏枯草30g，炒穿山甲10g，赤芍15g，生地10g，麦冬10g，丹皮15g，丹参30g，僵蚕6g，乌梅10g，鸡内金15g，胖大海10g，木蝴蝶6g，蝉蜕6g，牛蒡子6g，防风9g，甘草3g。30剂，每日1剂，水煎服。

二诊： 服药30剂后，咽干、咽痒、咽不利及咳唾白黏痰已消失，声嘶较前明显好转，舌质红，苔薄黄，脉滑稍数。耳鼻喉科检查：声带息肉明显缩小至小米粒样。上方减牛蒡子、防风，加诃子6g、炒山楂9g，以助开音散结。30剂，每日1剂，水煎服。

三诊： 2004年9月10日，现患者发音正常，诸症消失，检查息肉已除。舌质淡红，苔薄白，脉平缓有力。

【按语】 本例声带息肉，属于中医学"慢喉喑"范畴，主要由于患者平素嗜烟酒肥甘，加之性情急躁，高声叫喊，喉窍脉络损伤，瘀血阻滞；血积既久，化为痰水，凝聚声带，病久易伤阴液，导致本病发生。治宜祛瘀开音，化痰养阴。方用消炎开音汤加味，声嘶遂除，息肉消散。

45. 平肝化湿熄风汤治疗耳鸣（梅尼埃病）

周某，男，56岁，干部，2001年8月12日初诊。患者右侧耳鸣，发作性头部沉重如蒙一年，加重3个月。曾在某医院耳鼻咽喉科检查，确诊为梅尼埃病。给予口服镇静药物及利尿剂、血管扩张药物等，无明显疗效。患者现症：右侧耳鸣，为持续性低调吹风样，耳内有胀满感，有时觉耳周灼热，头部沉重如蒙。舌质红，舌苔白腻，脉象弦滑。诊断为梅尼埃病。

证候： 肝风湿阻。

治法： 平肝熄风，健脾化湿。

方药： 平肝化湿熄风汤。天麻15g，珍珠母15g（先煎），防风10g，白术10g，泽泻15g，茯苓30g，车前子15g（包煎），陈皮6g，法半夏6g，佩兰10g，石菖蒲9g，丹参30g，川芎9g，葛根10g，白芷10g，仙鹤草30g，连翘15g，甘草6g。7剂，水煎服。

二诊： 服上药后，右侧耳鸣、头部沉重如蒙大减，右耳内胀满感及耳周围灼热亦有减轻。舌苔薄白，脉弦滑。坚守前方，继服21剂。

三诊： 2001年9月10日，服上方后，诸症基本缓解，舌苔薄白，脉平稍弦。又以前方30剂，坚持服药1个月，巩固疗效。随访半年未见复发。

【按语】本例梅尼埃病是一种特发的内耳病，基本病理改变为膜迷路积水，是右侧耳鸣、耳内胀满感、耳周围灼热、头部沉重如蒙等主要症状同时存在的内耳非炎性疾病。属中医学"耳鸣""湿阻"范畴。梅尼埃病的诱发原因：经研究，很多患者发病前或有工作紧张、过度疲劳的经历；或有生气、急躁、焦虑不安。随着社会不断进步，人们的工作和生活节奏越来越快，梅尼埃病的发病率有上升趋势。中医认为其病机多为肝风湿阻，治宜平肝熄风、健脾化湿。方用自拟平肝化湿煎剂，与梅尼埃病确能桴鼓相应，药到病除。

46. 鼻炎脱敏汤治疗鼻鼽（变应性鼻炎）

孙某，男，48岁，律师，2002年3月6日初诊。阵发性鼻痒、鼻塞、打喷嚏和流大量清水涕3年，加重3个月。在某医院耳鼻咽喉科行鼻镜检查，见鼻黏膜苍白、水肿，鼻甲水肿，鼻腔湿润，有较多稀薄分泌物。鼻腔分泌物涂片可见较多嗜酸性粒细胞，最后确认为变应性鼻炎。短时间内服用小剂量的类固醇激素和局部喷用抗组胺药物，可有效地控制鼻部症状，但停药后即复发，平时近乎不能停用西药。3个月前又因天气突然变冷而致鼻痒、鼻塞、打喷嚏、流清水涕症状反复且加重。现症：鼻甚痒，鼻塞不通，打喷嚏，流大量清水涕，尤以晨起外出之时重，口干，气短乏力。舌质淡，有齿印，苔薄白，脉细濡。诊断：鼻鼽（变应性鼻炎）。

证候：脾肺气虚，寒多热少。

治法：补脾益肺，散寒清热，祛湿脱敏。

方药：自拟鼻炎脱敏汤加味。黄芪30g，白术15g，茯苓15g，泽泻15g，柴胡9g，苏叶9g，防风9g，苍耳子6g，辛夷花9g，薄荷3g（后下），石菖蒲9g，路路通9g，蝉蜕6g，乌梅9g，桔梗9g，连翘15g，生甘草3g，生姜3片，大枣3枚。7剂，每日1剂，水煎，分2次服。

二诊：2002年3月13日，药进7剂，鼻内痒及鼻塞明显改善，喷嚏及清水涕亦减少，而且发作时间有所缩短。口干改善，气短乏力亦见好转。舌淡红，有齿印，苔薄白，脉细稍濡。守方不变，继则15剂。

三诊：2002年3月29日，用药15剂后，气短乏力、鼻塞、口干已消除。晨起外出时鼻稍痒，喷嚏及清水涕明显减少。嘱其守方，再服15剂。

四诊：2002年4月18日，又服15剂后，诸症消失。舌苔薄白，脉象平和有力。

又以上方再进30剂，坚持服用1个月，变应性鼻炎亦无再复发。

【按语】本例变应性鼻炎又称过敏性鼻炎，是一种常见的变态反应性疾病，目前发病率为5%～15%，有明显增长趋势。本病属于中医"鼽嚏""鼻鼽"的范围。其临床特点为鼻痒、鼻塞、打喷嚏、流大量清水样鼻涕。检查可见鼻黏膜苍白水肿，鼻分泌物涂片可见嗜酸性粒细胞增多，鼻分泌物IgE测定值升高等。主要的致病因素包括遗传因素、环境因素、食物因素及职业因素。但长期在有空调的房间工作，因空气过滤性能差，空气中各种变应原增加，也易诱发变应性鼻炎。中医认为，本病发生的内因多以脾、肺、肾脏虚损为主，外因多为风、寒、湿之邪侵袭鼻腔，寒久化热，鼻塞壅阻而致痛。其性质多为本虚标实、寒多热少，故采用补虚泻实、散寒清热作为本病的主要治法。方用自拟鼻炎脱敏煎剂治之，收效甚佳。

47. 祛风凉血汤治疗风团（荨麻疹）

姜某，女，48岁，干部，1997年3月26日初诊。主诉：发作性皮肤瘙痒10年，加重半月。10年前因久坐潮湿之地工作，次日出现皮肤发痒，搔后起条索状物，色红，日轻夜重，风吹后加剧，时好时坏，曾服抗过敏药物无效。近半月来，上述症状加重，特来找中医诊治。查：背部划痕试验（＋），周身散在大小不等的鲜红色风团，以上肢及胸腹为重，部分经搔痒抓后扩大融合成片，瘙痒难忍。舌质红，苔薄白，脉细数。诊断：荨麻疹。

证候： 血热受风。

治法： 清热凉血，祛风止痒。

方药： 自拟祛风凉血汤。生地15g，赤、白芍各10g，当归10g，川芎10g，丹皮10g，蝉蜕6g，荆芥6g，防风6g，白蒺藜30g，珍珠母30g，生首乌15g，焦山楂20g。6剂，水煎服。

二诊： 药后症减大半，脉、舌同前，前方获效，毋庸更改，继服原方，6剂而痊愈。随访一年未复发。

【按语】荨麻疹系多种原因如药物、食物、物理因素等作用于机体引起的变态反应。根据本病的临床特征，判断其属于中医"风疹"范畴。武老认为，本病多由七情内伤，机体阴阳失调，营卫失和，卫外不固，复感风邪，郁于肌肤所致；或体质素弱，遂血不足，血虚生风，风热之邪侵袭而引发。根据"治风先治血，血行风自灭"的理论，临床多采用自拟方祛风凉血汤治疗。方中生地、赤芍、白芍、当归、川芎、荆芥、防风养血祛风，丹皮、蝉蜕清热凉血祛风，白蒺藜、珍珠母、生首乌祛风宁心滋阴，焦山楂活血消食和胃。并嘱禁食辛辣刺激性食物，收效显著。

48. 养血排毒汤治疗白疕（银屑病）

王某，男，48岁，工人，2004年7月12日初诊。主诉：四肢皮肤起红色斑片，覆盖多层银白色皮屑两年余。自述平素嗜烟酒肥甘，两年前突然四肢皮肤上起红色斑片，上覆盖银白色鳞屑，以后皮疹逐渐增多。曾在外院皮肤科确诊为银屑病，使用多种西药治疗疗效不著。现症：新疹在四肢皮肤发生，旧疹扩大，皮疹焮热，潮红，鳞屑明显，痒甚，口干面红，怕热，大便秘结，小便短赤。舌质红，苔黄，脉弦滑数。诊断：白疕（银屑病）。

证候：血热毒盛。

治法：清热凉血，排毒止痒。

方药：养血排毒汤。乌梢蛇30g，生地20g，赤芍15g，川芎9g，连翘30g，蒲公英30g，防风15g，白鲜皮30g，地肤子15g，土茯苓30g，生薏苡仁30g，炒麦芽15g，炒槐花30g，炒地榆15g，白茅根30g，甘草3g。15剂，每日1剂，水煎服。

二诊：2004年7月28日，服药15剂后，四肢皮肤红斑、皮疹已退，上半身皮疹已开始消退，未再出新疹，已不痒。下肢皮疹消退较慢，口干面红及怕热已消，大便畅顺，小便稍红。舌质红，苔薄黄，脉滑略数。原方加苍术9g、黄柏9g，30剂，每日1剂，水煎服。

三诊：2004年8月28日，服药30剂后，四肢皮疹鳞屑减少，大部分皮疹开始消退，舌质红，苔薄黄，脉滑稍数。继用上方30剂，每日1剂，水煎服。

四诊：2004年10月18日，服上方30剂后，皮疹基本消退，仅遗留色素脱失斑。双胫前残留如手掌大面积肥厚浸润皮损。将上方改为中药粉剂，每次6g，一日2次，连服1个月。

2004年11月20日，四肢皮疹已全消退，临床治愈，随访一年未复发。

【按语】本例银屑病即"牛皮癣"是一种以红斑、丘疹、鳞屑为特点的常见慢性皮肤病，中医称之为白疕，常由饮食不节、过食膏粱厚味，以致血热毒盛而导致。治宜清热凉血，排毒止痒，方用养血排毒汤加味而获良效。

49. 祛斑养颜汤治疗黧黑斑（黄褐斑）

杨某，女，41岁，公务员，1997年7月4日初诊。颜面部出现黄褐色斑片3年。自述平时嗜辣煎炸食物，3年前因过度劳累，加之情绪不稳，颜面部出现黄褐色斑片。曾经中西医治疗，效果欠佳。就诊时前额部和两颊呈现黄褐色色素沉着斑，伴口干、心烦、失眠、腰酸，月经提前，有痛经史。舌质淡红，苔黄，脉弦细稍数。诊断：黧黑斑（黄褐斑）。

证候：肝郁肾虚。

治法：疏肝益肾，活血祛斑。

方药：祛斑养颜汤加味。柴胡10g，白芍10g，木蝴蝶6g，生地18g，山药12g，山萸肉12g，泽泻10g，丹皮10g，栀子10g，白术10g，丹参30g，益母草15g，炒麦芽15g，炒枣仁15g，延胡索15g，杜仲10g，川续断10g，甘草3g。30剂，每日1剂，水煎服。同时配合外用自制美白祛斑面膜，每晚外用1袋，加清水和蜂蜜各半，调糊状外用。

二诊：1997年8月10日，服上方30剂后，口干、心烦、睡眠大有改善，腰酸已明显减轻，痛经已消失，月经正常。前额及两颊部黄褐色素变淡，舌质淡红，苔白，脉弦细。上方继服一个月，黄褐斑色素基本消退，诸症已除。

【按语】本例黧黑斑，又称肝斑、黄褐斑，是发生于颜面等部的黄褐色斑片，常对称，呈蝴蝶状，故有蝴蝶斑的俗称。现代医学认为本病主要与女性激素水平增高，内分泌紊乱，紫外线照射，化妆品中某些成分如氧化亚油酸、重金属、防腐剂、香料有关，长期服用某些药物如氯丙嗪、苯妥英钠、螺内酯亦发黄褐斑。此患者中医认为是由于肝气郁结，日久化热，熏蒸于面，加上冲任失调，肝肾不足，虚火上炎，又因平素嗜辣煎炸食品，以致湿热内生，熏蒸肌肤而发病。治宜疏肝益肾，活血祛斑。方用祛斑养颜汤加味，连续服用2个月，又配合外用中药美白祛斑面膜，疗效甚为满意。

50. 活血祛风通络汤治疗热痹（痛风）

魏某，男，52岁，公务员，2004年7月5日初诊。主诉：左脚踇趾剧痛，反复发作两年，加重半月。自述两年前因过度疲劳，饮酒后突然左脚踇趾剧痛，如刀割样难忍，活动受限。经某医院风湿免疫科检查，诊断为痛风。曾用秋水仙碱、吲哚美辛、激素等治疗，病情得以控制出院。半月前因饮酒、吃贝壳类海产品导致痛风发作，寻求中医诊治。现症：左脚踇趾红肿热痛，活动受限，口干，烦闷不安，尿少色黄。舌质红，苔黄厚，脉滑数。化验血尿酸：530μmol/L。诊断：热痹（痛风）。

证候：湿热阻络。

治法：活血祛风，清热利湿。

方药：活血祛风通络汤。当归6g，生地15g，赤芍15g，川芎9g，生石膏15g，知母10g，防风10g，川牛膝15g，川木瓜15g，川萆薢15g，透骨草15g，生薏苡仁15g，土茯苓15g，田七6g，延胡索15g，并加车前子30g、茵陈15g。7剂，每日1剂，水煎，分2次服。

二诊：2004年7月14日，服上方7剂后，左脚踇趾红肿热痛明显减轻，尿量大增，口干已消。舌质红，苔薄黄，脉滑稍数。继服前方15剂，每日1剂，水煎服。

三诊：2004年7月29日，服前方半月后，诸症已除。化验血尿酸：380μmol/L。将前方改为粉剂，每次口服6g，一日2次，连服1个月，巩固疗效。

【按语】本例患者痛风，主要是由于体内的尿酸盐过高，积聚于左脚踇趾关节之中，引起发炎和疼痛。中医又称为热痹，认为本病由于湿热阻络所致。饮酒及喜欢吃高嘌呤成分的食物如贝壳类海产品、动物内脏等易患此病。该痛风煎剂，以活血祛风、清热利湿、通络止痛为组方原则，在治疗上具有消肿止痛的良好效果。加入车前子30g、茵陈15g，可增强清热利湿、降低尿酸的功效。长期应用可减少痛风发作次数，减轻发作程度，还能起到预防痛风急性发作的作用。

51. 乳块消散煎治疗乳癖（乳腺纤维腺瘤）

赵某，女，24岁，教师，2001年4月10日初诊。主诉：左侧乳房发现肿块，质稍硬，表面光滑，皮色正常。经某医院外科检查，诊断为乳腺纤维腺瘤，建议手术治疗。患者不同意手术，就诊寻求中医治疗。现症：左侧乳房外上象限内可见1.6cm×1.2cm×0.8cm低回声结节，内部回声均匀，边界光滑清晰，后方无衰减。超声提示：左侧乳腺实性占位（乳腺纤维腺瘤）。诊断：左侧乳腺实性占位（乳腺纤维腺瘤）。中医诊断：乳癖（乳腺纤维腺瘤）。

证候：肝郁痰凝。

治法：疏肝理气，化痰散结。

方药：乳块消散煎。柴胡9g，白芍15g，青皮12g，枳壳9g，全瓜蒌30g，浙贝母15g，夏枯草30g，淡昆布15g，炒穿山甲10g，当归尾9g，郁金9g，红花9g，甘草3g。30剂，每日1剂，水煎，分2次服。

二诊：2001年5月13日，患者左侧乳房硬块消去一半，无不适。舌质淡稍青，苔薄白，脉弦稍滑。继服前方60剂，每日1剂，水煎服。

三诊：2001年7月16日，服前方60剂后，患者左侧乳房肿块已消失。舌质淡红，苔薄白，脉稍弦。复查B超提示：双侧乳腺未见异常。仍按前方制为中药粉剂，每次5g，一日2次，连服1个月，以资巩固疗效。1年后随访未再复发。

【按语】本例乳腺纤维腺瘤为乳腺的纤维组织增生而形成的良性肿瘤，为女性乳房良性肿瘤中最常见的一种，占良性肿瘤的3/4，发病率为10%，最常见于18～25岁青春女性。一般认为与雌激素作用活跃有关。卵巢功能旺盛，雌激素增高，易发生乳腺纤维腺瘤。中医称为乳癖，主要由于情志内伤，导致肝气郁结，痰浊凝结，积聚乳房所致。治疗大法是疏肝理气、化痰散结。方用自拟乳块消煎剂，药能对证，方奏其效。

52. 消肌除瘤汤治疗癥瘕（子宫肌瘤）

曲某，女，47岁，干部，1999年4月15日初诊。下腹坠胀不舒6个月。患者月经周期10～13天/30～40天。末次月经：1999年3月6日，月经量多、色暗有块，13天干净。伴有经行腹痛、下腹坠胀、腰部酸痛。舌质淡青，苔薄白，脉弦滑。B超检查显示：子宫7.5cm×6.5cm×5.8cm，内膜厚0.7cm，宫腔内可见2.0cm×1.6cm×1.5cm低回声，提示为"子宫肌瘤"（黏膜下）。诊断：癥瘕（子宫肌瘤）。

证候：气滞血瘀，痰凝胞宫。

治法：行气活血，软坚散结。

方药：自拟消肌除瘤汤。柴胡10g，白芍10g，枳壳9g，白术10g，茯苓10g，三棱10g，莪术10g，槟榔10g，炒穿山甲12g，浙贝母15g，夏枯草30g，广木香6g，延胡索15g，三七6g（冲服），甘草3g，并加杜仲15g、川续断10g。15剂，每日1剂，水煎，分2次服。

二诊：1999年5月3日，患者服上方后，月经于4月26日来潮，痛经消失，经量明显减少，腰部酸痛显著减轻。舌质淡红，苔薄白，脉弦稍滑。上方7剂，每日1剂，水煎服。

三诊：1999年5月11日，服上药后，患者经行6天干净。腰腹有坠胀不舒。舌质淡稍青，苔薄白，脉弦。守上方，继服3个月，每日1剂，水煎服。

四诊：1999年8月10日，患者无明显症状。舌质淡红，苔薄白，脉稍弦。复查B超提示：子宫及附件见未异常。

【按语】本例子宫肌瘤系妇女常见疾病，为良性肿瘤，较少恶变。可见于子宫的不同位置，任何年龄的女性均可发病。中医又称癥瘕，认为与冲任失调，气滞血瘀，痰湿凝滞胞宫有关。治宜行气活血，软坚散结。方用自拟消肌除瘤汤。经治数月，能有效控制子宫肌瘤的生长，并可使小的肌瘤消失，大的瘤体有不同程度的缩小，远期疗效尚待进一步观察总结。

53. 理气散结散治疗积聚（卵巢囊肿）

段某，女，30岁，老师，2002年7月23日初诊。一年前经某医院查体，做B超检查发现右卵巢囊肿。医生建议定期观察，患者要求服中药治疗。现症：右下腹肿块，渐渐增大，积而不散，推之可动。月经正常。舌质淡红，苔薄白，脉沉弦。B超检查可见：子宫5.5cm×4.5cm×4.1cm，内膜厚0.8cm，肌层回声均匀。右卵巢5.8cm×4.5cm×4.0cm，内见3.8cm×3.7cm×3.5cm低回声，壁光滑。左卵巢3.5cm×2.8cm×2.5cm。超声显示：右卵巢囊肿。诊断：积聚（卵巢囊肿）。

证候：气滞血瘀，痰湿凝聚。

治法：理气散结。

方药：理气散结散。柴胡10g，白芍15g，全当归10g，白术15g，茯苓10g，薄荷1g，浙贝母15g，夏枯草30g，全瓜蒌30g，玄参30g，法半夏6g，生牡蛎30g，炒穿山甲10g，生甘草3g等，共研细粉。于月经干净后开始服药，每次冲服6g，一日2次，连服20天，坚持3个月经周期的治疗。嘱平时保持良好情绪，饮食宜清淡为主。

二诊：2002年10月3日，患者一般情况可，无明显不适。月经正常。舌质淡红，苔薄白，脉稍弦。复查B超提示：子宫、附件未见明显异常。

【按语】本例卵巢囊肿常见于生育期妇女，通常无症状，属良性肿瘤。中医称之为积聚。主要原因是经期产时，寒邪乘虚侵袭，客留冲任及胞脉之间，使气滞血凝，留而不去，结成肿块，发为积聚。治宜理气散结，调理冲任。方用自拟理气散结散。坚持3个月经周期的治疗，患者右侧卵巢囊肿得以消退。

54. 消肉瘿汤治疗肉瘿（甲状腺腺瘤）

辛某，女，39岁，干部，1999年4月16日初诊。主诉：发现颈部肿块一年。经某医院外科检查后，确诊为甲状腺腺瘤，建议手术治疗，患者不同意，故来找中医治疗。现症：颈部肿块，呈圆形，表面光滑，边界清楚，质地较韧，无压痛，随吞咽动作上下移动。口干，痰黏而多，胸闷不舒，易烦躁发怒。舌质红，苔黄厚腻，脉弦滑。B超检查显示：甲状腺左叶可见4.0cm×1.6cm×1.3cm的低回声实质性包块，包膜完整。超声提示：甲状腺左叶实性占位（甲状腺腺瘤）。诊断：肉瘿（甲状腺腺瘤）。

证候： 气滞痰浊，瘀血凝结。

治法： 活血散结。

方药： 自拟消肉瘿汤。夏枯草30g，玄参30g，浙贝母15g，丹参15g，炒山楂15g，海藻15g，昆布15g，全瓜蒌15g，柴胡9g，白芍15g，枳壳10g，忍冬藤15g，白花蛇舌草15g，炒穿山甲10g等。每日1剂，水煎，分2次服，连服15剂。

二诊： 1999年5月2日，服上药15剂后，颈部肿块已明显缩小，约有2.5cm×1.3cm。口干、胸闷好转，痰易咳出，痰量减少。舌质红，苔薄黄，脉弦滑。效不更方，继服前方30剂。

三诊： 1999年6月8日，服上方30剂后，颈部肿块已消去大半，大约有2.0cm×1.0cm大小。口干、胸闷已除。舌质红，苔薄白，脉弦稍滑。仍按前方，再服60剂。

四诊： 1999年8月11日，上药服60剂后，颈部肿块完全消失，诸症已除。舌质淡红，苔薄白，脉稍弦。复查B超提示：甲状腺未见异常。嘱其再服前方15剂，以巩固疗效。

【按语】 本例甲状腺腺瘤是常见的甲状腺良性肿瘤，多见于青、中年妇女，出现功能亢进者不过1%。肿瘤绝大多数为单发，中医称之为肉瘿。由于忧思郁怒，肝郁不达，脾失健运，以致气滞痰凝而成。故治宜从理气化痰、活血散结着手，选用自拟消肉瘿汤治之。该患者初服两周，已明显见效。又再服一个月，颈部肿块已消去大半。继续服不如初服取效迅速，见效稍慢，但患者坚持守方，又服用两个月后，甲状腺腺瘤告痊愈。

第四节　单验方选

1. 治胃、十二指肠溃疡方

　　[组成]党参18g，白术12g，云苓15g，柴胡9g，佛手片5g，乌贼骨（或煅瓦楞子）15g，甘草5g。

　　[功效]健脾益气，疏肝和胃。

　　[主治]胃、十二指肠溃疡，慢性胃炎，胃肠神经症。

2. 治萎缩性胃炎方

　　[组成]太子参30g，云苓12g，怀山药12g，石斛12g，小环钗12g，麦芽30g，丹参12g，鳖甲30g（先煎），甘草5g，三七末3g（冲服）。

　　[功效]健脾养胃，益阴活络。

　　[主治]萎缩性胃炎，慢性浅表性胃炎。

　　[加减法]脾胃气虚较甚者加黄芪或参须（另炖）；湿浊偏重者加扁豆、鸡蛋花、薏苡仁等；肝郁者加素馨花、合欢皮、郁金等。

3. 治胆汁反流性胃炎方

　　[组成]吴茱萸1~3g，川黄连3~5g，太子参30g，白术15g，云苓15g，甘草5g，威灵仙15g，桔梗10g，枳壳5g。

　　[功效]健脾疏肝，降逆止呕。

　　[主治]胆汁反流性胃炎，反流性食管炎，胃溃疡，胃窦炎。

4. 治慢性结肠炎方

　　[组成]木香5g（后下），川连5g，柴胡10g，白芍15g，枳壳6g，甘草5g，太子参30g，白术15g，云苓15g。

　　[功效]健脾疏肝，行气止痛。

　　[主治]慢性结肠炎。

5. 治小儿肠套叠方

　　[组成]旋覆花5g，代赭石15g（先煎），党参9g，炙甘草5g，生姜2片，大枣

3枚，法半夏9g。

〔用法〕上药慢煎，服后半小时，继用下法。

另外，用蜂蜜100mL，加开水200mL，待温度为37℃时，灌肠。与此同时，用梅花针叩击腹部肿块。

〔功效〕降逆理肠，调畅气机。

〔主治〕小儿肠套叠。

6. 治急性阑尾炎方

〔组成〕生大黄15g（后下），蒲公英15g，冬瓜仁30g，桃仁12g，丹皮9g，皂角刺12g，芒硝6g（冲服）。

〔功效〕清热泻下。

〔主治〕急性阑尾炎，阑尾脓肿（药物组成中去芒硝）。

针灸疗法：针刺阑尾穴（双侧），用泻法深刺之，运针一二十分钟，接电针机半小时，再留针1小时。每天1次，连刺3天。

外敷法：三黄散外敷。用蜂蜜适量加水调匀，敷患处，药干即换。

7. 治早期肝硬化方

〔组成〕太子参30g，白术15g，楮实子12g，川萆薢10g，云苓15g，菟丝子12g，土鳖虫10g，甘草6g，丹参18g，鳖甲（醋炙）30g。

〔功效〕健脾护肝，化瘀软坚。

〔主治〕早期肝硬化。

〔加减法〕酒精中毒性肝硬化，加葛花12g；肝炎后肝硬化，加珍珠草30g；门脉性肝硬化，若硬化较甚，加炒山甲10g；牙龈出血者，加紫珠草30g；阴虚者去川萆薢，加怀山药15g、石斛12g；黄疸者，加田基黄30g。

8. 治腹水方

〔组成〕甘草、甘遂等量。

〔用法〕用等量之甘草煎浓汁浸泡已打碎之甘遂，共泡3天3夜，去甘草汁，将甘遂晒干为细末，每服1～2g，装入肠溶胶囊，于清晨用米粥送服。

〔功效〕攻逐泻水。

［主治］肝硬化腹水。

注：此方为民间验方，攻逐力强，不宜重用多用，仍须与辨证论治相结合。

9. 治低白蛋白血症方

［组成］怀山药30g，薏苡仁15g，鳖或龟约斤许。

［用法］煲汤或炖服。每周1～2次。

［功效］健脾填精。

［主治］低白蛋白血症或白球比（A/G）倒置者。

10. 治胆囊炎与胆石症方

［组成］柴胡10g，太子参15g，金钱草30g，郁金12g，白芍15g，蒲黄6g，五灵脂6g，甘草3g。

［功效］疏肝利胆排石，健脾活血。

［主治］胆囊炎，胆石症。

［加减法］热盛者，去太子参，加黄芩、栀子；湿盛者，去太子参，加茵陈、木通；大便秘结者，去太子参，加芒硝、枳壳或大黄；脾虚较甚者，加云苓、白术。

11. 治冠心病方

［组成］党参（或太子参）18g，竹茹10g，法夏10g，云苓15g，橘红10g，枳壳6g，甘草5g，丹参18g。

［功效］益气祛痰以通心阳。

［主治］冠心病。

［加减法］气阴两虚者，合生脉散；血瘀胸痛甚者，加田三七末、豨莶草或失笑散；气虚甚者，合用四君子汤或重用黄芪；血压高者，加草决明、代赭石、钩藤、牛膝；血脂高者，加山楂、布渣叶、草决明、何首乌。

12. 治风湿性心脏病方

［组成］太子参30g，白术15g，云苓15g，甘草5g，桃仁10g，红花5g，五爪龙30g，鸡血藤24g，桑寄生30g。

［功效］益气活血。

［主治］风湿性心脏病。

13. 治慢性心力衰竭方

［组成］西洋参10g（另炖），麦冬10g，炙甘草6g，大枣4枚，太子参30g。

［功效］益气生脉。

［主治］慢性心功能衰竭。

［加减法］心阳虚者用暖心方（红参、熟附子、薏苡仁、橘红等），心阴虚者用养心方（生晒参、麦冬、法半夏、云苓、田三七等）。除二方外，阳虚者亦可用四君子汤合桂枝甘草汤或参附汤，加五爪龙、北黄芪、酸枣仁、柏子仁等；阴虚者亦可用生脉散加沙参、玉竹、女贞子、墨旱莲、桑椹子等。血瘀者，加用桃红饮（桃仁、红花、当归尾、川芎、威灵仙）或失笑散；水肿甚者，加用五苓散、五皮饮；兼外感咳嗽者，加豨莶草、北杏仁、紫菀、百部；喘咳痰多者，加苏子、白芥子、胆南星、海浮石；湿重苔厚者，加薏苡仁、扁豆衣；喘咳欲脱之危症者，则用高丽参合真武汤浓煎频服，配合静脉注射丽参针、参附针或参麦针以补气固脱。

14. 治咳嗽方

［组成］百部10g，紫菀10g，橘络10g，浮海石10g，冬瓜仁10g，北杏10g，五爪龙20g，苏子10g，莱菔子10g，甘草5g。

［功效］降气化痰，宣肺止咳。

［主治］咳嗽。

［加减法］外感咳嗽，加豨莶草15g、桑叶10g、薄荷6g（后下）；食滞咳嗽，加布渣叶15g、芒果核10g；脾虚咳嗽，合四君子汤培土生金；暑热咳嗽，加荷叶10g、扁豆花10g、西瓜皮15g；秋燥咳嗽，加雪梨皮15g、沙参15g；过食生冷之咳嗽，加藿香10g、生姜3片、苏叶6g；痰热咳嗽，加黄芩12g、瓜蒌15g、天竺黄10g。

15. 治肺气肿方

［组成］黄芪30g，太子参30g，白术15g，云苓15g，甘草5g，苏子10g，莱菔

子10g，白芥子10g，鹅管石30g。

　　［功效］培土生金，降气除痰。

　　［主治］肺气肿，哮喘之缓解期，慢性支气管炎。

　　［加减法］咳嗽甚者，加百部10g、紫菀10g、橘络10g；喘甚者，加麻黄6g、地龙10g；兼食滞者，加芒果核10g、布渣叶15g。

16.治支气管扩张症方

　　［组成］百合30g，百部15g，海蛤壳30g，白及30g。

　　［功效］固肺敛肺，止咳止血。

　　［主治］支气管扩张症，肺结核，百日咳，久咳，咳唾痰血。

17. 治肺结核方

　　［组成］党参15g，黄芪15g，怀山药15g，知母15g，玄参15g，生龙骨15g，生牡蛎15g，丹参9g，三棱10g，莪术10g。

　　［功效］补气养阴，活血化瘀。

　　［主治］肺结核。

18. 治神经症方

　　［组成］甘草10g，大枣5枚，面粉一汤匙（冲熟服）。

　　［功效］养心安神，甘缓和中。

　　［主治］神经症，失眠。

　　注：此方即甘麦大枣汤，小麦改为麦面粉效果更好。

19. 治头痛方

　　［组成］防风9g，羌活9g，黄芩9g，甘草6g，白芍12g，白蒺藜12g，菊花9g。

　　［功效］祛风，清热，止痛。

　　［主治］头痛，偏头痛，眉棱骨痛，三叉神经痛。

　　［加减法］阴虚明显者，生地易黄芩，或以磁朱丸与六味地黄丸治之。日服磁朱丸以镇摄其亢阳，晚服六味地黄丸以滋其肾阴。血瘀者，加茺蔚子10g、牛膝15g、豨莶草15g，或用血府逐瘀汤。

20. 治甲亢方

［组成］太子参30g，麦冬10g，五味子6g，浙贝母10g，玄参15g，生牡蛎30g，山慈菇10g，甘草5g。

［功效］益气养阴，化痰散结。

［主治］弥漫性甲状腺肿伴甲亢。

［加减法］肝郁者，加柴胡、枳壳、白芍；心悸失眠者，加夜交藤、熟枣仁、柏子仁；烦躁惊惕者，加麦芽、大枣；汗多者，加浮小麦、糯稻根；手颤者，加钩藤、何首乌、白芍、鸡血藤；突眼者，加木贼、白蒺藜；气虚者，加黄芪、白术、云苓、五爪龙；肾虚者，加墨旱莲、女贞子、菟丝子、楮实子；血瘀者，加丹参、丹皮。

21. 治皮肌炎方

［组成］青蒿10g，鳖甲30g（先煎），地骨皮30g，知母10g，丹皮10g，紫草10g。

［功效］滋阴清热。

［主治］皮肌炎，红斑狼疮。

22. 治硬皮病方

［组成］熟地24g，怀山药30g，云苓15g，山萸肉12g，泽泻10g，丹皮10g，阿胶10g（烊化），百合30g，太子参30g。

［功效］补肾健脾养肺，活血散结以治皮。

［主治］硬皮病。

［加减法］心血不足者，加熟枣仁、鸡血藤；胃阴虚者，加金钗石斛；痰湿壅肺者，加橘络、百部、紫菀、五爪龙；兼血瘀者，加丹参、牛膝；肾虚甚者，加鹿角胶、鳖甲等；气虚者，加黄芪；舌淡者，加少许桂枝。

23. 治糖尿病方

［组成］怀山药90g，泽泻10g，云苓15g，山萸肉12g，生地12g，熟地12g，丹皮12g，玉米须30g，仙鹤草30g，黄芪30g。

［功效］益气养阴，降糖止渴。

［主治］糖尿病。

24. 治血小板减少症方

［组成］黄芪15g，党参15g，白术12g，柴胡9g，升麻5g，陈皮3g，炙甘草5g，黄精12g，仙鹤草30g，何首乌15g。

［功效］益气养血。

［主治］血小板减少症。

25. 治重症肌无力方

［组成］黄芪60g，党参18g，白术15g，甘草3g，当归头10g，陈皮3g，柴胡10g，升麻10g，黄芪30g，何首乌20g，杞子10g。

［功效］补脾益损。

［主治］重症肌无力。

［加减法］肾阳虚者，加巴戟天、肉苁蓉、淫羊藿；肾阴虚者，加山萸肉、墨旱莲，或加服六味地黄丸；心血不足者，加熟枣仁、夜交藤；胃阴虚者，党参改为太子参，加金钗石斛；兼湿者，加薏苡仁、云苓；兼痰者，加浙贝母、橘络；有外感者，用轻剂之补中益气汤原方，酌加豨莶草、木蝴蝶、桑叶等。

26. 治血崩方

［组成］血余炭末3~9g（冲服）。

［功效］收敛止血。

［主治］妇女崩漏。

［加减法］月经过多或月经时间过长可合用胶艾四物汤（阿胶、艾叶、当归头、熟地、川芎、白芍）。

另一方：直接灸隐白、大敦穴，1~3壮。

27. 治上消化道出血方

［组成］阿胶10g（烊化），三七末（炒黄）3~5g（冲服）。

［用法］三七末炒至深黄色，放置冰箱24小时即可用。

［功效］养血止血。

［主治］消化道出血。

28. 治腰腿痛方

［组成］当归15g，丹参15g，乳香5g，没药5g，生地25g，赤芍15g，白芍15g，甘草5g。

［功效］活血化瘀，通络止痛。

［主治］腰腿痛，坐骨神经痛。

29. 治风湿性关节炎方

［组成］豨莶草15g，老桑枝30g，宣木瓜12g，晚蚕沙10g，威灵仙15g，赤芍15g，甘草5g，宽筋藤24g，络石藤24g，忍冬藤24g。

［功效］祛风清热，通络止痛。

［主治］热痹，风湿性关节炎。

30. 肢节疼痛外洗方

［组成］海桐皮12g，细辛3g，蕲艾12g，荆芥9g，吴茱萸15g，红花9g，桂枝9g，川续断9g，当归尾6g，羌活9g，防风9g，生川乌12g，生姜12g，生葱连须5条。

［用法］煎水加米酒30g，米醋30g，热洗患处，每日2次。

［功效］祛风活血，通络止痛。

［主治］肢节疼痛，风寒湿痹，瘀痹。

注：此方为家传方。

31. 治脱发方

［组成］何首乌30g，黑豆30g，大枣4枚，甘草5g，黄精15g，熟地24g，桑椹子12g，黄芪30g，鸡血藤24g。

［功效］养血生发。

［主治］斑秃，脱发，白发。

［外治法］①每天晨起用白兰地酒擦全头发脚，脱发处多擦。②脱发处配合运用毫针平压挑刺患部。其针法是：先用一寸毫针向后斜刺百会穴，并留针至结束；继而选用一寸毫针3～5枚，并排捏在拇、食指间，然后平压在患部皮肤上，

再一齐平提起，此时患部的皮肤则被轻轻挑起。如此往返操作，把整个患部的皮肤平压挑刺一遍，每天或隔天1次。

32. 治慢性咽喉炎方

［组成］黄芪30g，玄参15g，木蝴蝶6g，桔梗10g，乌梅6g，甘草6g。

［功效］益气养阴，利咽止痛。

［主治］慢性咽喉炎。

33. 治过敏性鼻炎方

［组成］生黄芪15g，木贼12g，菊花10g，玄参15g，白芍15g，白蒺藜12g，桔梗10g，甘草6g，辛夷花10g，太子参15g，大枣4枚。

［功效］益气固表，疏风通窍。

［主治］过敏性鼻炎。

34. 治牙痛方

［组成］墨旱莲15g，侧柏叶15g，细辛6g，海桐皮30g。

［功效］滋阴降火，消肿止痛。

［主治］牙龈肿痛，牙痛，牙周炎。

35. 治慢性肾盂肾炎方（珍凤汤）

［组成］太子参15g，白术12g，云苓12g，小甘草5g，百部9g，桑寄生18g，珍珠草15g，小叶凤尾草15g。

［功效］健脾利湿，扶正祛邪。

［主治］慢性肾盂肾炎。

36. 治泌尿系结石方

［组成］金钱草30g，生地15g，广木香5g，鸡内金10g，海金沙3g（冲服。或琥珀末或砂牛末与海金沙交替使用），小甘草3g，木通9g。

［功效］利水通淋，化石排石。

［主治］泌尿系结石。

37. 治尿毒症方

［组成］熟附子10g，肉桂心2g（焗服。或桂枝10g），白芍15g，云苓15g，白术15g，生姜10g，猪苓30g，云苓皮30g，益母草30g。

［功效］温阳利水。

［主治］尿毒症。

注：宜与灌肠方同用。

38. 灌肠方

［组成］大黄30g，槐花30g，雷公藤30g，苏叶10g，益母草30g。

［用法］上药水煎200mL，加入紫金锭3片，溶化，保留灌肠。

［功效］清热解毒。

［主治］尿毒症，昏迷，脓毒血症。

39. 消尿蛋白方

［组成］黄芪30g，龟板30g，怀山药15g，薏苡仁15g，玉米须30g。

［功效］健脾固肾，利湿化浊。

［主治］蛋白尿。

40. 治乳糜尿方

［组成］太子参15g，白术15g，云苓15g，甘草6g，川草薢30g，百部12g，台乌药15g，广木香3g（后下），丹参15g，珍珠草15g，桑寄生30g，石菖蒲10g。

［功效］健脾祛湿。

［主治］乳糜尿。

41. 治前列腺肥大方

［组成］黄芪30g，荔枝核10g，橘核10g，王不留行12g，滑石20g，木通10g，云苓15g，炒穿山甲15g，甘草5g，两头尖10g，玉米须30g。

［功效］益气行气，通利水道。

［主治］前列腺肥大。

［加减法］尿频、尿急、尿涩痛者，加珍珠草15g、小叶凤尾草15g；血淋

者，加白茅根30g、三叶人字草30g、淡豆豉10g。

42. 治闭经方

［组成］晚蚕沙10g，王不留行15g，益母草30g，牛膝15g，海螵蛸18g，茜草根15g。

［功效］行血通经。

［主治］闭经，月经愆期未至，月经不调。

［加减法］气虚脾虚者，加四君子汤；血虚血瘀者，合用桃红四物汤；肝气郁结者，合用四逆散；气滞血瘀者，合用血府逐瘀汤。

43. 治子宫脱垂方

［组成］黄芪30g，党参18g，白术15g，柴胡10g，升麻10g，当归10g，枳实5g，何首乌30g，甘草5g。

［功效］补气固脱。

［主治］子宫脱垂。

44. 治子宫肌瘤方

［组成］桂枝12g，云苓12g，赤芍12g，桃仁10g，丹皮12g，三棱10g，莪术10g，炒穿山甲12g。

［功效］活血化瘀，消坚散结。

［主治］子宫肌瘤。

［加减法］月经过多或经期延长，可先服胶艾四物汤以止血。腹痛甚，可加服失笑散或五灵止痛散。

附　子宫肌瘤丸：桂枝、茯苓、赤芍、桃仁、丹皮、蒲黄、五灵脂，各等份为末，炼蜜为丸，每丸6g，每晚服3丸。

45. 治皲裂方

［组成］猪肤（鲜）60g，百合30g，黄芪15g，怀山药15g。

［功效］益气润肺，生肌养皮。

［主治］手足皲裂。

第四章

方药心悟

第一节　秘方心悟

　　武明钦祖辈有四代行医，前后历时百余年，他们在长期的临床实践中积累了丰富的经验，也总结了许多教训。现将祖辈们用之有效的部分处方录于此，以供参考。

1.清金理肝汤

　　[组成] 黄芩10g，炒杏仁10g，川贝母12g，炒瓜蒌仁10g，郁金10g，知母15g，玉竹10g，生甘草10g。

　　[功效] 润肺止咳，清金理肝。

　　[指征] 症见咳嗽，咳多痰少，口干胸闷，心烦胸痛，舌边尖质嫩、色暗红，苔薄白腻、微黄，脉弦数。

　　[体会] 伴有外感低热者，加金银花、大青叶；伴脾虚纳差者，加太子参、砂仁。寒痰引起的咳嗽，或痰饮引起的咳喘，症见痰涎多而稀薄者，不宜使用。

2.武氏三消饮

　　[组成] 厚朴10g，槟榔10g，草果8g，炮附子6g，淡干姜8g，知母12g，柴胡10g，黄芩8g，熟大黄6g。

　　[功效] 健脾和胃，祛湿除满。

　　[主治] 气积、食积、痰积、肝胃不和，脾虚湿阻之痞满证。

　　[指征] 胃脘部痞满，纳差，嗳气，胸胁胀闷，大便不畅，小便不利，舌淡、苔白厚腻，脉弦紧。对脾虚湿阻之痞满、口中乏味、苔白腻者效佳。

　　[体会] 本方主治脾虚湿阻，肝胃气机不和之胃脘痞满、纳差、舌苔白腻满布者。本方能通达中焦气机，使上、下焦和降，故名三消饮。早期以湿为主者，可加大草果、附子、干姜用量；久者湿郁化热，知母、黄芩、柴胡的用量宜大。使用本方后，胃满减轻，舌苔退，说明湿邪已去，即停用本方，改为健脾、存津液、守胃气之方。

3. 培元活络熄风汤

　　[组成] 当归10g，桂枝10g，白附子10g，生黄芪30g，生地15g，赤、白芍

各15g，天竺黄10g（后下），全蝎8g，白蒺藜15g，地龙15g，胆南星10g，竹沥汁200mL，天麻15g，钩藤15g。

［功效］祛风除湿，活络熄风。

［主治］脑血栓及其后遗症，脑血管痉挛，脑动脉硬化所致的老年性痴呆症。

［指征］昏迷不语，或表情呆板，偏瘫、痰涎壅盛，或吞咽困难，二便不调。舌质暗红偏干，苔白腻，脉沉细弦滑。证属气阴双亏，痰火内闭，伤阴阻络者。

［体会］阴虚阳亢或有出血倾向者不宜使用。

4. 墨旱莲汤

［组成］墨旱莲21g，半边莲15g，生地15g，生白芍24g，柏子仁12g，生龙骨18g，生牡蛎18g，川牛膝15g，生山药25g，代赭石20g，夜交藤20g，丹参25g，生石决明20g，生山楂20g。

［功效］健脾补肾，平肝潜阳。

［主治］眩晕（肝肾阴虚），失眠（心肾不交），心悸（气阴不足）。

［指征］眩晕、口干、失眠、心烦、心悸，舌质偏暗，苔薄而干，脉弦硬。对高血压之收缩压偏高、舒张压基本正常者，尤其60～70岁的高血压患者效果尤佳，并有抗动脉粥样硬化及抗老防衰等作用。

［体会］在临床中，脾虚、痰湿中阻、清阳不升之眩晕者不宜使用本方。或肝气偏旺，加柴胡、炒香附；脾虚，胃气上逆，加木香、砂仁；心气不足，加生脉散，老年动脉硬化者，加赤芍、降香、红花。

5. 壮腰利湿疏风散

［组成］生苍术60g，生白芍60g，生杜仲60g，川木瓜60g，川续断60g，鸡血藤60g，川草薢60g，党参60g，制乳香20g，制没药20g，威灵仙30g，防风30g，防己30g，路路通30g，延胡索30g，制川乌10g，制草乌10g。上药共为细末，装瓶备用，每次6g，每日2次，温开水送服。

［功效］补肝肾，活血通络止痛。

［主治］类风湿性脊柱炎，肥大性脊柱炎等。

　　［指征］腰背拘急、疼痛酸重，运动不利，或见发热恶风，颜面、四肢水肿，苔薄白腻，脉弦或濡。

　　［体会］本方主治风湿腰痛，对风湿兼有风寒者亦适用。腰痛一证，其本是肾虚，标是外受风湿或外受风寒，故在补肾健脾的基础上侧重祛风祛湿，疏通经络。本方妙在用苍术配党参、川木瓜增强了脾的运化能力，免使本证向风水证转化。本方不但祛风除湿之力甚强，而且活血通络止痛之效显著。临床屡用屡效，温燥之药偏多，阴虚火旺之人慎用。心脏病、高血压、胃及十二指汤溃疡者忌服。

6. 脱发煎

　　［组成］蒸何首乌25g，赤芍15g，当归15g，川芎10g，炒桃仁10g，红花10g，砂仁10g，羌活10g，黑芝麻30g，天麻15g，川木瓜15g，菟丝子30g，桑椹子25g，大枣7枚，生姜3片，老葱6根。

　　［功效］调补肝肾，活血化瘀，促进头发生长。

　　［主治］络窍瘀阻，营养失供的脂溢性皮炎脱发、斑秃等，对劳累过度而致肝肾阴虚型脱发疗效也可。

　　［指征］腰酸困乏力、头晕、耳鸣、记忆力减退、面部及头部皮肤油脂颇多、手足心热、出虚汗、口干心烦、大便秘结、舌红等阴虚内热证偏多者。

　　［体会］脱发一症，临床上较为常见，其发生原因甚多，证候表现有虚有实，也有虚实兼杂者。一般医生认为发为血之余，脱发是阴血不足所致，所以治疗每用滋补阴血之法，其中获效者固然有，但多数疗效并不满意。殊不知临床上因阴血亏乏而致本病者较少，多数是因为皮肤血络瘀阻不通，致使发根失去血液的滋养。对于这类脱发，只用滋养阴血之法不能取得效果，所以要用赤芍、川芎、桃仁、红花、当归等活血除瘀之品，再配合姜、枣调和营卫，老葱通阳入络，全方配合，络通瘀去，肝肾精血充盈，头发自能生长，这是祛瘀生新之意。如方中能加入麝香以开通诸窍，则活血通络之力更强，收效更著。

7. 年老经血不调方

　　［组成］清半夏10g，地骨皮15g，全瓜蒌15g，浙贝母10g，川牛膝15g，炒枳壳12g，生甘草10g，木香10g，椿皮15g，炒芡实15g。

　　［功效］清热燥湿，健脾止血。

［主治］湿热下注，带脉失约而致赤白带下者。

［体会］本方主治老年妇女月经断后又时来时停，赤白带下。其原因多为妇女断经后劳累、生气又加不注意清洁卫生，形成本病，其发展下去多为子宫癌。临床用本方治疗数例妇女年老经血不调疗效甚佳。

8. 桂枝茯苓鳖甲丸

［组成］桂枝10g，茯苓15g，郁金10g，炒桃仁10g，红花10g，赤芍15g，丹参25g，炒白术15g，陈皮10g，大腹皮25g，木香10g，茵陈25g，砂仁10g，生山楂20g，醋鳖甲15g，当归15g，生黄芪30g，生甘草10g，炒枳壳12g，柴胡10g。

［功效］益气健脾，活血化瘀。

［主治］慢性活动性肝炎、肝炎后肝硬化，具有肝郁脾虚、气滞血瘀证者。

［指征］面色晦暗，胁肋刺痛或胀痛，两胁下痞块，肝脾大，肝掌，蜘蛛痣，舌质紫暗或有瘀斑，苔薄黄，脉弦或涩，肝功能异常，白蛋白下降，球蛋白上升，或有转氨酶升高和黄疸。

［体会］本方具有疏肝行气、益气补血、活血化瘀、软坚散结等功效，主要用于慢性肝炎、肝硬化属气滞血瘀证者。如兼有湿热者，加黄柏、焦栀子；兼脾虚者，加党参、薏苡仁，腹腔积液者加泽泻；齿、鼻衄者加白茅根、藕节、生大黄；兼阴虚内热者，加女贞子、墨旱莲、阿胶；兼脾肾阳虚者，加淡干姜、淫羊藿。

9. 复方地黄散

［组成］生、熟地各20g，怀山药25g，山萸肉15g，丹皮10g，茯苓20g，泽泻10g，当归15g，党参15g，益母草20g，生黄芪30g，白茅根30g，炒芡实15g，金樱子15g。

［功效］滋阴补肾，健脾固精。

［主治］慢性肝炎、肾病综合征，临床表现为脾肾气阴双虚证者。

［指征］患肾病综合征，少气无力，面色无华，手足心发热，面浮肢肿，腰酸膝软，头晕耳鸣，舌燥咽痛，脉细涩。

［体会］方中熟地滋阴补肾，填精益髓；山萸肉补养肝肾，并能涩精；生山药补益脾阴，亦能固精。三药相配，滋养肝、脾、肾，称为"三补"。泽泻利湿

泄浊，并防熟地黄之滋腻恋邪；丹皮清泄相火，并制山萸肉之温涩；茯苓淡渗脾湿，并助山药之健运。三药为"三泻"，渗湿热，清虚热，平其偏胜以治标。炒芡实、金樱子健脾利湿，涩精气；又加补气升阳，利水消肿之黄芪、茅根。全方共奏补肾、健脾固精之效。

10. 复方冠心二号方

［组成］丹参25g，赤芍15g，川芎10g，炒桃仁10g，红花10g，桂枝10g，生甘草10g，五味子10g，麦冬15g，党参15g，降香10g，炒枣仁20g，薤白10g，当归15g。

［功效］活血化瘀，宽胸理气止痛。

［主治］冠心病，属气滞痰阻血瘀者，表现为胸闷胸痛、心慌气短或下肢麻木、头晕耳鸣、舌质暗等。

［体会］本方临床治疗胸痹之证疗效佳，古有张仲景的瓜蒌薤白桂枝汤，后有王清任的血府逐瘀汤。若辨证准确，用之均有良效。经临床观察，胸痹或心绞痛患者中胸阳不振、痰浊阻闭、阴乘阳位、心脉瘀阻者最多，而诸证相互并见，只是偏盛不同而已。草拟复方冠心2号方作为治疗胸痹心痛之主方，或以此方加减，临床以病机属痰浊闭阻、心脉不通者，甚为得心应手。

11. 积疳散

［组成］生苍术10g，炒苍术10g，乌贼骨10g，砂仁10g，鸡内金10g，朱砂1.5g，鸡肝（鲜）1个。

［功效］健脾和胃，化积消食。

［主治］小儿脾虚厌食证。

［指征］小儿疳积厌食，精神疲惫，体重减轻，抗病力弱，大便质硬或溏薄，头发色黄稀少，舌苔薄白腻，脉弱偏缓，指纹暗紫。

［体会］此方具有补气健脾之功，是治疗脾胃虚弱之专方。在制作散剂时，把药各等份共细面，与湿鸡肝捣均匀，烘干、研面，与朱砂研匀备用。小儿按年龄，1～1.5岁，每次1g，每日3次；1.5～2.5岁，每次2g，每日3次；2.5～4岁，每次3g，每日3次。临床治疗小儿疳积厌食，疗效确切。

12. 脾肾双补汤

［组成］薏苡仁20g，陈皮10g，党参15g，炒白术15g，茯苓20g，生甘草10g，枸杞子20g，生、熟地各20g，川续断20g，炒杜仲15g，生山药20g，白扁豆20g，白豆蔻10g。

［功效］健脾祛湿，补肝强肾。

［主治］饮食减少，大便溏薄，胸脘痞闷不舒，腰膝酸软，四肢沉重，全身乏力，遇劳更甚；男子阳痿早泄、坠胀，女子白带过多、月经不调；舌质淡，苔薄白，脉沉细或缓。

［体会］本方为五味异功散，加健脾祛湿补肝肾药物组成。异功散主治脾胃气虚兼气滞证。薏苡仁、白豆蔻、白扁豆、生山药，健脾化湿和中，余药物共奏补肝肾、壮筋骨、通血脉、调冲任之功。

13. 加味脏躁汤

［组成］生地20g，生白芍20g，当归15g，川芎10g，黄连6g，肉桂6g，柴胡10g，生龙骨20g，生牡蛎20g，生甘草10g，小麦20g，生百合20g，合欢皮15g，大枣5枚，生姜3片。

［功效］补气和血，养心安神。

［主治］脏躁，精神恍惚，常悲伤欲哭，不能自主，心中烦乱，睡眠不安，甚则言行失常，呵欠频作，舌淡红，苔少，脉沉细无力。

［指征］舌质淡红，苔少或薄白，脉沉细无力或浮缓；在寒表虚，恶风自汗，平时易患感冒；久病体虚，营卫不和，每日午后畏风背寒；妇人脏躁，阴阳失调，或寒或热，悲哀惊恐。

［体会］脏躁一病多因忧思过度，心阴受损，肝气失和所致。心阴不足，心神失养，则精神恍惚，睡眠不安，心中烦乱；肝气失和，疏泄失常，则悲伤欲哭，不能自主，或言行妄为。遵《素问·藏气法时论》"肝苦急，急食甘以缓之"以及《灵枢·五味》"心病者，宜食麦"之旨，方中用小麦为君药，取其凉性，养肝补心，除烦安神；甘草甘平，补养心气，和中缓急，为臣药；大枣甘温质润，益气和中，润燥缓急，为佐药；黄连、肉桂二药合用，寒热并用，相辅相成，并有泻南补北、交通心肾之妙用，为治失眠之良药；龙骨益阴之中能潜上越之浮阳，牡蛎益阴之中能摄下陷之沉阳，二药伍用，相互促进，益阴潜阳，镇静

安神。方中用四物汤功能养血和血，可使营血调和，因此血虚者可用之以补血，血瘀者用之以行血，既能补血，又能活血调经。

14. 小温经汤

〔组成〕当归15g，吴茱萸6g，炒香附15g，川芎10g，熟地20g，淡干姜8g，生白芍20g，丹皮10g，延胡索15g，云苓20g，艾叶8g，黄芩10g，益母草20g。

〔功效〕活瘀健脾，温经散寒。

〔主治〕阳虚寒凝或寒凝血瘀之月经后期，闭经，宫寒不孕。

〔指征〕已婚女子，小腹发冷，月经不规律，舌质淡或淡暗，脉沉细或沉迟。

〔体会〕本方治疗月经不调，在经期尚须配伍温阳补肾之品，以促排卵，使月经恢复正常。另外，气血亏虚、肝肾亏损或阴虚血燥所致之月经后期，闭经，不宜使用该方，否则有耗伤正气，助热伤阴之弊。

15. 高枕无忧汤

〔组成〕陈皮10g，清半夏10g，茯苓20g，生甘草10g，炒枣仁20g，知母15g，生石膏20g，北沙参15g，麦冬15g，龙眼肉10g，大枣5个，生姜3片。

〔功效〕养血安神，清热除烦。

〔主治〕虚烦不眠证。症见失眠心悸，虚烦不安，头目眩晕，咽干口燥，舌红，脉弦细。

〔体会〕本方所治诸症皆由肝血不足，阴虚内热而起。主要对虚热扰心、心烦失眠效佳。神经衰弱、心脏神经症、更年期综合征等属肝血不足，虚热内扰，心神不安者，均可用之。

16. 降脂理肝汤

〔组成〕生山楂20g，泽泻10g，决明子20g，丹参25g，郁金10g，金樱子25g，生大黄10g，海藻20g，柴胡10g，生蒲黄15g，五灵脂10g。

〔功效〕化浊降脂，疏肝活瘀。

〔主治〕脂肪肝，高脂血症。

〔指征〕B超、CT检查为脂肪肝，血胆固醇、甘油三酯升高，无症状脂肪肝，用本方必定有效。

　　［体会］脂肪肝多由膏粱厚味、酒食内积，肝郁气滞，痰湿内壅，瘀阻肝络所致。其防治应抓住"去除病因，合理膳食，适当活动，降脂理肝"四个基本环节。

17. 凯选造化汤

　　［组成］丹参25g，郁金10g，当归15g，赤、白芍各15g，青、陈皮各10g，川楝子15g，延胡索15g，炒香附15g，五灵脂10g，焦三仙各15g，炒白术15g，茯苓20g，柴胡10g，生甘草10g，黄芩10g。

　　［功效］健脾和胃，疏肝理气。

　　［主治］病毒性肝炎，慢性乙型肝炎。

　　［指征］肝功能正常情况下，HBsAg（＋）、HBeAg（＋）、抗HBc（＋）；或HBsAg（＋）、抗HBe（＋）、抗HBc（＋）、HBV DNA（＋）者有一定疗效。

　　［体会］病毒性肝炎、慢性乙型肝炎是由实致虚，虚中夹实，虚实错杂的多脏腑受损的疾病，有兼症者，亦应顾及，如肝区疼痛明显，加木香10g、炒乌药10g；纳呆腹胀，加鸡内金15g；腰酸背痛，加肉苁蓉15g、川续断20g等。

18. 解毒化瘀汤

　　［组成］茵陈30g，焦栀子10g，白花蛇舌草30g，田基黄15g，生大黄8g，丹参30g，木通10g，石菖蒲10g，郁金10g，赤芍15g，炒枳壳10g，生甘草10g，虎杖10g，贯众10g。

　　［功效］清热祛湿，活瘀解毒。

　　［主治］病毒性重型肝炎，淤胆型肝炎，慢性活动性肝炎，肝炎后肝硬化以及因肝胆炎症而致黄疸明显增高的一切高黄疸血症。

　　［指征］身目发黄，全身困倦，纳差腹胀，胸闷痞满，尿黄赤，便秘或溏而不畅，舌质红，苔黄腻，脉弦滑或数，肝功能明显异常，谷丙转氨酶（ALT）、总胆红素（TBil）均明显升高或白蛋白下降。肝病身、目、尿黄染，ALT、TBil升高必用此方。

　　［体会］方中赤芍和大黄为退黄之要药，因赤芍清热凉血、活血散瘀，改善肝脏微循环，有护肝利胆作用；大黄味苦，性大寒，入肝、脾、胃、大肠诸经，

有荡涤肠胃、泻血分实热、除下焦湿热之功效，并有化无形之痞满、下有形之积滞，急下存阴，突击泻热之功效，故对于热邪亢盛、热结腑实或瘀热互结之证候均可使用。

19. 武氏六味四草汤

［组成］生地15g，山萸肉15g，怀山药25g，丹皮10g，云苓20g，泽泻10g，黄柏8g，生蒲黄15g，怀牛膝15g，生黄芪25g，龙胆草8g，金钱草25g，鱼腥草20g，败酱草20g，金樱子10g，白鲜皮15g。

［功效］清热利湿，补肾固精。

［主治］慢性前列腺炎，非淋菌性尿道炎，有尿频，尿道灼痛、刺痒，少腹胀痛不适等症者。

［体会］舌红脉细数者，加女贞子、墨旱莲；并发睾丸胀痛、腹股沟胀痛者，加川楝子、荔枝核、炒桃仁。使用本方治疗一段时间，症状控制后，可给予知柏地黄丸长期服用，以巩固疗效。

20. 加味宣痹汤

［组成］防己10g，炒杏仁10g，滑石10g，清半夏10g，连翘15g，焦栀子10g，薏苡仁20g，蚕沙10g，赤小豆25g，川木瓜15g，鸡血藤20g，红花20g，制没药6g，川芎10g，川牛膝15g，姜黄8g，海桐皮10g。

［功效］清热祛湿，通络止痛。

［主治］类风湿关节炎，风湿性关节炎。

［指征］周身关节肿痛，或指（趾）关节疼痛、屈伸不利或肿痛变形。

［体会］本方出自《温病条辨》，临床治疗湿热壅于经络、寒战热炽、骨节烦痛、面目萎黄、舌色灰滞等症状，武老又加部分药物取其活瘀通络止痛作用，临床运用疗效颇佳。

21. 温经止痛汤

［组成］当归15g，川芎10g，炒桃仁10g，五灵脂10g，生甘草10g，炒香附15g，生蒲黄15g，延胡索15g，赤芍15g，丹参25g，炮姜8g，细辛4g，炒小茴香10g，炒乌药10g，制没药6g。

［功效］理气活血，调经止痛。

［主治］女子痛经，症见行经前或行经时小腹及腰部疼痛，甚则剧痛难忍，手足发凉，月经量少，行经不畅，色暗有块，舌淡暗，苔薄白，脉沉紧或沉涩。

［体会］本方出自《傅青主女科》，由生化汤加味组成，原方功效为化瘀生新、温经止痛，主治产后瘀血腹痛，恶露不行，小腹冷痛。武老在本方基础上加温经活血药物治疗行经腹痛，每用效验。临证辨证加减，灵活运用，多能取得满意的疗效。若月经后错，小腹冷痛，四肢不温，加肉桂、吴茱萸；口苦，心烦易怒，小腹灼痛拒按，黄带量多，大便干，加川楝子、丹皮、黄连、生大黄；小腹胀痛明显加木香、青皮；小腹刺痛拒按，月经紫黑有块，行经疼痛剧烈，加红花、山楂；呃逆呕吐，加生姜、清半夏、藿香、砂仁，去炮姜、制没药；腰酸肢冷，性欲淡漠，婚久不孕，加仙茅、淫羊藿、巴戟天、川续断。

22. 泰山磐石安胎汤

［组成］党参15g，生黄芪30g，炒白术15g，炙甘草15g，当归15g，川芎10g，生白芍20g，熟地20g，川续断20g，黄芩10g，砂仁10g，桑寄生20g，炒杜仲10g，菟丝子20g，艾叶6g，大枣7枚。

［功效］益气健脾，养血安胎。

［主治］堕胎、滑胎或胎动不安，有习惯性流产史。症见妊娠后面色淡白，倦怠乏力，不思饮食，腰酸沉，小腹坠胀，或阴道断续出血，舌淡，苔薄白，脉滑无力。

［体会］滑胎、胎动不安主要是肾虚，气血虚弱，胞宫不固，胎元失养所致。脾虚气血生化乏源，气虚不能载胎，血虚不能养胎，则胎动不安，胎漏下血，方中用党参、黄芪、白术、炙甘草益气健脾以固胎元；当归、熟地、生白芍、川芎养血和血以养胎元；续断与熟地、桑寄生与炒杜仲合用，补肝肾、强筋骨而保胎元；白术与黄芩相配，健脾清热，为安胎要药；菟丝子与艾叶补肝肾、安胎、温宫室之冷；大枣补脾养胃，调和诸药，使气血旺盛，冲任安固，自无堕胎之患。

23. 高屋建瓴汤

［组成］怀山药25g，怀牛膝30g，生代赭石15g，生龙骨、生牡蛎各20g，生地

20g，生白芍15g，柏子仁10g，玄参15g，蒸黄精10g，蒸何首乌20g，生甘草10g，炒香附15g，柴胡10g。

［功效］滋阴潜阳，镇肝熄风。

［主治］脑血管意外，原发性高血压（血压持续在150/100mmHg以上者），高血压脑病，多属于肝阳上亢及动风者。

［指征］确诊为高血压，临床表现为头痛、眩晕、目胀、耳鸣、头部热流上冲，甚则突然昏迷、神志模糊、口眼歪斜、舌与头向同侧歪斜，脉弦大，舌苔黄燥。

［体会］肝肾阴亏、肝阳上亢所致气血逆乱，症见头时常作痛发热，或面色如醉以及肢体渐觉不利。方中重用怀牛膝以引血下行，并有补益肝肾之效；代赭石镇肝降逆，龙骨、牡蛎、白芍益阴潜阳，镇肝熄风；玄参、黄精滋阴清热，壮水涵木；柴胡、炒香附疏肝理气，利于肝阳的平降镇潜；甘草调和诸药。方中用柏子仁、生山药，故宁心安神之力略优，适用于肝风内动见有失眠多梦、心神不安等而未至气血逆乱者。

24. 三参二冬清解汤

［组成］北沙参30g，太子参20g，玄参15g，天冬30g，麦冬30g，生薏苡仁20g，山慈菇10g，生山药25g，蚤休10g，蒲公英10g，生甘草10g，莲子肉15g，砂仁10g，佛手10g，八月札10g，鱼腥草20g，川贝母10g。

［功效］滋阴补肺，清热解毒。

［主治］肺癌或肺癌术后体力低下，肺癌化、放疗的毒副反应，晚期肺癌。

［指征］肺阴不足，痰热不清，内存热毒之肺癌患者，表现为咳嗽、干咳或咳痰不爽、痰中带血，胸痛或气促发热，头晕盗汗，舌质红，苔黄或腻，脉细数，对术后调治效果尤佳。

［体会］本方是武老多年临床的经验方，治疗肺癌虽不能使肿块明显缩小，但可有效减轻患者的症状，改善生存质量，提高生存期。其机理可能与调节机体免疫功能，清除肺部热毒，从而抑制癌细胞生长有关。

25. 五参解毒汤

［组成］北沙参30g，麦冬30g，党参15g，丹参25g，苦参15g，三七参2g，生

薏苡仁20g，龟板10g，赤芍10g，莪术10g，生山药20g，半枝莲15g，半边莲15g，蚤休10g，八月札10g，败酱草20g，茯苓20g。

［功效］益气养阴，活血败毒。

［主治］肝脏良、恶性肿瘤。

［指征］确诊为肝癌，胁下有肿胀疼痛，按之不移，疼痛拒按，体瘦食少，脉弦细偏涩，舌紫暗，舌下静脉有瘀点，苔厚，为客观指征。对肝癌兼瘀血证、湿热证明显者必有效。

［体会］本方多用沙参、麦冬各30g，意在滋补肺阴；气虚明显者，加黄芪；伴有胸腔积液者，加泽泻、桑白皮；伴发热者，加鱼腥草、板蓝根；有出血者，加仙鹤草。

26. 抗炎消带汤

［组成］生苍术8g，赤芍15g，黄芩10g，三棱8g，莪术8g，荔枝核10g，丹皮10g，益母草20g，金银花10g，茜草15g，土茯苓20g，黄柏10g，生甘草10g。

［功效］清热燥湿，解毒止带。

［主治］急慢性盆腔炎，宫颈糜烂。

［指征］妇女带下黄白，或有血丝，多有异臭味，时小腹疼痛，阴部瘙痒，舌质红，苔腻，脉弦滑数。

［体会］本方临床运用以治疗湿热带下为主，在预防及治疗急慢性病方面效果好，不产生耐药性。

27. 通窍疏郁汤

［组成］当归10g，川芎10g，生地15g，赤芍15g，防风10g，细辛4g，生甘草10g，夏枯草20g，菊花10g，茯苓20g，羌活10g，玄参15g，蔓荆子10g，白芷6g，天麻10g，酸枣仁20g，柴胡10g。

［功效］祛瘀通络，解郁开窍。

［主治］偏头痛，血管性头痛，神经性头痛，梅尼埃病，神经衰弱。

［指征］凡头痛在前额、后脑、颠顶、太阳穴，甚至牵连额面、牙齿，或伴恶心呕吐、心烦失眠、食欲不振、注意力不集中或减退、头皮麻木、头晕目眩等，皆可用本方。

［体会］头痛应有"肝郁头痛"和"伤神头痛"两种类型，此两类头痛大多与精神因素有关。由于情感失常，经起脑髓络气不足，络血不畅，血脉的神机不能伸展而头痛，此为"肝郁头痛"；由于事物繁忙，用脑过度，思维超负荷而头痛，此为"伤神头痛"，两者均可用本方，本方能上达颠顶，脑窍得通，灵机通利，而头痛可除。

28. 凉血清风汤

［组成］生地15g，赤芍15g，当归15g，川芎10g，防风10g，蝉蜕10g，知母15g，苦参15g，荆芥10g，生苍术10g，牛蒡子10g，生石膏20g，生甘草10g，木通10g，泽泻10g，黄柏8g，白鲜皮15g。

［功效］补气和血，清热凉血。

［主治］泛发性皮炎，丘疹状湿疹，屈侧湿疹，泛发性神经性皮炎，接触性皮炎，丘疹状荨麻疹，急性荨麻疹，婴儿湿疹瘙痒症状。

［指征］全身性瘙痒性丘疹性皮疹，口干怕热，热则痒重，心烦不安，脉浮滑或濡，舌质红，苔白。

［体会］该方服后见效较快，服3～5剂而愈者可停药。病情减轻者可继服至痊愈；若服3～5剂症状无减轻，宜改用他方治疗；如服药后，病情不减轻反而有腹痛、腹胀、便稀等症状时，宜加半夏10g、苍术10g，或改为加减胃苓汤治疗。

29. 升提举陷方

［组成］生黄芪50g，党参15g，当归15g，陈皮15g，柴胡10g，炒白术15g，升麻10g，炒枳壳10g，生甘草10g。

［功效］补中益气，升阳举陷。

［主治］脏器下垂（包括胃下垂、肾下垂、脱肛及眼睑下垂），久泻，产后、病后或过劳后乏力，疮疡久不愈合。

［指征］劳倦后肌热面赤，少气懒言，四肢乏力，口淡无味，舌淡苔白，脉虚大无力或沉弱。

［体会］本方以补气升阳举陷的代表方补中益气汤为主，方中黄芪为君药，应重用，升麻、柴胡用量宜轻，全方用量不宜太重，因甘温益气之品有壅滞气机之弊，不利于升举清阳。本方妙在加用一味枳壳宽中行气升提，疗效更佳。

30. 武氏通管饮

〔组成〕川芎10g，肉桂3g，鸡血藤20g，炒枳实15g，怀牛膝15g，水牛角粉5g，益母草30g，路路通15g，王不留行15g，穿山甲10g，赤芍15g，水蛭8g。

〔功效〕行气活血，调经助孕。

〔主治〕输卵管不通之不孕症。禁忌：非输卵管不通者勿用，以免引起月经紊乱或出血。

〔体会〕输卵管是输送卵子的通道，也是精子和卵子相遇而受精的场所。对输卵管不通造成的不孕症，目前常以桂枝茯苓丸、血府逐瘀汤等治疗。武老认为，对该病的医治，通其闭塞是首要任务，本方就是在这一思想指导下组成的。临床可以本方为主，依据实则泻之、虚则补之的原则，随症加减。

31. 润肠通便方

〔组成〕熟大黄6g，生地15g，玄参12g，麦冬10g，柴胡8g，炒桃仁10g，杏仁10g，枳壳12g，肉苁蓉15g。

〔功效〕滋养阴液，润肠通便。

〔主治〕津液亏少，阴虚，肠中干燥的习惯性便秘。

〔体会〕便秘一症，有因热结者，有因气滞者，有因血虚者，有因气虚者，有因阴亏者，其治法各异。本方所适用的便秘是因津亏液少所致者，不可妄用苦寒攻下之剂以取快一时，宜用滋养阴液之法，吴鞠通创增液汤治阴亏便秘，即是取"以补药之体，作泻药之用"之意。肠燥得以濡润，不通便而能使大便得通。但增液汤毕竟不能直接通便，而滋腻之品又易呆滞，滞则不行，因而用滋养阴液之剂有时不能取得通便之效，况滋腻之剂不宜久服。而本方中在滋养阴液的同时，配合了枳壳、柴胡等以疏通气机，有鼓风扬帆之效，更助以桃仁、杏仁以润肠液，临床效果较好。本方还可加上紫菀以利肺气，因肺与大肠为表里，肺气开则大便亦易解。本方以滋为主、通为辅，难求速效，久服之后，自可生效。

32. 天麻头痛舒方

〔组成〕全蝎5g，生石膏20g，天麻10g，细辛3g，生石决明15g，僵蚕10g，白附子6g，红花10g，川芎10g，白芷6g，羌活10g。

〔功效〕清热化痰，平肝熄风，活络止痛。

［主治］属于实证的偏头痛，血管神经性头痛。

［体会］血管神经性头痛在临床上较为常见，多由劳累过度或情绪激动而诱发。发作时，一侧或两侧头部有剧烈的搏动性跳痛、涨痛或刺痛，或如鸡啄，每伴有恶心、呕吐、烦躁等症状。其头痛往往间歇性反复发作，每与痰热内阻，风阳上逆，血络不和有关。本方用石膏配合白附子清化痰热；石决明配合天麻平肝熄风以潜阳；全蝎配合僵蚕以破风镇痉；更用红花活血通络，细辛走窜以止痛。虽然临床上实证头痛的原因甚多，但是本方所适应的病症范围较广，对于因痰热、因瘀血、因风阳等引起的头痛，适当配伍其他药物，都较为适用。

33. 补阴活瘀养营汤

［组成］生地30g，当归30g，女贞子30g，丹皮10g，茯苓30g，泽泻10g，栀子10g，赤、白芍各30g，炒白术15g，柴胡10g，柏子仁10g，白芷10g，僵蚕10g，桃仁10g，红花10g，丹参30g，甘草10g。

［功效］滋水清火，活血疏肝。

［主治］黄褐斑。

［用法］每日1剂，水煎3次，分3次服。3个月为1个疗程，后制水丸继服2个月。

［体会］黄褐斑乃系面部呈现淡褐色或蝶翼状斑片的一种色素障碍性皮肤疾病，其病因与内分泌腺紊乱或精神因素、孕育、生殖器疾患及慢性肝病有关。临床表现主要为颜面部呈对称分布的皮肤损害，眼眶附近，额、颊、鼻和口周围淡褐色斑片明显，有时呈蝶翼状，无主观感觉，但影响情绪和容颜。病程缓慢，治疗难收速效。本病与雀斑不同，雀斑损害为针头大淡褐色斑点，散布面部各处，常始发于幼年时期，治疗更为困难。

黄褐斑，武老采用内外合治，疗效乃佳。内服方以六味地黄丸合加味逍遥散化裁为滋水养营汤；外用方以玉容散，内服取生地、女贞子、白芍滋养肝肾；当归配柏子仁养血润肝；丹皮、栀子凉血清火；白术、茯苓、泽泻益脾化湿；柴胡疏肝；甘草解毒；白芷、僵蚕祛风；赤芍、桃仁、红花、丹参活血通络。诸药合用，具有滋水清火、活血疏肝之功。玉容散取牵牛子、白蔹、细辛、甘松、白及、白莲蕊、白芷、白术、僵蚕、白茯苓、荆芥、独活、羌活、白附子、白扁豆、防风、白丁香等分研末，用时水调浓，揉搓于脸上，良久清去，早晚各1次，有时配合按疗程用之，效果更好。

34. 滋阴清热止痒汤

［组成］生、熟地各20g，天、麦冬各15g，当归15g，黄芪15g，黄芩10g，黄连5g，苦参10g，桃仁10g，红花10g，瓜蒌10g，赤、白芍各15g，何首乌20g，菊花10g，防风10g，蝉蜕10g，生麦芽10g。

［功效］滋血润肤，祛风止痒。

［主治］老年皮肤瘙痒症。

用法：每日1剂，水煎3次，分3次服。1个月为1个疗程。可制水丸服。

［体会］老年皮肤瘙痒症，乃系老年人部分皮肤并无损害而瘙痒的一种皮肤神经功能障碍性皮肤疾病。其病因可能与神经内分泌功能失调和分解性代谢大于合成性代谢而引起皮肤神经功能障碍有关。临床表现始有皮肤瘙痒，无任何皮损，搔抓后产生痂皮，色素沉着或渗液，阵发性奇痒。检查常见全身条状抓痕，搓破、渗液、结痂等继发性皮肤损害。日久可呈湿疹样变或色素沉着。但须排除因糖尿病、黄疸病、血液病以及局限性病变引起的瘙痒。本症易反复，顽固难愈。

中医列为"风瘙痒"范围，认为因湿热蕴于肌肤或血虚风燥所致。以阵发性皮肤剧痒，搔抓形成抓痕、血痂、皮肤干燥增厚为主要表现。临床以血虚风燥见症为多，运用滋阴清热止痒汤治疗本症每收良效。有时配合外用散痒方洗澡，疗效益佳。方中生地、麦冬、天冬、白芍、瓜蒌滋阴润燥；熟地、何首乌、当归益精养血润肌；黄芪益气和卫；赤芍、桃仁、红花活血疏肤；黄连、黄芩、苦参小剂用之，入心、肺、肾以清热泻火；防风、菊花、蝉蜕祛风。诸药相伍为用，共奏滋血润肤、祛风止痒之效。本症瘙痒非湿所困，凡渗液乃搔破渗血所致，故燥药非宜，但有时可加外用之散痒方：防风、苍耳子、川椒目、苍术、艾叶、苦参、蝉蜕各10g，海风藤30g，煎水取汁掺水洗澡，配合治疗，以增强疗效。

35. 温通滋阴生精汤

［组成］熟地30g，生地30g，黄精30g，枸杞子20g，当归15g，茯苓20g，山楂20g，肉苁蓉20g，补骨脂20g，鹿角胶15g，紫河车10g，菟丝子30g，五味子10g，鸡内金10g，土鳖虫10g，炮山甲8g，虎杖15g，甘草20g。

［功效］补肾温阳，通窍生精。

［主治］无精子症。

［用法］每日1剂，水煎3次，分3次服。1个月为1个疗程，或配丸药服。3个疗程后查一次。

［体会］无精子症乃因部分男子由于精曲小管发育不良或功能减退，或遗传、感染因素所致精液中无精子的一种男性疾病。通常多在婚后不育或性功能障碍就诊时检查精液被发现。精子为精曲小管制造并由输精管输出，当精曲小管发生病变或输精管障碍时，便会产生无精子症。精曲小管功能减退，最常见为精曲小管有灶性或弥漫性程度不等的透明变性，间质细胞增生并可积聚成堆，睾丸小、乳房大，精液中精子减少，甚至无精子，精子形态及活力亦不正常。精曲小管发育不良是指精曲小管上皮细胞不发育，仅存支持细胞，间质细胞发育亦无缺，第二性征正常，但睾丸小，精液无精子。

中医称本病为"无精"。认为系因先天亏损或精道阻塞等所致的，以精液中无精子，或精子极少，或精液流入膀胱，影响生育力为主要表现的疾病。过去中医无检查设备，对此症仅从阳痿或不育认识，但今天认为先天亏损当属"虚损"范围，"五劳七伤"中有"精少"一证，便是"七伤"之一。精少与阳痿、不育具有因果关系，但又非绝对因果关系，三者之间有同有不同。同者，阳痿、不育可因无精子所致；不同者，无精子者并非全都阳痿，而不育则必然。阳痿、不育显现于外，无精子隐匿于内。在治疗方面，相对而言，阳痿偏于治肝，若见有死精子则偏于清化湿热，当然要区分肝经湿热与肝经燥热，湿热用龙胆泻肝汤清肝火、导湿热，燥热则需六味丸滋肾水、养肝血；无精子症偏于治肾，温阳、补精、通督；而不育则辨证以治，因阳痿者治阳痿，因无精子者即按无精子症治。武老治无精子症立温通生精汤，着眼点就是治肾，突出温通。方中熟地、肉苁蓉、紫河车、枸杞子、鸡内金等甘温咸温、柔而不烈，补精、填髓、益肾阳；生地、黄精相伍养血滋肾阴；五味子配茯苓养心补元气；当归合甘草补血柔肝；虎杖行瘀而清热解毒；山楂化滞活血而消痰；土鳖虫伍炮山甲攻瘀祛瘀，开瘀通络。全方寓消于补，寓通于温，具有补肾温阳、通窍生精之功，治疗无精子症有较好疗效。

36. 痛风活血清血汤

［组成］生黄芪20g，当归10g，炒苍术10g，土茯苓30g，益母草30g，豨莶草

10g，车前子30g（布包），虎杖10g，金钱草15g，大黄5g，川草薢15g，生薏苡仁20g，泽兰10g，桃仁10g，红花8g，僵蚕10g，蝉蜕10g，地龙10g，秦皮10g，制丸加何首乌10g、蝼蛄3个、山慈菇10g。

［功效］清热解毒，活血利湿。

［主治］痛风关节炎。

［体会］痛风关节炎是指以第一跖趾和跗趾关节以及踝、手、腕、膝、肘关节等出现红、肿、热、痛，活动受限并伴发热等全身症状为主的一种代谢性疾病。男性多见，约占95%，30～40岁高发。

中医现统称本病为"痛风"。认为系因饮食失宜，脾肾不足，外邪痹阻，痰瘀沉积于关节周围所致。有许多医家认为肾虚是本病的关键，风寒湿热之邪侵袭经络是本病邪实的主要矛盾。还有认为脾虚湿停或浊毒瘀滞气血乃为本病的主要病机。武老临床观察，本病发病初期，从红、肿、热、痛辨证，属于热痹之象，后期关节畸形又属痹证。因此，邪实主要为湿、热、毒；正虚重在脾与肾。中医昔日所谓痛风，多为"寒凝阳气不利，痛有定处即痛风"，治宜温阳通脉；而西医学谓今日之痛风明显为血中尿酸增多，用药应当以清热、解毒、利湿、通络为主，在于补脾补肾，病既形成，重补则不及，滋补则不利，偏补则留邪，唯宜利中寓补，方能提高疗效。于是，武老临床制痛风活血清血汤，用虎杖、大黄、土茯苓清热解毒，尤其秦皮可促进尿酸排泄，大黄凉血化瘀而排毒，二药合用，其功倍增；取车前子、金钱草、生薏苡仁、草薢清热利湿；湿热皆易与风合，又入稀莶草、僵蚕、蝉蜕祛风胜湿；湿热交混如油入面、入血，如胶似漆，乃加益母草、泽兰、桃仁、红花、地龙活血通络，化水以分解；少佐当归养血和血，黄芪补元气，苍术健脾燥湿。后期制丸加何首乌益肾、蝼蛄利水湿、山慈菇清热解毒，诸药配伍，具有清热解毒、活血利湿之功，用于治疗痛风关节炎，疗效乃佳。

第二节　对药心悟

对药在临床运用中具有相互依赖、相互制约，以增强疗效的作用。本节27味对药是武老在多年的临床中积累下的经验，从其配伍功能、主治病症和临证经验几个方面给予介绍，组方简便，疗效确切，仅供参考。

1. 金银花、连翘

［合用功效］金银花质体轻扬，气味芳香，既能清气分之热，又能解血分之毒；连翘轻清上浮，善走上焦，泻心火，破血结，散气聚，消痈肿。二药互用，并走于上，轻清升浮宣散、清气凉血、清热解毒的力量增强。二药参合，还能流通气血，宣导十二经脉的气滞血凝，以消肿散结止痛。

［主治病症］

（1）四时风热感冒；

（2）温热病初起，表证之邪未解，内里之热亢盛所致病症；

（3）风热为患，所致目痛、头痛、牙痛以及咽喉肿痛、口舌生疮等症；

（4）风热所致湿疹、痒疹；

（5）疮痈肿毒。

［临床经验］银花、连翘互用，出自《温病条辨》银翘散。用于治疗温病初起诸症，亦治多种热性传染病之初起。在临床中，可以治疗疮疡肿毒、脉管炎、乙肝诸病，但用量宜大，20～30g均可，同时与紫花地丁、蒲公英、板蓝根配用治疗病症，效果佳。

2. 知母、石膏

［合用功效］知母甘、苦而寒、质润多液，既升又降，上能清肺热，中能清胃火，下能泻相火；生石膏甘辛而淡，体重而降，气浮又升，其性大寒，善清肺胃之热，又偏走气分，以清气分实热证，二药同用，相互促进，清泻肺、胃实热之力增强。

［主治病症］

（1）外感风寒之邪，内传化热，入于肺、胃，症见高热不退，口渴烦躁，神昏狂乱，脉洪大偏数；

（2）实热证表现为口干、口渴，甚则大渴引饮的消渴症；

（3）牙龈出血。

［临床经验］《伤寒论》白虎汤有生石膏、知母配伍，主治阳明病脉洪大、恶热、舌干燥、虚烦不能卧、渴欲饮水者。

糖尿病属于祖国医学"消渴"范畴。所谓上消，多属肺阴虚而化热，用石膏、知母治疗。生石膏甘寒清热，除烦止渴；知母苦寒坚阴，滋阴润燥，二药互用，治疗上消病症，效果可取。

3.乌梅、五味子

［合用功效］乌梅味酸，清凉生津，益胃止渴，敛肺止咳；五味子敛肺滋肾，敛汗生津止渴，养心安神，涩精止泻。二药合用，养阴强心、敛肺止汗之力增强。

［主治病症］

（1）阴虚自汗、阴虚盗汗症；

（2）糖尿病、尿糖高不降者。

［临床经验］乌梅、五味子合用，取其酸以敛之，具有益阴止汗之功。汗症者，日久必然伤阴，汗为心之液，在治疗自汗、盗汗的同时，佐以益阴强心以治其本，常配合麦冬、党参、生百合、炙远志同用。在治疗糖尿病时合山萸肉、生龙骨、生牡蛎、生山药、金樱子敛脾精，止漏浊是也。

4. 板蓝根、山豆根

［合用功效］板蓝根清热凉血，解毒利咽；山豆根清热解毒，消肿止痛，以清利咽喉。二药合用，相互促进，清热解毒、清利咽喉的力量增强。

［主治病症］

（1）咽喉肿痛；

（2）牙龈红肿疼痛；

（3）口舌生疮；

（4）病毒性乙型肝炎。

［临床经验］临床二药合用治疗病毒性乙型肝炎，对肝功能异常如谷丙转氨酶升高等，合赤芍、生甘草、柴胡、茵陈效果好。山豆根配用白花蛇舌草、半枝莲、八月札、蚤休，对恶性肿瘤有抑制作用。

5. 黄芪、防风

［合用功效］黄芪补气升阳，固表止汗，利水消肿；防风祛风解表，胜湿解痉，止泻止血。黄芪甘温补气、固表扶正，防风辛散祛风、解表驱邪。二药合用，防风辛散温通，可载黄芪补气之功达于周身，黄芪得防风疏散之力而不恋

邪，防风得黄芪固表之力而不散泄。

[主治病症]

（1）表虚自汗、四肢酸楚，心阳虚诸症；

（2）阳虚易患风寒感冒病症。

[临床经验]黄芪、防风合用，出自玉屏风散。治表虚自汗，卫气虚弱，不能固表，营阴不能内守，津液外泄所致病症，所谓黄芪得防风则固表而不留邪，防风得黄芪则祛邪而不伤正。二药合用，功在防御外邪之入侵。清代医家柯琴云："邪之所凑，其气必虚，故治风者，不患无以驱之，而患无以御之……去者自去，来者自来，邪气留连，终无解期矣。"黄芪能增强人体的抵抗力，防御外邪入侵，并有升血压功效。

6.桑白皮、地骨皮

[合用功效]桑白皮入肺中气分，泻肺中邪热，泻肺平喘，利水消肿；地骨皮入走血分，清肺中伏火，清热凉血，补阴退蒸。桑白皮以清气分之邪为主，地骨皮以清血分之邪为主，二药合用，一气一血，气血双清，清肺热，泻肺火，散瘀血，泻肺气，祛痰嗽、平喘逆的力量增强。

[主治病症]

（1）肺热咳嗽，气逆作喘，吐痰黏稠，身热口渴，急性支气管炎、肺炎、肺气肿合并感染等均可选用；

（2）风温咳嗽，午后发热，骨蒸潮热，或低热不退者；

（3）水肿，见面目浮肿、小便不利者。

[临床经验]宋代钱乙《小儿药证直诀》中泻白散，将桑白皮、地骨皮合用，以清泻肺热，止咳平喘。治肺热咳嗽，甚则气喘，皮肤蒸热，或发热，午后尤甚，舌红苔黄，脉细数。地骨皮能治阴虚发热，盗汗骨蒸，与桑白皮联合运用临床善清泄肺热，除肺中伏火，则清肃之令自行，故多用于治肺火郁结，气逆不降所致咳嗽气喘等症。

7. 黄芪、山药

[合用功效]黄芪甘温，补气升阳，利水消肿，而偏于补脾阳；山药甘平，补脾养肺，养阴生津，益肾固精而侧重于补脾阴。二药合用，一阳一阴，阴阳相

合，相互促进，相互转化，共收健脾胃、促运化、敛脾精、止漏浊、消除尿糖之功。

［主治病症］

（1）糖尿病，表现为尿糖严重者，用之即可消除；

（2）慢性胃肠炎，证属脾胃气虚者；

（3）肾病综合征，肾功能不全诸症。

［临床经验］二药合用即取黄芪的补中益气、升阳之作用，与山药的益气阴、固肾精的功用相合，谓之相互为用，益气生津，健脾补肾，涩精止遗，使尿糖降低转阴。

8.白术、鸡内金

［合用功效］白术甘温补中，苦温燥湿，能补脾燥湿、益气生血、和中消滞、固表止汗、安胎；鸡内金甘平无毒，可生发胃气、养胃阴、生胃津、消食积、助消化，还可固肾精之气化结石。二药合用，白术偏于补，鸡内金善于消。白术多用、久服有壅滞之弊，故与鸡内金合用，其弊可除。二药相合，一补一消，补消兼施，健脾开胃之力更佳。

［主治病症］脾胃虚弱，运化无力，食欲不振，食后不消，痰湿内停，脘腹胀满，倦怠无力，或泄泻等症。

［临床经验］临床中取炒白术，意在加强健脾止泻作用；鸡内金多用生品，目的是保持其有效成分，以增强治疗作用。

9. 黄连、吴茱萸

［合用功效］黄连清热燥湿，泻火解毒，清心除烦；吴茱萸温中散寒，下气止痛，降逆止呕，杀虫。黄连苦寒泻火，直消上炎之火势；吴茱萸辛散温通，开郁散结，降逆止呕。二药合用，有辛开苦降之妙用。以黄连之苦寒，泻肝经横逆之火，以和胃降逆；佐吴茱萸之辛热，引热下行，以防邪火格拒之反应。二药共奏清肝泻火、降逆止呕、和胃制酸之效，以治寒热错杂诸证。

［主治病症］

（1）肝郁化火，胃火和降，胁肋胀痛，呕吐吞酸，嘈杂嗳气，口苦，舌红苔黄，脉数等症；

（2）急性胃炎，慢性胃炎，十二指肠球部溃疡；

（3）湿热下痢，细菌性痢疾，急性肠炎，慢性肠炎。

［临床经验］黄连、吴茱萸合用，出自《丹溪心法》左金丸，以治肝经火郁，吞吐酸水，左胁作痛，少腹筋急诸症。临床多用于吞酸重者，加乌贼骨、煅瓦楞子以制酸止痛，胁肋疼甚者，可合四逆散以加强疏肝和胃之功。临证之际，寒热错杂，热较甚者，多取黄连，少佐吴茱萸；寒甚者，则多用吴茱萸，少取黄连；若寒热等同，则二者各半为宜。

10. 山药、白扁豆

［合用功效］山药甘平，健脾止泻，养肺益阴，益肾固精，养阴生津；扁豆甘温，清暑化湿，补脾止泻，解毒和中。山药偏于补脾益阴，扁豆善于和中化湿。二药合用，健脾化湿，和中止泻。

［主治病症］

（1）脾胃虚弱，食欲不振，倦怠无力，慢性泄泻等症；

（2）妇女带下。

［临床经验］二药合用能补气健脾，兼能化湿，药性温和补而不滞，适用于脾虚湿滞，食少，便溏或泄泻。目前在治疗慢性结肠炎或非特异性结肠炎中，二药配合党参、白术能起到很好的效果。

11.香附、乌药

［合用功效］香附辛散苦降，不寒不热，善于理气开郁，为妇科调经之良药，它又能入于血分，故有人称之为"血中气药"。本品善于宣散，能通行十二经脉，疏肝理气，调经止痛。乌药辛开温通，顺气降逆，散寒止痛，温下元，调下焦冷气。香附以行血分为主，乌药专走气分为要。香附偏于疏肝理气，乌药长于顺气散寒。二药伍用，直奔下焦，共奏行气消胀、散寒止痛之效。

［主治病症］

（1）心腹胀满、疼痛，寒疝腹痛等症；

（2）急、慢性肝炎，午后腹胀者；

（3）急、慢性痢疾，里急后重者。

［临床经验］香附、乌药合用治一切气痛，行气除胀力增，但香附行血中

之气，乌药调下焦冷气。临床观察各种原因引起的腹内积气，胀满不适，甚则疼痛，用之均易排出气体，消胀止痛。对于急、慢性肝炎表现为午后腹胀者，用之颇效。

12. 延胡索、川楝子

［合用功效］川楝子苦寒降泻，清肝火、除湿热、止疼痛；延胡索辛散温通，活血散瘀、理气止痛。二药合用，相得益彰，清热除湿、行气活血、理气止痛甚效。

［主治病症］

（1）肝郁气滞，肝胆火旺，气血寒热凝滞之胸、胃、腹、胁诸症；

（2）疝气疼痛；

（3）妇女月经不调，经行腹痛等症；

（4）胃、十二指肠溃疡，胃肠炎；

（5）肝炎，胆囊炎，胆管炎，胆结石，胁肋疼痛者；

（6）冠心病心绞痛。

［临床经验］川楝子、延胡索伍用，名曰金铃子散，治热厥心痛，或发或止，久不愈者。近来临床多用于治疗肝郁化火证，表现为心胸胁肋诸痛，时发时止，口苦，舌红苔黄，脉弦数。若用于痛经，酌加当归、益母草、香附等以增强行气活血之功。《绛雪园古方选注》曰："金铃子散，一泄气分之热，一行血分之滞。"

13. 丹皮、丹参

［合用功效］丹参活血化瘀，去瘀生新，消肿止痛，养血安神；丹皮清热凉血，活血散瘀，清肝降压。丹皮长于凉血散瘀，清透阴分伏火；丹参善于活血化瘀，去瘀生新。二药合用，凉血活血、祛瘀生新、清透邪热之力增强。

［主治病症］

（1）风热入于血分，发为斑疹热毒之吐血、衄血、下血、风疹、痒疹以及皮下出血等症；

（2）血热瘀滞，月经不调，经闭痛经，腹中包块，产后瘀滞，少腹疼痛等症；

（3）阴虚发热、低热不退者，热痹、关节红肿热痛者。

［临床经验］丹皮、丹参合用，治疗范围很广。治瘀血诸疾，多与生蒲黄、五灵脂参合。治阴虚发热、低热不退、久久不愈者，可与青蒿、鳖甲、白茅根配伍。治热痹、风湿性关节炎有风湿热活动者，常与黄柏、苍术、乳香、没药互伍。

14. 蒲黄、五灵脂

［合用功效］蒲黄辛香行散，性凉而利，专入血分，功善凉血止血，活血消瘀；五灵脂气味俱厚，专走血分，功专活血行瘀，行气止痛。二药合用，通利血脉、活血散瘀、消肿止痛的力量增强。

［主治病症］

（1）气滞血瘀，心胸刺痛，脘腹疼痛（包括冠心病引起的心绞痛，胃脘痛）诸症；

（2）妇女月经不调，少腹急痛，痛经。

［临床经验］五灵脂、蒲黄合用名曰失笑散，出自《太平惠民和剂局方》，具有活血祛瘀止痛效果。李时珍说："失笑散，不独治妇人心痛腹痛，凡男女老幼，一切心腹、胁肋、少腹痛，疝气并治。胎前产后，血气作痛，及血崩经溢，百药不效者，俱能奏功，屡用屡验。"临床气滞较甚，可合金铃子散以行气止痛；兼寒者，加炮姜、小茴香以温经散寒；血滞而兼血虚的月经不调，可与四物汤合用，以加强养血调经之功；治冠心病心绞痛，配丹参、三七、葛根、降香。

15. 桃仁、红花

［合用功效］桃仁破血行瘀、润燥滑肠；红花活血通经，祛瘀止痛。桃仁破瘀力强，红花行血力胜。二药合用，互相促进，活血通经、去瘀生新、消肿止痛的力量增强。

［主治病症］

（1）心血瘀阻、心胸疼痛；

（2）月经不调，血滞经闭、痛经诸症；

（3）各种原因引起的瘀血肿痛等症。

［临床经验］桃仁、红花合用，出自《医宗金鉴》桃红四物汤。治妇女月经

不调、痛经、经前腹痛，或经行不畅而有血块，色泽紫暗，或血瘀而致的月经过多，淋漓不净。

16. 白及、大黄

［合用功效］白及质黏而涩，入血分以泄热，生肌逐腐，收敛止血；大黄苦寒，沉而不浮，走而不守，荡涤肠胃，峻下实物，凉血解毒。白及以守为主，大黄以走为要。二药合用，一守一走，互制其短而展其长，活血止血之功甚妙。

［主治病症］

（1）食管、胃出血诸症；

（2）肺病咯血诸症；

（3）溃疡性结肠炎诸症。

［临床经验］白及、大黄合用，治疗各种出血症状效果好，二药同等份共研细末，每服2g，每日3次。其中白及涩中有散，补中有破，补伤止血；大黄苦寒泻火，凉血止血，祛瘀生新。二药参合为用，止血效果好。

17. 酸枣仁、柏子仁

［合用功效］酸枣仁养心阴，益肝血，清肝胆虚热而宁心安神；柏子仁养心气，润肾燥，安魂定魄，益智安神。二药合用，相得益彰，宁心安神，治疗失眠甚效。

［主治病症］

（1）血瘀心失所养，心阳外越，以致心悸、怔忡、惊悸、失眠等症；

（2）各种心脏病心悸、不眠者；

（3）血虚津亏肠燥之大便秘结等症。

［临床经验］酸枣仁、柏子仁合用，为有效的养心安神之剂。治疗心脏病之心动过速者，配炙甘草、茯神、仙鹤草，其效更佳。治心胸疼痛者，配丹参、白檀香、砂仁，其效更著。治血虚肠燥大便干者，可与火麻仁、郁李仁、熟大黄、肉苁蓉同用，其效益彰。

18. 女贞子、墨旱莲

［合用功效］女贞子补肾滋阴，养肝明目，强健筋骨，乌须黑发；墨旱莲

养肝益肾，凉血止血，乌须黑发。女贞子冬至之日采，墨旱莲夏至之日收。二药合用，有交通季节，顺应阴阳之妙用。二药均入肝、肾两经，相须为用，互相促进，补肝肾、强筋骨、清虚热、疗失眠、凉血止血、乌须黑发之力增强。

［主治病症］

（1）肝肾不足，体虚有热诸症；

（2）肝肾阴亏，血不上荣所致头昏、目眩、失眠、健忘、腿软无力等症；

（3）头发早白，证属肝肾不足者；

（4）阴虚火旺，迫血妄行，症见鼻衄、齿衄、咯血、尿血、便血、崩漏下血等者。

［临床经验］女贞子、墨旱莲合用，名曰二至丸。取二药各等份，炼蜜为丸，每服10g，日服2次。治肝肾阴虚，症见口苦咽干、头晕目眩、失眠多梦、遗精体倦者，也可治鼻衄、齿衄、阴虚吐血。近来临床治疗神经衰弱、慢性虚弱疾病，证属肝肾阴虚者，其效颇著。

19. 钩藤、天麻

［合用功效］钩藤甘寒，清热平肝，熄风止痉；天麻柔润，平肝熄风，通络止痛，祛风止痒。二药合用，相得益彰，清热平肝熄风、通络止痛、止痒之力益增。

［主治病症］

（1）眩晕、头痛、四肢麻木、抽搐，证属肝风内动者；

（2）头皮、皮肤瘙痒诸症；

（3）高血压病。

［临床经验］钩藤、天麻合用，出自天麻钩藤饮，具有平肝熄风之效，治疗高血压、头痛、眩晕、失眠等。《本草纲目》有"天麻为治风之神药"之称。

20.仙茅、淫羊藿

［合用功效］仙茅辛热，温肾壮阳，祛寒湿，壮筋骨；淫羊藿甘温，补肾助阳，祛风除湿，降血压。二药合用，相互促进，补肾壮阳、祛风除湿、降血压的力量增强。

［主治病症］

（1）高血压病，证属阳虚，见畏寒、肢冷、腰膝软弱无力等症者；

（2）妇女更年期综合征；

（3）冠心病心绞痛，证属肾虚者。

［临床经验］仙茅、淫羊藿合用，临床治疗更年期综合征、更年期血压偏高、闭经以及其他慢性疾病，证属肾阴、肾阳不足而虚火上炎者。对功能性子宫出血，血止之后，在辨证的基础上加仙茅、淫羊藿，可促进卵巢功能的恢复，从而建立正常的月经周期。肾为五脏之本，阴阳之根，心主血的功能有赖肾之资助，而冠心病的发生又多见于中年老人，因此，本病其位在心，其本在肾，补肾培本为治疗本病之重要法则。故取仙茅、淫羊藿补肾，调理阴阳而治其本也。

21. 夏枯草、决明子

［合用功效］夏枯草清泻肝火，解郁散结；决明子清肝胆郁热，润肠通便。二药合用，清肝明目之力益彰。

［主治病症］

（1）肝热目疾诸症；

（2）肝肾不足，见头痛、眩晕、目暗不明等症；

（3）高脂血症，脂肪肝。

［临床经验］夏枯草、决明子合用，是为治肝热目疾，或肝肾不足，虚火上发所致之目疾而设。亦用于高脂血症，伍以何首乌、生山楂其效更著；配泽泻、丹参、郁金、生大黄、柴胡、海藻临床治疗脂肪肝，长期服用疗效佳。

22. 丹参、檀香

［合用功效］丹参入心、肝血分，扩张冠状血管，活血化瘀，散瘀定痛。檀香入肺胃气分，长于宣发气滞，畅膈宽中，散寒止痛。二药合用，一气一血，气血双调，行气活血、通络止痛的力量增强。

［主治病症］

（1）气滞血瘀、络脉不和、胸痹诸症，心胃诸痛。

（2）高血压病、冠心病心绞痛证属气滞血瘀者。

［临床经验］丹参、檀香合用，为治疗冠心病心绞痛的主药，是化瘀行气止痛之良药，以心胃诸痛，兼胸闷脘痞为证治要点。遵"通则不痛"之理，故选

用活血化瘀之法为治。"气行则血行，气滞则血瘀"，气滞与血瘀常常是互为因果，同时并见，临证运用，多在活血药中加入行气之药，寓行气于化瘀之中也。以疼痛为主者，七分活血，三分行气；以胸闷憋气为主者，七分行气，三分活血。丹参以活血化瘀为主，檀香以行气止痛为要。二药互用，疗效好、作用强。临床配砂仁、香附、佛手治疗各种胃痛有明显疗效；配砂仁、蒲黄、五灵脂、延胡索、益母草治疗痛经；配山楂、何首乌各适量水煎服，治疗高脂血症有很好的疗效。

23. 金钱草、海金沙

［合用功效］金钱草清化湿热，利胆退黄，利尿排石，通淋止痛；海金沙入小肠、膀胱血分，善清二经血分之伏热，功专利尿通淋。二药伍用，相互促进，清热利尿、通淋排石的力量增强。

［主治病症］

（1）尿路结石（肾结石，输尿管结石，膀胱结石）；

（2）胆道结石症。

［临床经验］金钱草、海金沙合用，善治膀胱结石、输尿管结石，若与车前草、墨旱莲合用，其功益彰。也可用于治疗肾结石，但须与石韦、瞿麦、滑石配伍，才有良效。又可用于治疗胆道结石症，但与茵陈、柴胡、栀子合用，其效才著。

24. 海藻、昆布

［合用功效］海藻咸寒，软坚、消痰、利水、泻热；昆布咸寒，清热利水，软坚散结，破积消瘰。二药同为咸寒之品，配合为用，消痰破积、软坚散结、消瘰化瘤之功增强。

［主治病症］

（1）瘰疬痰核，瘿瘤肿块诸症；

（2）血管硬化症，中风半身不遂诸症；

（3）乳腺增生，子宫肌瘤，卵巢囊肿，结核性输卵管炎；

（4）胃肠道癌肿诸症；

（5）睾丸肿痛，前列腺肥大。

［临床经验］二药同用有消痰软坚、利水消肿之功。常与贝母、青皮合用治瘰瘤；与夏枯草、玄参、连翘同用治瘰疬；与川楝子、橘核同用治睾丸肿胀疼痛。

25. 茵陈、金钱草

［合用功效］茵陈苦泻下降，功专清利湿热而退黄疸；金钱草清化湿热，利胆退黄，利尿排石，通淋止痛。二药合用，相得益彰，利胆排石之力增强。

［主治病症］

（1）急慢性肝炎，证属湿热者；

（2）胆囊炎、胆结石诸症；

（3）尿路结石诸症。

［临床经验］茵陈、金钱草合用，治疗结石证确有实效。治疗胆结石，与大柴胡汤配合；治疗肾炎，与五苓散、益母草、丹参配合；治疗尿路结石，与海金沙、血余炭、六一散配合。

26. 羌活、独活

［合用功效］羌活行上焦而理上，长于祛风寒，能直上颠顶，横行肢臂，治游风头痛、风湿骨节疼痛等症；独活行下焦而理下，长于祛风湿，能通行气血，疏导腰膝，下行腿足，治腰腿膝足湿痹等症。二药合用，一上一下，直通足太阳膀胱经，共奏疏风散寒、除湿通痹、活络止痛之功。

［主治病症］

（1）风痹为患，周身窜痛，项背挛急、疼痛等症；

（2）外感风寒，以致发热恶寒、项背拘急疼痛、头痛、关节疼痛者；

（3）历节风（为痹症的一种，多由于风寒湿邪侵袭经络，流注关节所致，症见关节肿痛，疼痛游走不定，痛势剧烈，关节屈伸不利，昼轻夜重，邪郁化热，则见关节红肿热痛）。

［临床经验］羌活、独活合用，出自《外台秘要》。用独活、羌活、松节各等份，用酒煮过，每日空腹饮一杯，治历节风痛。著名医家李东垣说："羌独活治风寒湿痹，酸痛不仁，诸风掉眩，颈项难伸。"可见二药合用，有直通督脉之功，能疏调太阳之气，治疗各种原因引起的项背拘急疼痛等症，均有良效。临床

所见羌活行上、独活行下，二药互用，直通上下，横行肢臂、腰膝，宣通络脉，治各类风寒湿痹等症甚妙。

27. 半枝莲、半边莲

［合用功效］半枝莲清热解毒，化瘀，止痛，消肿；半边莲清热解毒，利水消肿。二药伍用，化瘀血、止疼痛、去水湿、消肿满、抗癌肿作用力著。

［主治病症］肺癌、胃癌、肠癌、肝癌等，证属血瘀、痰湿为患者。

［临床经验］半枝莲、半边莲合用治疗多种癌症。治疗肺癌，与川贝母、郁金、蚤休合用；治疗食管癌，与旋覆花、代赭石、桃仁、杏仁参合；治疗胃癌，与白花蛇舌草、天冬同用；治疗肝癌，与合欢皮、白蒺藜、八月札配伍。

第五章

诊余随笔

一、漫谈扶正固本辨证观

病理情况下之五脏以虚为本。疾病错综变化，随时判断患者正气是否受损，甚或受损程度如何，是不能忽视的一个重要问题，因为这是斟酌"正邪斗争"情况、衡量"标本虚实"性质、确定论治措施的依据。下面举例加以说明。

肝炎从中医病因辨证可概括为湿热二字，湿邪化热或湿热合邪，甚而热邪化毒等，"实证"非常突出，在一定时间内，用清热利湿、解毒等"祛邪"治法，确有明显效果。但如在"祛邪"的同时不注意扶正，经慢性过程后，常常会形成所谓"邪盛正衰"的病理表现。由于"正衰"有时表现得不够明显，而"邪盛"表现得非常突出，若此时祛邪太过必伤正，所以说"太过不及"与"虚虚实实"之戒是应记取的。慢性迁延性肝炎，在祛邪治标的同时，一定要配合扶正固本，即在前法基础上取舍过偏药物，适当增入益气、健脾、养血、疏肝之类药物，以达"扶正祛邪"之目的。

病至肝硬化时，由于肝脾大，胁下痞积形成，疼痛有定处，颜容瘀暗，舌质青黑，脉涩，此系瘀血证候无疑，应施活血化瘀之法；但仅仅立足于活血化瘀法还很不够，尤其不可一味用攻破之品，病至肝硬化，已非短期病程。仍从湿热来说，湿为阴邪，恋久伤正，损伤阳气，热郁化毒伤正，阴血受损，气血受害，气无帅血之力，血失充脉营运，气机不畅，经络瘀阻，痞积由是产生。如只见邪聚痞积之实，而无视病理过程伤正之虚，以此定治法，必致太偏。

要正视疾病全过程，尤其要从"实"的现象下窥探"虚"的本质。肝病其所以"标实"，一定有邪伤气、血、阴、阳之伤正过程，实际上专对瘀血肿胀而用活血化瘀法时，也应益气为先，增强其"帅血之功"，气行必无滞；相对地在活血化瘀药中增加养血药物，才能化瘀生新，要比单纯攻破全面。这样从益气养血着手，加以活血化瘀，就有"扶正固本"思想了。

肝硬化腹水形成，腹部明显突出，古人谓"单腹胀"水臌即是。此时，医者本着"急则治其标，缓则治其本"的精神，化湿利尿、逐水之法已在所不忌；欲求水邪急退，以济燃眉之厄，往往欲速则不达。此水湿邪居之形成，经过了漫长的过程，病情早已复杂化，远非单纯之攻逐化水所能奏效。

对腹水膨隆之"标实"一定要看到"本虚"的严重程度，还要以气血阴阳而论，气虚的表现有乏力、困倦、动则气喘等，更有满腔腹水无阳以化之阳虚证候；血虚生燥致肌肤甲错，血虚失养之面容青黑，乃至缺津之舌干及阴虚内热见舌质红赤等。

化湿（治标）必先健脾（固本），健脾自能运化水湿；利尿（治标）必先温肾（固本），肾阳之温助膀胱才能化气行水；逐水（治标）必须疏利三焦，三焦"其本在肾""其制在脾""其标在肺"。"标本"兼顾之法必须用之得当。"固本"还是补气血阴阳，但补肾要行气，补血要疏络，补阴要助阳，补阳要和阴。除补虚泻实外，还需疏通肝气以通畅气机，促其升降。

二、经络、经筋古今谈

做科学研究，一要有顽强的意志，二要有求实的精神。研究古人的论说，应对其所处的社会、历史、科学发展的条件与局限，进行客观的理解、分析。古人已认识的，要继承、发扬；认识不细微、不具体的，要补充；认识与客观实际不符合的，要改进、更正；未认识而今有新发现的，要深入探求、揭示。这是每一位医务工作者的责任，对经络的研究也一样。

经络，是经脉、络脉的总称，与脏腑有着密切关系，为运行气血、平衡阴阳、灌溉脏腑、营养百骸的一种管道结构。它遍布全身上下、内外，形成一个整体。就其实体说，主要应为今之"循环系统"。

是否这样，从医经中所论之实体及认识过程可以知道。《灵枢》认为：经脉伏行于分肉之间，深而不见；浮而常见者，皆为络脉。《素问》谓：络脉之见，随四时而色各异，寒则凝泣而青黑，热则淖泽而黄赤。这说明络脉之在体表是有象可见的。经脉虽神伏不见，但搏动应指，摸之可测。《甲乙经》云：手太阴之脉独动不休（足阳明、足少阴同），何也？曰：足阳明，胃脉也。胃之清气上注于肺，肺气从太阴而行之。其行也，以息往来，一呼再动，一吸再动，呼吸不已，故动而不止。有了这样原始的感性认识，必然要进一步探明究竟，遂产生了解剖的设想和行动。《灵枢》谓：经脉者，受血而营之，八尺之士，皮肉在此，外可度量切循而得之，其死可解剖而视之，其脉之长短，血之清浊，气之多少，皆有大数。通过解剖，由经分出，细而横行的为络，由络别出的为孙络，浮于外的为浮络，更细的为毛脉（后人又把深入五脏之内的叫脏络，六腑之内的叫腑络）。度量出每一经的起止、长短，《灵枢·脉度》一一做了记载，手足阴阳六经、任督、阳跷、阴跷等的总长度为"一十六丈二尺"（其长短及在四肢的经数与实际不符的原因，这里暂且不谈），从而也初步搞清了经络管道内是载血的，其运行是靠经气的作用，而经络之间循行转注是有序的。《难经·二十三难》说得较清楚，这种循行转注，既是有节段的，又是整体的，故又说它"如环无端，转相灌注，朝于寸口、人迎，以处百病，以决死生也"。

如上所述，血行的管道——经络，在人体是一大系统，医经中多有专论，其论述之详与脏象同，足证古人对其重视。故根据原始的解剖认识，经络主要应为今之"循环系统"。舍此，医经中就再无专论了。

当古人搞清楚经络实体及其与脏腑的关系，便对实践中已发现的穴位，按经络路线、穴位对疾病的反应、辨证取穴的感觉（感传）效应，进行了归纳，以经络为线条贯穿起来，成为十四经穴；同时发现其中有的穴位在经脉上，有的则偏离经脉，而针刺穴位的感传也不完全一致。《素问·刺禁》又强调不能刺中"大脉"，于是结合经穴针治时的感传路线与效应，经络在功能上又有了新的特定的内容。它不仅运血容身，而且和脏象一样，是多种功能的综合，成为医学基础理论之一，是中医机理、辨证、诊治、方药等的依据。

正因如此，现代人们根据经络功能和临床某些现象，对经络的实质进行了一系列观察研究。目前已有八九种新的见解，形成了新的"学说"，各有不少发现和成就。不过，古人所谓的经络，其实体是具体而清楚的。现代所要研究的经络实质，其实是探求古人对经络的解剖认识以外的新的结构系统。这种实质的研究，我认为名其为"针灸经穴感传发生的实质研究"较当，其学说也以"针灸经穴感传发生学说"名之。这样今与古之经络两不相混。如针刺麻醉之名为"针麻"，就是个很好的例证。

现代对其实质的研究，有以神经系统为基础进行实验的，结果在穴位进针后，90%以上经穴所刺部位与浅层皮神经和深部神经有关。"神经"这个词，医经中虽无，但有论"经筋"的专篇。经筋的结构与经络不同，它是中坚的实体系统，每条经筋"结"和"分支"较多。张景岳说其是别出的柔软短筋，如树木之枝。由于它多与经络伴行，故按其起止和走向部位，分为十二经筋。它主要是现在所说的"神经"，特别是这个"经"字，寓意很深。若舍此，医经中就再难找到有关论说了。

古人在解剖中发现经络和经筋，由于经络是管道结构而载血运行，故把研究的重点放在经络上（这和对心、脑的认识一样，把脑的功能都归于心）。对经筋的作用、功能及其在体腔、内脏之间的存在（多因细微难察，或与其他相混而未觉）认识较少（西医也只是在电发明之后，将其用于实验研究，才逐步认识清楚），是无可讳言的。

至于"经筋"是否为人体的"肌腱"和"韧带"，我认为从《内经》对经筋的功能有"束骨而利关节"的作用看，是包括肌腱和韧带在内的。但肌腱是肌肉的组成之一，统名为"筋"，或与肉连称为"筋肉"，即指肉和两端之筋。《广韵》谓：腱"筋也，一曰筋头"。由于腱的形状（也包括联结骨关节之韧带）、外观与神经相似，所以有的地方误作经筋而记载下来，以当时的条件论，并不奇怪。西方医学在数百年前尚把三者混为一体，只是在解剖技术发达以后才区分开来。在今天，我们若仍误此为彼，或混而为一，那就不应该了。因此，对其区分和补充，也正是当前应加以研究的问题。

总之，针刺经穴的感传、效应，不是单一的，它与经络、经筋的功能都有直接关系，其感传随经、穴的不同而有一定的节段。但人是整体的，常言说，"牵一发而动全身"，故对其起反应作用，一定还有大脑及其他功能活动的参与。

三、对毒邪的认识

无虚不感邪，无邪不发病。虚指内因，邪即外因，内外相合而病成。且说外因：《内经》所论外因很多，概括起来主要有"六淫""毒气""杂气"三类学说。这三者是孤立的毒邪，还是互有联系？我认为"六淫"是指自然界气候作用于邪而形成的一种属性；"杂气"是指邪这一物体本身；"毒气"是指邪所特有的致病作用。三者有着密不可分的关系。

古人认为自然界正常气候为"六气"，其异常"化""变"为"六淫"，六气不为病，六淫才致病。这是因为六气异常不仅影响人体的适应性，降低人体防御能力，对其他生物也同样影响其适应性，降低其防邪能力，即对其他生物也起着同样作用。以温病之四时病邪为例：风热发于春季，暑热见于夏令，湿热长夏最多，燥热以秋为甚。它们致病为什么主要见于特定的季节呢？因为在一年中气候随四季相移而变化（当然也包括"寒"），不同季节的气候，与不同的毒邪及其媒介物的滋生、传播，甚至毒力（即致病作用）的激活，都有一定的关系。正由于气候与毒邪的相互作用和影响，不同季节的毒邪兼有气候的特性（如风性轻扬，升散疏泄；暑性炎热，伤津耗气；燥性肃杀，干枯燥裂；湿性浊腻，遏阳阻气），发病后就表现出独有的特征（如风热伤上，首犯肺卫；暑犯阳明，热、渴、汗多；燥甚则当干，上窍干燥；湿犯脾胃，重、闷、苔腻）。可见"六气"，尤其当其失常时，既能破坏或降低人体的适应性而导致或诱发疾病，又与毒邪的滋生、传播及毒力激活有着密切关系。这种双重作用，就构成"六气"化为"淫邪"的病因学说。

关于"杂气"，吴又可说它在天地间的存在是多种多样的，有致病的和不致病的，有毒力强的和弱的，所谓"各有优劣"之分，其体非肉眼所能观察，且它们的种类不一，致病各异。这就很明确地指出"杂气"是各种致病物的总称。

"毒"，历代虽有"毒气""疠毒""火毒""时毒"等多种名称，但标有"毒"字，都是说明致病之邪是有毒的，从而也说明凡邪皆有毒，无毒不致病。毒是邪所具有的乖戾、猛烈、恶秽、热浊等独特的性质，它一旦感人，即能对人体的气血、经络、脏腑产生影响和损害。故凡致病之邪，都含有大小不等的毒，它是邪的致病作用，是由邪所化生的一种物质。因此，没有邪的物体，就无所谓毒；没有毒，就不能发病。

综上所说，致病的杂气是指外感病邪的物体本身；六淫是作用于有毒杂气使之产生一种特定的性质；毒是邪的致病作用。三者一体，即构成不同急性热病的外因。这样认识才构成完整的中医外因的实质。

基于此和温病所感病因特性、毒性的不同而表现出的不同症候特征，将温病四时之邪总名为"温病毒邪"，进而又分为温热、湿热两类。其中温热类包括风热毒邪、暑热毒邪、燥热毒邪；湿热类，除湿热毒邪外，凡其他毒邪兼夹有湿的特性者皆可用之。这样既便于识邪辨病，又便于审因论治。

四、火与阴火的相互关系

火为五行之一，其性炎上，其义为焚，发热发光之谓也。光热属阳，故多以阳代之。

人身之火，其性属阳，也有代之以阴者。火，有君火、相火之分：君火即心火。因为心为君主之官，君是心之代称。脏又属阴，故东垣云："心火者，阴火也。"相火即肾火，源于右肾之"命门"，为肾之元阳，是水中之火，故东垣有"肾为阴火"之说。

就病理说，属于火的不少。一般有实火、虚火两类。凡热毒病邪，或他邪入里化火之热盛伤津，或肝、胆、胃、肠等欲火冲逆，都属实火；虚火则总以真阴亏损为主。凡此，各有名分，都不称为"阴火"。

专以"阴火"作为病理理论说的，是李东垣以"火与元气不两立""火为元气之贼"而提出的，为其"脾胃内伤，百病由生"学说的一个重要内容。其所谓"阴火"，是具有特定含义的病理概念，即专指饮食、劳倦、情志等损伤脾胃，湿气下注，清阳不升，阴火上冲之气火升降失调而说的。东垣云："脾胃气虚，则下流于肾，阴火得以乘其上位"；"肾间受脾胃下流之湿气，闭塞其下，致阴火上冲"。胃为水谷之海，脾为湿土之脏。脾胃内伤，湿停中焦，遏郁化火，合为湿热；气虚下陷，湿流下焦，肾受其困，内郁生热而阴火上冲。或由"心生凝滞，七情不安"而"阴火炽盛"，或"脾胃既为阴火所乘，谷气闭塞而下流，即清气不升，九窍为之不利"。由是可知，脾胃内伤，阴火上乘，是东垣学说的核心，但阴火是由脾胃气虚所导致，为由虚致实，以虚为主，以实为从的。临证上既见气短神疲、肢倦嗜卧、面浮便溏之本虚证，又见肌热烦渴、头晕面赤、脘满灼热、四肢沉重、淋溲等标实证。对此论治，东垣总以甘温益气（党参、黄芪、白术、甘草）、辛散升阳（升麻、柴胡、羌活、葛根等）为主，苦降泻火（黄柏、黄芩、黄连等）为辅。他这种升浮、沉降并用，甘温、苦寒同施，是易水学派升降浮沉用药的妙谛，也是他对脾胃内伤、阴火上冲治法的创新。如"补脾胃泻阴火升阳汤"，就是针对"阴火"而立的一个代表方。我曾根据这一理论和立法，配合理气、化瘀、利湿等法，治疗脾虚气陷，阴火上冲之水肿、淋证等，多获良效。

五、预防疾病扶正为先

"世咸嘉生而恶死"。延年益寿，无病寿终，是人类一直追求的理想愿望。

人在生活的年月里，虽难保一生不病，但病是可以预防的。早在公元前11世纪，就有"预防"这个词义。如《周易》下经中说："君子以思患而豫防之。"《内经》云："圣人不治已病，治未病。"《淮南子》也认为"治无病之病"，而使人不患病者，为"良医"。这些思想是在长期生活体验中形成的真理。

古人认为人之患病，是由于阴阳偏颇，正气不足，又不知休养调摄、适时趋避之故。《素问》指出："邪之所凑，其气必虚。"只要"精神内守，病安从来"，对于贼风、毒气，必须"避之有时"，并强调要法阴阳、和术数以保养"天真"，顺四气、调精神以摄生延年。这可以说是祖国医学中关于固正强身、避邪防病的重要原则。

在上述思想原则引导下，几千年来，人们创造出了志闲少欲，心安气和的精神修养；导引吐纳，"五禽""太极"的动静锻炼；洁净室宇，疏通沟渠的清洁环境；饮食有节，"秽""馁"勿用的饮食卫生以及隔离、免疫等极为丰富的方法。

唯用药防病，多以疫疠、温病类为主。其法在汉前很少有文字记载，从晋唐以后，才见于方书，从《肘后方》《千金要方》之二十余方，到《松峰说疫》已辑有六十九方，其中有外用、内服两大类。外用有"流金散"之室内燃熏、"萤火丸"之门户悬挂、"避瘟方"之井内投放、"粉身散"之固肤防邪、"雄酒"涂鼻、香粉佩带等消毒除邪，积极防卫之法。至于口服类药，古时多以乌头、附子、白术、细辛之辛温扶阳为主，后世则以大黄、金银花、连翘、绿豆、甘草之清热解毒为主。前者虽本《内经》固本之旨，但性偏辛热，阳虚之质为宜；后者重在攻邪，身以感邪者有益。若用于内无淫邪、阴阳有偏之体，则不仅不能防病，反而戕伐无辜，徒伤胃气，就有违经旨了。

疫疠、温病之因，为阳热毒邪。《素问·评热病论》云："阴虚者，阳必凑之。"《医学辑要》云："易热为病者，阴气素衰。"《素问·金匮真言论》云："藏于精者，春不病温。"据此，邪着虚处，因发知受，常出现热盛津伤，毒害营阴之病理，知其素体阴虚是受染的内在根据。研究预防，就必须从病变反应之果，求出发病前体质状态之因——阴阳孰偏。依此，阴虚者，予以扶正养阴，使阴平阳秘，精气内固，邪自无从侵入，才可达到预防之目的。对"流行性出血热"预防的研究，就是从这一原理，审出该病发病前体质之阴虚，创制出扶正养阴的出血热预防药片。通过数年两万余人实际应用，取得控制传染发病的显著效果，更证实《内经》预防理论的可贵。

六、治病求本话肾脾

形为神之基，神为形之能。形以肾脾为根本，神以精气为化源，治病必求于本。本即肾脾，本即阴阳。本强则形能生而壮，本衰则形能弱而夭。治脾病以虚为本，以湿为标；治肾病以阴阳之偏虚为本，偏亢为标。全在灵活施治。

1. 治脾病以虚为本，以湿为标

脾为后天之本，五脏六腑营养补给之源。脾气旺则运化健而精血充，脾气弱则清气不升，阴血失统，运化失司，诸脏失约，水湿停聚，泛滥横溢。故治脾病以虚为本。对于他脏虚损，尤其是痨伤肺虚更应重视扶脾。肺主诸气，肺为痨伤，气阴久亏，制化失职，不能助脾运化输精，反而耗伤母气，病损及肺；脾虚则无力输精于肺，津气无源，肺更失濡润。本人临证常用祖传之验方"益土御金丹"加减，疗效其佳。

脾喜燥亦恶燥，运湿亦恶湿。燥是由火郁阴伤所致者，以山药、太子参、黄精、薏苡仁、麦冬、蔗糖等甘淡微寒之品清润即安。湿从内生，源于虚而为病之标，且湿之为患，往往阻遏气机，留滞难已，变生许多病证。《素问·至真要大论》云："诸湿肿满，皆生于脾。"此即概括说明内湿由脾虚所致之理。瑞西公曾教导说："痰、虫、湿热多出现怪证，其原因都与湿之久郁有关。"因为脾虚失运，水湿停聚，郁久化热，必影响三焦气化而变生诸病，故内科临床湿热病最多；脾虚不运则饮停于中，"脾为生痰之源"，湿热酿痰，或上贮于肺，或阻滞经络，故顽痰怪病亦多由湿起；湿停热蒸，酝酿于中，也为虫之孵化、滋生、聚集的最佳条件，故脾弱者虫病多。所以痰、虫、湿热证虽各异，但究其源，皆因于湿。是以在治湿热病时，常于燥（化）湿清热中，益以健脾运湿；治痰饮时，在化饮祛痰中，兼以利湿调脾；治疗虫积之后，亦予以补脾健运，以免去而复生，反复难已。健脾常用参苓白术散加木香、使君仁、榧子仁等，做散剂或丸剂久服。

2. 治肾病以阴阳之偏虚为本，偏亢为标

肾为先天之本，藏真阴、元阳，二者平秘相济，则神健形壮。若有所伤，便偏虚、偏亢。亢则旺，虚则衰；旺则必有盛象，衰则神惫形损。且阴阳之一方偏亢，必是另一方偏虚。亢是由虚显出的，亢非真亢，虚是真虚，无虚即无亢。故

"虚"为病之本，是绝对的；"亢"为病之标，是相对的。据此，在论治方面，应只求其虚，勿责其实。养阴勿害阳，扶阳勿损阴，以平为期。反之，阴虚而伐阳，则阴未复而阳气先伤；阳虚而泄阴，则阳未苏而阴精先损。故治虚者，须知"虚为本，亢为标"之理。阴虚者多外热，治用甘寒壮水之剂，以补阴配阳；阳虚者多内寒，治用甘温益火之品，以补阳配阴。

再者，阴阳是人身生命之根基，二者既相配又互根，不可须臾相离，济则生，离则亡。故善治者，益阴而兼护其阳。古方六味地黄丸、炙甘草汤之用山萸肉、桂枝等升阳药即是；扶阳必须顾及阴，如附子汤之佐白芍、桂附八味丸之君地黄等阴药即是。本人临证常以左归丸、右归丸、六味地黄丸、桂附八味丸化裁以济阴阳之偏，效验甚著。并常以六味地黄丸加少量炮附子或紫油桂，以引火归元，治阴虚火浮之上窍诸痛，每获药到痛除之效。古人所谓：孤阳不升，独阴不长。明此相济互根之理，治虚之道得矣。

七、发病多由正虚邪袭，治疗勿忘扶正祛邪

人体疾病的发生发展是正邪之间消长进退的结果，致病的原因虽由于"邪"，发病与转归关键则在于"正"。人体脏腑功能正常，正气旺盛，气血充盈，卫外固密，病邪难于入侵，则疾病无从发生，即所谓"正气存内，邪不可干"（《素问·刺法论》）。只有在人体正气虚弱时，外邪侵袭才会致病。其中正气虚弱是疾病发生的关键。正气虚弱是由多方面造成的，如先天禀赋不足、后天失养、饮食劳倦、七情太过、辛辣伤正，等等。患病之后，由于正虚无力驱邪外出，以致风寒湿热之邪得以逐渐深入，阻于经络关节，内外相合而发痹证。正如《济生方》谓："皆因体虚，腠理空疏，受风寒湿气而成痹也。"

因此，临证中尤其勿忘扶正祛邪这一治疗原则，如独活济生汤、黄芪桂枝五物汤为临床常用治痹主方。前者用于肝肾两亏，气血不足，外感风寒湿邪侵袭而成者，尤其对于产后腰膝冷痛、肢体酸痛、麻木无力等，用此方扶正为主、祛邪为辅，屡屡见效。黄芪桂枝五物汤治疗气虚外邪侵袭效果尤佳，本人曾治一蒋姓患者，产后50余天，周身关节疼痛，肌肉酸痛，倦怠乏力，动辄汗出，曾用祛风活络之剂无效，投黄芪桂枝五物汤加减服用20余剂，疼痛基本消失，汗止，周身

有力，继服6剂而愈。黄芪桂枝五物汤原方主治血痹病，在原方基础上加桃仁、红花、川牛膝，用于治气虚络阻而致痹证，以益气和营为主、活血通络为辅，黄芪用量常在80g以上。因"气为血之帅，气行则血行"，故必重补气，方能取效。

另外，在应用祛风除湿或散寒等祛邪法的同时，也应视患者体质情况、病程长短、邪正虚实等，适量配伍党参、黄芪、当归、白芍益气养血，或熟地、狗脊、续断等补肝肾之品以扶正。如对身体阴亏、血热或病久伤阴血之痹证，常用养阴清热与祛风除湿并用之法，养阴清热药常用当归、白芍、生地、熟地等。本人曾治一刘姓女患者，50岁，20年前产后病，经常四肢关节疼痛，反复发作，经久不愈。一年前开始两手食指及小指关节肿胀，呈轻度梭形变。西医诊断为"类风湿关节炎"，曾服用吲哚美辛（消炎痛）、布洛芬等药物治疗，虽可暂时缓解，但停药后病情则复发。近日因过劳后病情加重，周身关节均觉酸胀疼痛，尤以两腕及手指小关节更剧，灼热肿痛，活动不利，伴五心烦热、口干咽燥、大便干结、小便短少，舌质红，苔薄黄，脉弦细。血沉32mm/h，抗"O"500U以下。根据脉证，立清热养阴、祛风除湿之法。拟方：当归25g，白芍30g，知母20g，薏苡仁30g，防己20g，秦艽15g，羌活15g，甘草15g，水煎服。患者服上方10剂，关节疼痛减轻，周身较前轻松。继以上方随症加减服药20余剂，手指及腕关节肿胀基本清除，五心烦热及口干咽燥诸症均减轻。继以调气血、通经络之品。间断服药3个月余，病情稳定，仅于过劳及气候变化时稍觉关节疼痛，血沉亦转正常，病获缓解。再如，对关节变形僵直一类痹证，在应用活血通络或虫类透骨搜风等药同时，也常配伍补肝肾养血之品。在痹证恢复期，痹的症状已基本消失，应以调理气血之法善后，意在正邪兼顾，这是祖国医学辨证论治的特色。

八、临床治疗高血压病的几点体会

高血压病以肝阳上亢、阴虚肝旺及风痰上扰证较为多见。所以前人有"诸风掉眩，皆属于肝"，"无火不动痰，无痰不作晕"及"无痰不作眩，痰因火动"等说。证之临床，确有参考价值。同时，要注意疾病的转化，实证可以转虚，虚证也可以夹实。实证多言其标，虚证多言其本，标是由本而生，故治疗时又要注意治本，抓住适当机会，治疗其正虚的一面。《内经》中有"正虚而眩"及"上气不足，脑为之不满，耳为之苦聋，头为之苦倾，目为之眩"的说法；明代张景岳有"无虚不作眩"之论，足资参证。但是也要时时注意不可忽略实证的治疗，甚至有时必须先治其实。如少阳病之目眩、阴阳病之眩冒，皆属实证；又如"心下有痰饮，胸胁支满，目眩"及湿郁之头眩，皆不能言虚，但不可用补，应全面看问题，不可偏执。另一方面，标、本、虚、实、风、气、火等又常兼杂并见，不可不知。同为高血压病，有肝阳旺盛、风痰上扰、下虚上实等共性，但更重要的是要注意分析每个患者的特性。对肝风、肝阳、肾虚、肝旺、痰阻经络、风痰上扰等，孰先孰后，主次标本，比重多少，缓急轻重，都须分辨清楚，立法组方必须权衡准确，才能取得良好效果。千万不可用"对号入座"式的方法生搬硬套。

前人的治疗经验对临床多有帮助。如"上实者治以大黄泻，上虚者治以鹿茸补""欲荣其上，必灌其根""乙癸同源，治肾即治肝""治肝即熄风，熄风即降火，降火即所以治痰，神而明之，存乎其人"，等等。均可参考应用。在运用前人经验的同时，也要随时吸取近人的研究成果。如近代报道有降血压作用的中药：桑寄生、杜仲、淫羊藿、玄参、山茱萸、山栀、白蒺藜、钩藤、石决明、夏枯草、菊花、桑白皮、地龙、茯苓、半夏、泽泻、牛膝、葛根、桑根、枸杞子、丹参等，均可结合辨证用。

本人在治疗比较顽固的头痛、偏头痛时，常在辨证论治的应证方剂内，加用一些荆芥或芥穗（病情较轻者用荆芥，重者用芥穗），往往取得良效。因为荆芥（芥穗）：一可兼入血分（头痛久者多与血分有关）；二可引方内其他药力上达头部而发挥效果；三可疏散郁热而清头目。头部气血疏畅不滞则疼痛可减。故此，在治高血压病头痛明显者时也常在辨证论治的基础上加用此品，对解决头痛有效。对属于肝阳旺的高血压病，武老常在辨证论治的方剂中加用泽泻，或与地骨皮同用。因为泽泻能泻肝经郁热，使邪下行而出，肝经郁热不解者，又常有肾阴不能制肝阳之证，故又可配地骨皮清热益肾，二药合用泻肝益肾，常取得相得益彰的效果。

治疗高血压病不可求之过急，因本病多是渐积而来，祛病亦如抽丝，须逐步认识，连续观察，深入治疗，故在诊治过程中，要注意守法守方，坚持一段时间，以观后效。有些主要药物，药量宜稍重，例如用钩藤，不但药量须较大，而且要注意煎药时"后下"，久煎则效果不好。生代赭石、生石决明、生牡蛎、磁石等药量须重用，并要先下，待其煎煮10～15分钟后，再下他药。

如遇到服药则有效，血压可降至正常，但停药一段时间，血压又回升的情况，要继续给予辨证论治，深入观察，循证求因，遵照治病必求其本的精神进行治疗，则会一次比一次稳定的时间长，并且在全身情况都好转的基础上血压也渐渐稳定。不要一见波动，即认为无效而放弃治疗。

九、蛋白尿在临床中的辨证治疗

蛋白尿是慢性肾炎常见症状之一，由于其原因复杂，病情多变，顽固难愈，治疗颇为棘手，其病因病机与肺、脾、肾等的功能失调有关。临床中强调调整和恢复肺、脾、肾三脏的功能是治疗的关键，不仅要补其脏体，更重要的是助其脏用，即因势利导，发挥脏器固有的生理功能，调动机体本身的抗病能力。

1. 治肺——开宣肺气

慢性肾炎因感受外邪如上呼吸道感染、扁桃体炎或其他原因引起复发，临床表现一派风水之证，症见恶寒发热、头痛、咽喉肿痛，或有面目浮肿、苔薄白、脉数。即以宣开肺气、清利解毒为主，用麻黄连翘赤小豆汤加减，方中炙麻黄可重用至15g，更加苏叶、羌活、防风，苏叶量可加大至15g甚至30g，方中可无一味利水之药，但不治水而水自去，随着水肿的消退，蛋白尿也随之好转。如水肿已退而蛋白尿尚未悉除，仍可继续使用宣肺发汗之药，此时不是取其发汗消肿的作用，而是用以调整肺气的宣发和肃降功能。

2. 治脾——健运脾气

脾主运化水谷，升清降浊，上则输养于肺，下则协肾制水，若脾虚水谷运化无权，不循常道，常见一派脾虚湿困之象，症见面色萎黄、神疲乏力、面浮肢肿、纳呆便溏、舌淡胖、苔薄白或薄腻、脉数。治宜温养健脾利水，实脾饮是健脾利水的好方剂，尤其是方中行气之品槟榔、川厚朴、木香、草果与温中健脾药一起，配伍十分得当，此即治水必先行气之意。

3. 治肾——补益肾气

历代医家治疗肾炎水肿多以温阳利水为常法，若在治疗肾炎蛋白尿时温阳和滋阴并用，则更为精当。因为蛋白是人体的精华，是肾脏真阴来源的基本物质，故蛋白从尿中流失，肾气不固、真阴亏损当为其本质。因此，适当补肾是治疗慢性肾炎蛋白尿的关键。肾阴虚，症见手足心热、腰酸腰痛、头晕耳鸣、口咽干燥、脉细数等；肾阳虚，症见畏寒肢冷、腰部冷痛、小便清长、舌淡胖有齿痕、脉沉细等。临床多见阴损及阳，在一派阴虚征象上可见阳虚之症，故治则滋阴温阳并施，用二至丸（墨旱莲、女贞子）加生地、山茱萸、鹿角胶、生山药、赤芍、泽泻、杜仲、菟丝子、淫羊藿，所谓阳得阴助，生化无穷也。可适当加入砂仁、焦三仙顾护胃气，以顾后天、补先天。

同时，临床中更应审因论治，突出清利，所谓祛邪即可扶正。因为慢性胃炎不是一个单纯以正虚为主的疾病，其邪实不但不能忽视，而且必须加以强调。在临床上患者常伴见口苦、咽干、咽痛、尿少、苔黄腻而干，或有皮疹等湿热内蕴之象，因此，此方中清热解毒、疏风利湿之药不可少，有肾炎必有湿热。《素问·至真要大论》谓："诸转反戾，水液浑浊，皆属于热。"故此混浊是湿热的显著标志，更是促使或导致久治不愈的因素。另外，慢性肾炎缠绵难愈，"久病必瘀"，血瘀又是本病发展过程中普遍存在的病理现象，阴虚致瘀，因瘀愈虚，所以在治疗蛋白尿时要注意到虚、湿、瘀，应在辨证分型的基础方上重用黄芪至30～60g，益母草30g、生薏苡仁30g；阳虚者加狗脊15g、淫羊藿30g或补骨脂30g；瘀血重者加用丹参30g，桃仁、红花各10g，水蛭10g；水肿明显，湿重者加茯苓15g、猪苓30～60g、车前子30g。

十、中风半身不遂是否都可用补阳还五汤治疗

补阳还五汤出自《医林改错》一书，其原方按公制折算组成如下：生黄芪120g，当归尾6g，赤芍5g，地龙3g，川芎3g，桃仁3g，红花3g。该书指明"此方治半身不遂，口眼㖞斜，语言謇涩，口角流涎，大便干燥，小便频数，遗尿不禁"。并指出新病、久病均可应用，并可久服。故而今人常用此方治疗脑出血引起的半身不遂，药证相符者，常常取得比较满意的效果。但是绝不能抛开辨证论治的原则而去对号入座，呆板套用。况且原书未谈舌质舌苔、脉象等，也有其不足之处。所以，不要一见半身不遂，就投此方。

本人根据多年治疗中风的经验，认为对中风初起，半身不遂，邪气盛，面部红胀，喉中痰鸣，舌苔厚腻，脉弦滑数大而有力者；中风半身不遂，肝阳上亢，

头部涨痛或偏头痛，烦躁便结，舌苔黄或兼舌质发红，脉弦劲有力者；中风半身不遂兼有肢体抽搐、角弓反张者；中风半身不遂虽然时日已久，但患侧的脉象大于健侧者，均不宜使用补阳还五汤。总之要根据辨证论治的原则去运用方药，才能提高疗效。补阳还五汤对气虚血滞的正虚证适合应用，对元气虚而邪气尚盛的实证则不宜使用。再者，治疗中风也不能单单去考虑脑部有瘀血而加大活血药的用量。要知道中风的成因中，还有肝风、痰湿、气火、正气虚弱等因素。在症候上又有中经、中腑、中脏的不同，在症状上有的大便干秘，数日不行；有的昏蒙多动，挥手撮空；有的人事不省，二便自遗、口角流涎、肢体软酸，有的喉中痰鸣，舌苔厚腻，体胖脉滑；有的失语舌强，饮水发呛；也有的神清如常人，仅有半身不遂，等等。在体质上有的肾虚，有的肝虚，有的肝肾两虚；有的脾虚痰盛，有的脾虚中气不足；有的上盛下虚；有的心火亢盛；有的肺气抑郁，等等。这些情况都需全面考虑，综合分析，从整体方面去进行辨证论治，绝不可一见中风半身不遂，就投予补阳还五汤。

十一、谈肾和脾胃的关系

人体两大根本曰"先天""后天"。"先天"主于肾，"后天"主于脾胃。肾中有阴有阳，肾中之阴为肾中之精，亦为五脏之精。肾中之阳为命门真火。人与大自然息息相关，大自然不离乎阴阳，人体亦不离于阴阳，人身之阴为精，人身之阳为气。气化于精，精化为气，肾中之精经命火蒸化而为真元之气，由命门上输于肺，以运化于周身，所谓肺为气之主，肾为气之根者，此也。譬如，地面之水经日光蒸发上升而为云，达到饱和下降而为雨，人体与自然正是息息相通。从中医学论脾胃，与现代解剖学之脾胃不同，脾与胃是一体，脾代表功能，胃代表脏器，所谓脾主运化，是指其消化功能而言，胃主纳谷是指脏器之实体而言。

肾主藏五脏之精，主化真元之气，是人身先天之本；脾胃主纳水谷，运化精微以养四肢百骸，是人体后天之基。二者皆为人体最重要之两大根本。而五脏之精又非五谷不能生，因之脾胃又为根本中之根本。

肾中之阴为精，肾中之阳为火。所谓肝肾同源木得水涵者，指肾阴肾精言也。所谓火为土母者，指命门真火言也。肾阴主水畏土，但中衰微，水邪泛溢往往反侮土而为肿为胀。命火为脾土之母，蒸精化气上输于脾。但命火衰微往往反浮火猖獗，上扰于胃而为呕恶为吐血，是肾与脾胃有相生关系，有相克关系，而相生相克又恒视具体情况而定，不可视为绝对。

在临床上遇肾阴亏损宜滋阴益水，肾阳亏损宜壮阳益火，脾胃亏损宜健脾燥湿。肾阳亏损与脾胃亏损在治疗上无大矛盾，只不过程度深浅不同而已，但肾阴亏损与脾胃阳虚在治疗上则存在极大矛盾，肾阴亏损宜乎滋补，而脾阳不振宜乎温燥，滋则伤脾，燥则伤阴。前人谓阴虚、痨积倘见泄泻，但宜理脾而清金宜戒。诚以肺主清而脾主燥，清且列为禁条，滋则更何以堪？试思益水不外乎六味，左归之属，扶脾不外四君、保元、补中之类。六味熟地、山萸之滋，丹皮之寒，泽泻之泄，于脾虚者万不能用，常重用山药、枸杞子于理脾药中收到显效。盖山药味甘而涩，补脾不足，益肾强阴，宁心益气；枸杞子味甘性平，润肺清肝，滋肾益气，生精助阳。二药诚能兼顾脾肾二家，幸勿以其平淡而忽之，附治案一则以实吾说。

病例：刘某，男，38岁，初诊日期1989年3月18日。主症：两腿浮肿已四个月，近半月来浮肿加重，晨间颜面肿甚、腿肿轻，晚间腿肿甚、颜面肿轻，腰腿酸痛，全身无力，喜暖畏寒，头痛头晕，时作时止，痰黄鼻塞，晨起咽干肿痛，痰味恶臭，大便干燥，二三日一行，小溲正常，食欲尚好，性情急躁，躁则汗出，舌苔薄白，脉弦劲有力，右部尤甚。夫肿，肺、脾、肾三家之事。肾阴亏损则邪水上泛而浮肿，上肢属阳，下肢属阴，两腿浮肿者，肾元亏也。颜面浮肿者，肺脾虚也。晨属阳，暮属阴，晨间颜面肿甚、晚间两腿肿甚，人与自然息息相关，各以类从也。腰腿酸楚，全身无力，喜暖畏寒，时咳黄痰，鼻塞不畅，全是肺脾阳虚无以健运肃降之象。脉弦者虚也，左甚于右者，尤火旺者，脉证合参，良由阴虚肝旺，中阳不振，致成斯候，治当益阴扶土兼以平肝肃肺。

方药：生白术15g，炒枣仁20g，生薏苡仁15g，赤芍15g，枸杞子20g，怀牛膝15g，阿胶10g（烊化），冬瓜子10g，冬瓜皮20g，车前子15g，炙甘草10g，猪苓20g，泽泻10g，白茅根30g，益母草20g，生白芍20g。

二诊：服药4剂腰痛减，浮肿轻，咽痛愈，身倦无力，仍有头晕头痛。脉象已有和缓之意，前方加狗脊15g。

三诊：浮肿、腰腿酸楚均大大减轻，偶有抽痛，身体渐复，眠食佳，二便正常，右手脉弦滑，余皆缓和，前方加杜仲10g，以此出入数帖而愈。

十二、学习《脾胃论》的一些认识

1.《脾胃论》对脾胃学说的贡献

中医学的脾胃学说，是在长期医疗实践中形成和发展起来的。早在春秋战国时期，人们就把脾胃归属于五行中的"土"，因为土能生万物。《内经》："脾胃者，仓廪之官，五味出焉""安谷者昌，绝谷者亡""有胃气则生，无胃气则死"。由此可知人们对脾胃的重要性早有明确的认识。《内经》一书已对脾胃的解剖位置、生理功能和病理变化等方面做了阐述。其后医家对脾胃学说做了补充，到了宋代对脾胃更设有专科研究，著名的补脾方如四君子汤、参苓白术散、七味白术散等都相继出现，为临床所常用。当时，李东垣在其师张元素创"养胃气"理论的影响下，继承了《内经》《难经》的学术思想，专心致志系统地研究脾胃学说，形成了专著《脾胃论》，阐明《内经》论脾胃的有关条文，论述了脾胃在生理、病理、辨证、预防和治疗中的重要意义，提出了"内伤脾胃，百病由生"的观点。他对脾胃之气的升发作用特别重视，认为有不少疾病是因脾胃的升清降浊机能失调所致，主张升发脾阳，创立了以补中益气汤为代表的升阳补气方剂。同时提出"火与阳气不两立"的论点，倡导"甘温除大热"法，为治疗气虚发热立一法门。

在李东垣的阐发和推动下，脾胃学说引起了后世医家们的重视，特别是清代名医叶天士，创立了"养胃阴"学说，对脾胃学说做出了补充和发展。

2.《脾胃论》重在调理脾胃

由于脾胃和其他脏器更为密切，因此补脾法不仅适于脾胃本身虚弱的病证，且亦用于肺、心、肝、肾等的某些病证，基于它既能益气、补血、摄精，又能祛湿、化痰、利水，是治疗内伤病的要法，目前已广泛应用于临床。

李氏对制方用药有独到之处。由于他受到了老师张元素"古今异规，古方新病不相能"学术观点的影响，在治法上的一个鲜明特点就是"不循故常"，敢于突破，敢于创新。从制方来看，李氏创制的新方，切合病机，注重实效，方制配伍慎重严密，标本主次分明，善于结合药物的气味阴阳、升降浮沉等性能以纠正病气之偏。论病、立方、用药细致周到，灵变而且巧思。李氏所创的一些方剂之所以能流传久远，主要是由于能经得起临床实践的长期检验。

3. 对李东垣学术思想的研析

李东垣有丰富的医学知识和临床实践经验，其学术思想在当时具有一定的进步性。但由于历史条件的局限，他所总结的医学经验不可避免地会存在这样或那样的缺点，其中对于"阴火"概念的阐述不够明确，给后世医家在病机认识上造成了紊乱。另外，本书为脾胃学说的专门著作，在内容上未免侧重脾胃阳衰，对于胃阴虚、脾胃湿热或实热以及常见的脾胃不和等症的介绍则不多。在治法上也侧重于补脾升阳，而对脾阳不亏，胃有燥火，宜用养胃阴的例证则未提及。以脏腑功能而言，胃是戊土，为燥土，属阳；脾为土，为湿土，属阴，阴阳有别。脾是脏，宜藏；胃是腑，宜通，脏腑之体用亦各殊。脾主运化，升则健，太阴湿土喜刚燥，得阳则运，此李东垣之所以施用补脾升阳法；胃主纳食，降则和，阳明土得阴自安，喜柔润，此叶天士之所以提出滋养胃阴法。六腑传化物而不藏，以通为用，胃为六腑之一，通降则和。临床实践中，遇禀质木火之本，患燥热之症，或病后热伤肺胃津液，致虚痞不食，舌绛咽干，饮渴失眠，肌热，便不通爽，用甘平或甘凉濡润之剂养胃阴，使津液得复，得滋养而安者不乏其例。我们认为脾胃既为"后天之本"，人体升降的枢纽，故在脾胃病治疗上既需升又需降，既需燥又需润，有补又有泻，如此则脾胃学说方臻完善。

通过调理脾胃以防治疾病，是祖国医学治疗体系的重要特色之一，用现代科学知识和方法研究脾胃学说，并阐明"脾"的本质，对发扬祖国医学遗产，为创立我国新医药学理论体系提供依据，是我们医务人员努力的方向。

十三、漫谈糖尿病

糖尿病的主要临床特征为多饮、多食、多尿（"三多"），属于中医学消渴的范畴，《外台秘要》早已率先揭示尿甜是其特异性病征。但就症状而言，消渴尚包括现今之尿崩症、精神性多饮多尿症等病；而隐性糖尿病又未必有三多见症。故在诊断上应做相关检查以助辨病，在治疗上当遵循中医有关消渴病的理论进行辨证立法处方。

中医学认为，本病多由过食甘肥，情志刺激，素体亏虚（或房事过度），过用温燥、金石类药物等所导致。而禀赋不足实是发病的重要内因。其基本病理为阴虚燥热，而以阴虚为本、燥热为标，两者又互为因果，久病可致阴伤气耗，阴损及阳，重症者可以出现阴虚阳浮进而发生阴竭阳亡的危象。在病程中可出现一系列并发症。病变脏器涉及肺、胃（脾）、肾，肺燥、胃热、肾虚互为相关，而源本于肾。

辨证一般从三多症状的主次分为上、中、下三消，以区别肺、胃、肾重点所属。但从临床看，三消症状往往同时存在，仅在程度上有轻重之别，而部分患者三多主症又不明显，为此，辨三消只能作为基本原则，而按病理表现分证则较切合实用。据临床所见，本病的基本证候可分为阴虚燥热、气阴两虚、阴阳两虚之类。析而言之，因阴虚和燥热的标本主次不同，又可分为肺胃燥热、肾阴亏虚两证，气阴两虚证表现以气虚为主者，又可另列脾胃气虚一类。若病久阴津极度耗损，可见阴虚阳浮重症。

治疗应以养阴生津、清热润燥为原则，阴伤气耗或阴损及阳又当参以益气、温阳。一般而言，上消清热生津，用消渴方、白虎加人参汤；中消增液润燥，用玉女煎或增液承气汤；下消滋阴益肾，用六味地黄丸或金匮肾气丸。

临证辨治尚须掌握一些具体要领，概要叙述如下：

因三消源本于肾，故治消总应以补肾为主。肾为水火之脏，藏真阴而寓元阳，主五液，阴虚阳盛则关门开多合少而尿多；若阴伤及阳，阳虚气不化水，肾失固摄，则小便直下而致饮一溲二，故早在《金匮要略》中即取肾气丸作为消渴之本方。临床当辨阴虚、阳虚而左右化裁。由于本病阴虚为本，燥热为标，故常以六味地黄丸为基础方，壮水以制火，酌加玄参、天冬、龟板、牡蛎等品；肺肾两虚合生脉散；肾火旺者加黄柏、知母，并取制甘化阴之意；用山萸肉配生地补肾阴，麦冬配五味子补肺肾之阴，乌梅配麦冬、生地养胃阴。若见阴阳两虚，或以阳虚为主，可取肾气丸加鹿角片、淫羊藿、肉苁蓉、菟丝子等。组方配药应注意阳中求阴、阴中求阳的原则。

若津液不能化气，而致气阴两虚，津气俱伤，复因气虚不能生津者，不可纯用甘寒，当气阴双补，或径以补气为主而化阴生津。脾气虚弱者用参苓白术散，健脾补气以化津；肺肾气阴两虚者，可用《医学心悟》黄芪汤（即生脉散加黄芪、熟地、枸杞子）以益气养阴，药用黄芪、人参、白术、山药、白扁豆、莲子等补气，麦冬、地黄、石斛、玉竹等养阴。津因气而虚者，可取葛根升发脾胃清气，并可用蚕茧升清止渴，配鸡内金、生麦芽运脾胃；如津气亏耗，或脾胃气滞，气不布津，投滋柔之品而阴津难复者，还可配少量砂仁健脾以布津。如虚中夹实，脾虚生湿，湿郁化热，当佐入黄连、天花粉、苍术、佩兰、玉米须、芦根等清中化湿、芳香悦脾。至于因胃有燥热而需用调胃承气、三黄等方苦寒荡涤者究属少数。且应防止苦燥太过伤阴之弊。若病因肝郁化火，上炎刑金，灼伤胃液，下耗肾水，而见三消证候者，又当在滋阴生津药中配入柴胡等轻清升散之品以疏肝郁，并伍牡丹皮、地骨皮、桑白皮以清肝肺郁火。

津血同源，互为滋生转化，阴虚燥热，津亏液少，势必不能载血循经畅行；燥热内灼，煎熬营血，又可导致血瘀，瘀血在里，还可化热伤阴，终致阴虚和血瘀并见。瘀阴气滞则津液愈难以输布，治当以滋阴生津为主，兼以凉血化瘀，酌配炒桃仁润燥活血，赤芍、牡丹皮、丹参清热凉血，泽兰祛瘀升清，鬼剑羽通瘀破血，血行津布则燥热可解，瘀化气畅则津液自生。

此外，饮食调护对本病亦有特殊意义，除一般控制外，还应重视食疗，如用山药蒸熟去皮，每日适量食之，或蚕蛹炒香随意食用。并可用猪、牛胰逐日做菜食之，亦可焙干研粉，日食10～15g，取其以脏补脏之意。

十四、漫谈中医治疗方法

病种繁多，错综复杂，治疗应随症而变化，但万变不离其宗，病情千变万化，总不离祛邪和养正两种治法。凡邪实之病不宜补，补则邪滞。祛邪，必紧抓时机方能速效；正虚患者不可泻，泻则虚损。久病正虚者，补之宜缓，要善于守法守方。无论补或泻，应掌握补而不滞、泻不伤正的原则，忌讳补中用泻。

医生临床，不应怕病情复杂和病势被动、反复，一治则愈者，常方亦可为医，医生有何用哉？辨证论治是中医治疗的精髓，有是证则施是药，病情再复杂，只要紧抓主证，明辨证型，对症下药，不难取胜。顽固久病，波动反复，此为常事，不一定是医治失误。诸如慢性肾炎、肝炎以及癫痫等疾病，绝非一治即愈之病，只要坚持辨证论治法则，多能逐步取胜，乃至痊愈。

治病应谨守"四宜"，即因人、因时、因地、因证制宜。因人制宜，乃因人禀赋不同，体质各异，故对药物的反应亦有差别。如有人将黄柏用至15g，无不良反应，但有人只用6g便引起腹痛。还有些虚不受补的患者，虽神疲乏力，但予补中益气汤，反愈服愈软。故医生治病时，应针对患者的个体特性给予恰当用药。因时制宜，是指医生治疗时应随季节变化而采取相应措施。人体与外界相适应（天人相应），身体安康，反之则疾病生。如春节前后是冬春季节交替时刻，常因机体不能很快适应急剧变化的时令，稍一疏忽则疾病生焉。医生治病应随时令变化采取应变措施。因地制宜，指医生治疗时应根据人与地域的依存关系而采取相应措施，地域不同，寒湿润燥各异，人的体质亦随之而有别，如北方之人多怕冷耐热，南方人则易伤阴而畏辛燥，水域之人多阳气不足。医生临证处方，尤须考虑地域因素。因证治宜的实质即辨证论治。

人常说"医生愈老，胆量愈小""学医三年，天下无可治之病，从医十载，天下有病难治也"。这是教训使然，其本意不是老而无用、年龄越大越不敢治病，而是愈老思考的问题愈加精微。青年医师应效法老者的谨慎态度。

中药的疗效不在于剂量的大小，也不在于药性的峻猛程度，而在于辨证准确，药证相投和思考对路。如此药量虽小，药性平和，亦使病情好转；相反，药证不和，药量愈大或药性愈猛，对患者造成的损害也愈大。我们临床用破气、攻下、逐水等类药，即使在非用不可的情况下，也只能暂用一二剂，绝不能让患者长时服用。所以医生临床用药，为患者选药时亦倾向于平和清淡之品。在治疗方法上，每个医生皆有各自之所长与各自之短缺，同道之间应取长补短，因为辨证立法用药在临床上是一个很严肃的问题。

十五、老年朋友生活节奏应注意慢半拍

1. 走路步速不宜太快

老年人由于各种功能的减退，身体的灵活性、柔韧性和力量都远不如青壮年，当走路速度较快时，身体的重心必然前移，处于前倾姿势，造成稳定性降低，容易摔倒。由于老年人多有骨质疏松，钙流失后容易引起股骨颈骨折和桡骨远端骨折。因此，老年人走路速度宜慢，并注意身体重心平衡。必要时还应带上手杖，以防跌倒。

2. 体位改变幅度宜小

随着年龄的增长，老年人的心脏功能有不同程度的减退，每次心脏收缩泵向全身的血液亦会减少，同时脑血管弹性减低，接纳血液也减少，故不少老年人常出现头晕眼花等现象。当老年人由卧位变成坐位，由蹲位、坐位变成立位时，如果动作快，体位突然改变，就会使脑的供血量明显不足，而造成大脑暂时性缺血缺氧，眼前发黑或突然晕倒，甚至诱发其他严重疾病。此外，老年人由于关节不灵活，加上平时活动少，在开关门窗或高处取物、弯腰搬东西时，若动作过快，用力过猛，很容易发生颈、肩、腰、膝等关节扭伤，甚至发生骨折，给自己和家人带来很多痛苦和困难。因此，老年人改变体位或进行体力活动时动作幅度要小一些，速度要慢一些。

3. 排便时不可操之过急

不少老年人，由于部分牙齿松动、脱落，咀嚼功能减退，又较少吃含纤维素的食物，体力活动较少，肠蠕动变慢，以致常出现便秘。患有高血压病、脑动脉硬化等疾病的老人，大便时采取下蹲位，腹腔、下肢的血管受到挤压，会使流到大脑的血液增多；即使是坐便，如果屏气排便，亦直接危及生命。因此，老年人排便时不可操之过急，要有节奏地慢慢用劲，以防发生意外。当然，老年人更要预防便秘的发生。

十六、冠心病患者生活八忌

冠心病是一种不可逆的慢性病，一旦戴上这个病帽子，就要做好长期作战的准备。但是，冠心病患者只要合理用药，注意生活的调摄，一样可以带病延年。

1. 忌情绪激动

人体的中枢神经系统指挥人的一切，当过分激动、紧张，特别是大喜、大悲、大怒时，由于身体的应激反应，小动脉血管异常收缩，血压上升，心跳加快，心肌收缩力增强，使冠心病患者缺血、缺氧，从而诱发心绞痛或心肌梗死。

2. 忌超体力运动

冠心病患者既要坚持锻炼，又要严格掌握一个度，使供血量和需血量相平衡。超负荷的运动量极易导致心脏血管急剧缺氧，可能造成急性心肌梗死或脑梗死。

3. 忌脱水

由于老年人特别是冠心病患者的血黏度都有所增高，达到一定程度时，可出现血凝化倾向，导致缺血或心脑血管堵塞，严重时可引起心肌梗死或脑卒中。多喝水可以稀释血液，并促进血液流动，故老年人平时要养成定时喝水的习惯，最好在睡前半小时、半夜醒来及清晨起床后都喝一些开水。

4. 忌缺氧

一般而言，一天当中，除户外活动或有氧运动的吸氧量符合生理需要外，其他时间的吸氧量往往不足，冠心病患者则易出现胸闷等症状。如果长期供氧不足，会加重动脉硬化的程度。所以，冠心病患者要经常对居室环境进行通风换气，当胸闷或心胸区有不适感时，应立即深呼吸几口气。

5. 忌严寒和炎热

严寒季节，冠心病患者要注意身体保暖，因为身体受寒可引起末梢血管收缩，使心跳加快或冠状动脉痉挛。在炎热的夏季，人体血液循环量大幅度增多，可使交感神经兴奋，心跳加快，加重心脏负担。因此，冠心病患者在严冬或炎热的天气，都应采取相应的自我保护措施。

6. 忌烟酒

医学表明：尼古丁可使血液中的纤维蛋白原增多，导致血液黏稠，很容易引起血液凝固与血管的异常变化，故吸烟者冠心病的发病率比不吸烟者高3倍。此外，常饮烈性酒，可因酒精中毒导致心脏病和高脂血症，过多的乙醇还可使心脏耗氧量增多，加重冠心病。

7. 忌口腔不卫生

如果口腔不卫生或患有牙周炎等牙病，口腔中的革兰氏阳性菌及链球菌可能进入血液循环，使小动脉发生痉挛或血栓，导致心肌梗死。所以，冠心病患者尤其应该保持口腔清洁，防治牙病。

8. 忌过饱

过饱可直接压迫心脏，加重心脏负担，还可以导致心血管痉挛，甚至发生心绞痛和急性心肌梗死。所以，冠心病患者平时宜少食多餐，尤其是晚餐只能吃七八分饱。

第六章

谈治未病

治未病是根据脏腑之间生克乘侮的关系和疾病产生变化的规律，采取的无病早防、有病防变的治疗方法。

随着经济社会的迅速发展，人们的生活方式也随之改变。一方面，物质生活得到极大满足，精神生活也丰富多彩；另一方面，伴随着生活节奏的加快和生活压力的增大，人们会出现各种各样的健康问题，亚健康也成为一种普遍的社会现象。随着人们对物质生活要求的提高，人们对个人健康的关注和投资也逐渐增加，已经从关注疾病转向关注健康。

中医"治未病"也就是我们现在所说的预防疾病的发生和发展，防患于未然，在未病之时，防止疾病的发生；已病之后，防止疾病的传变。中医"治未病"大规模的开展，始于2006年10月国家中医药管理局组织的"十一五"国家科技支撑计划"中医'治未病'及亚健康干预"项目。2007年1月11日，时任国务院副总理吴仪在全国中医药工作会议上提出了中医"治未病"的研究课题。至此，广大学者和卫生从业人员，在全国乃至全世界掀起了对中医"治未病"的研究和实践的热潮。

第一节　治未病思想体系的源流

治未病的理论奠基于春秋战国时期的《内经》《难经》，发展于汉代的《伤寒杂病论》，成熟于清代的《温热论》，历代医家对治未病思想均有所丰富和发展，治未病思想是中医治疗思想的重要组成部分，也是中医思想的精髓所在。

1. 萌芽期

中医以"治未病"为代表的预防思想萌发于中国文化，最早《周易》曾提出"豫防"一词，"水火在上，既济。君子以思患而豫防之"。"治未病"直接出自《黄帝内经》，其理论完全脱胎于中国文化中的预防思想，《道德经》中的"为之于未有，治之于未乱"的说法与《黄帝内经》中"不治已病治未病，不治已乱治未乱"的文句就十分相似，充分说明了治未病思想与中国文化的紧密联系。中国文化中这种防微杜渐、防患于未然的思想在医学中的渗透就是"治未病"思想的萌发。

2. 起步期

《素问·四气调神大论》云："圣人不治已病治未病，不治已乱治未乱，此之谓也。夫病已成而后药之，乱已成而后治之，譬犹渴而穿井，斗而铸锥，不亦晚乎？"，明确提出了防患于未然的重要性，确立了预防的主导地位，还将治未病的水平作为医生技术高下的标志。《灵枢·逆顺肥瘦》认为："上工，刺其未生者也；其次，刺其未盛者也；其次，刺其已衰者也。"以针刺为例具体说明了"治未病"的内涵。《素问·刺热》直接表述："肝热病者左颊先赤，心热病者颜先赤，脾热病者鼻先赤，肺热病者右颊先赤，肾热病者颐先赤，病虽未发见赤色者刺之，名曰治未病。"强调见微知著，疾病处于萌芽时便治之。《难经》在《内经》的基础上有了进一步的发展："所谓治未病者，见肝之病，则知肝当传之于脾，故先实其脾气，无令得受肝之邪，故曰治未病焉。中工者，见肝之病，不晓相传，但一心治肝，故曰治已病也。"说明治未病者要在疾病已见时，知道疾病变化的整体过程，从而可以预防其恶性演变，更好地治疗疾病。

3. 确立期

东汉时期医圣张仲景在《伤寒杂病论》中充分实践了"治未病"思想，并进行了大量的总结和阐述，形成了仲景治未病的理论体系。仲景治未病理论是对《内经》《难经》治未病思想的继承和发展，将治未病的范畴更加扩大和深入。除了未病先防，对既病防变和瘥后防复也进行了详细讨论，最重要的是仲景在治未病指导思想基础上提出了具体可行的实践操作方法，比如六经辨证体系和大量行之有效的方药等治疗方法，使治未病的理论更加具体化和深入化，使治未病的思想初步形成理论体系。

4. 完善期

唐代孙思邈在《备急千金要方》中说："上医医未病之病，中医医将病之病，下医医已病之病。"明确提出了"未病""将病""已病"三种状态，并把治未病与养生相结合，指出"善养性者，则治未病之病，是其意也"。宋代成无己在《注解伤寒论》中说："觉病须臾，即宜便治，不等早晚，则易愈矣。"金元时期朱震亨在《丹溪心法》中说"是故已病而后治，所以为医家之法；未病而先治，所以明摄生之理"。明代张介宾在《类经·针刺类十三》中说："救其萌芽，治之早也。救其已病，治之迟也。早者易，功收万全，迟者难，反因病以败其形。"温病学派以叶天士、吴鞠通等为代表的卫气营血和三焦辨证体系，提出了"保津液""防伤阴""务必先安未受邪之地"等防微杜渐、防止疾病传变的学术思想。

第二节 治未病的理论内涵

仲景将"治未病"分为三个层次，即未病先防、既病防变、瘥后防复。

1. 未病先防

未发病之前采取有效措施，预防疾病发生。未病先防包含两个方面："未病"和"欲病"。"未病"即未生疾病也，亦即无病的健康状态，这一时期主要采取平素养生、防病于先的方法，就是我们所说的养生养慎，内养正气，外慎病由。"欲病"即亚健康状态，可采取防微杜渐、欲病救萌的方法。

中医养生是指通过各种方法颐养生命、增强体质、预防疾病，从而达到延年益寿的一种医事活动。中医养生以传统中医理论为指导，遵循阴阳五行生化收藏之变化规律，对人体进行科学调养，保持生命健康活力。重在整体性和系统性，目的是预防疾病，治未病。《素问·上古天真论》云："恬淡虚无，真气从之，精神内守，病安从来。"故养生重在养心，保养精、气、神。通过怡养心神、调摄情志、调剂生活等方法，从而达到保养身体、减少疾病、增进健康、延年益寿的目的。中医养生有食养、药养、针灸、按摩、气功等丰富多样的养生技术。中医的养生观包括天人合一、阴阳平衡、身心合一三大法宝。养生就是"治未病"，是通过养精神、调饮食、练形体、慎房事、适寒温等各种方法去实现的一种综合性的强身益寿活动。

世界卫生组织对健康的定义是：健康是身体上、心理上和社会适应上的完好状态，而不仅仅是没有疾病和虚弱。而亚健康是介于健康与疾病之间的中间状态，属于中医学"未病"的范畴，如果不及时干预及治疗，可能会进一步发展，最终会产生多种疾病。"亚健康"的提出，反映了人们对健康质量的更高追求和对医疗保健的更高要求。中医学中"治未病"的思想正是当今防治"亚健康"思想的重要体现，因此从中医"治未病"的角度来研究临床疾病的防治，并将这种"未病先防"的思想运用于疾病的临床防治中，具有重要的意义。

2. 既病防变

当疾病发生后，在正确治疗疾病的基础上，还要采取有效措施预防病邪深入，遏制病势蔓延，先安未受邪之地，防止病情传变，避免疾病的深化和复杂化。例如，见肝之病知肝传脾，水生木，肝属木，肾属水，肾病易发展为肝病；

木克土，肝属木，脾属土，肝病易传变为脾病。

3. 瘥后防复

在疾病初愈或康复阶段，针对患者此时气血衰少，正气未复（人体各方面受损的机能尚未完全恢复到病前的正常状态），疾病容易复发或体虚易再感受其他病邪的特点，采取综合措施，促使脏腑组织功能尽快恢复正常。疾病的复发包含了三个方面：余邪未尽，正气未复，各种复发因子如饮食不佳、用药不当、心情不佳、劳累、复感新邪等。

第三节　治未病的应用

中医治未病在现代临床中广泛用于消化系统、呼吸系统、心脑血管系统、泌尿系统、内分泌系统及妇科、儿科、五官科等，但在心脑血管和消化系统的运用中最为突出。

一、高脂血症

随着社会的发展和人们生活水平的不断提高，高脂血症的发病年龄范围也在不断增加，从中老年群体逐渐扩大至中青年群体。由于人体的重要器官靠动脉供血、供氧，一旦血液黏稠便会引起动脉粥样硬化，从而继发冠心病、脑卒中等严重心脑血管疾病，同时也是促发高血压、糖尿病的一个重要因素，还可引起脂肪肝、肝硬化、胆石症等肝胆疾病。高脂血症的发病率日益升高，故防治高脂血症受到了医学界的广泛重视。

高脂血症属于中医学"眩晕""痰证"等范畴。运用中医治未病思想，首先要了解疾病的病因，高脂血症的外因是饮食不节、过逸少劳，内因是肾精亏虚、脾阳衰弱。病机关键在于脾的分清泌浊功能失职。病理产物则有湿浊、痰凝和瘀血三者。

1. 控制饮食、适量运动，未病先防

高脂血症患者的饮食不节主要表现为嗜食肥甘酒醴和长期饱食等方面。倘若饮食不节，则可损伤脾胃，导致脾胃的腐熟、运化功能失常。由此，脾失健运，脾之清气不能化浊而发为高脂血症。所以，清淡饮食，多食蔬菜瓜果，多食山

楂、山药、白术、白扁豆、陈皮等理气健脾、消食调脂之品，减少滋腻之品的摄入，能降低高脂血症的发病率。过逸少劳同样可以导致脾虚，脾运失健则引发高脂血症。孙思邈曰："动则不衰，用则不退。"适量运动，如散步、慢跑、打太极拳，可舒筋活血，促进脂质转化，消除膏脂蓄积，减少高脂血症的发生。

2. 化痰泄浊、活血化瘀，既病防变

痰凝和瘀血是高脂血症发展到中后期的病理产物，两者往往交互为患，呈痰瘀互结之势，痹阻血脉，沉积血府。

由于脾阳不足，脾运失健，水谷精微化生异常，饮食中的糟粕、杂质混入营血，或某一成分严重过量，是谓"浊"；精微物质化生不足，津液相对过剩，是谓"湿"，"湿"与"浊"相合则谓之"湿浊"。高脂血症的"湿浊"进入营血，循行经脉，流走全身，日久则可形成"痰凝"。

心、肝、脾、肺中任何一脏调节运行血液功能的失调，均可导致瘀血产生。高脂血症产生瘀血的根本原因，首先是痰凝阻脉，气滞血瘀；其次是久病后脏腑衰弱，功能失调，血行不畅，凝滞成瘀，亦即叶天士"久病入络"之谓。瘀血一旦形成，病变将进一步加重，胸痹心痛、中风偏枯等病证实属难免。

因此，化痰祛瘀通络，既可除已成之痰瘀，又可截断其互结之势，避免高脂血症发展演变成心脑血管疾病而危及生命。化痰之剂，若瓜蒌薤白半夏汤、枳实薤白桂枝汤之类；祛瘀通络之剂，如血府逐瘀汤、失笑散之属。

3. 健脾消食、温阳益肾，瘥后防复

高脂血症之本是贯穿于高脂血症各个病变阶段的基本病机——脾气虚弱、湿浊内蕴。因此，健脾消食、补益中气为治湿之关键。健脾益气，可恢复虚弱之脾气，以尽其分清泌浊之职守，使湿浊无以再生；且湿去脾不受困，更利于脾运复健。因为高脂血症的基本病机是脾气虚弱、湿浊内蕴，因而，健脾除湿泄浊应贯穿高脂血症治疗的始终。健脾除湿泄浊之剂，七味白术散、除湿胃苓汤之类也。

二、心血管疾病

心血管疾病死亡率高，发病率高，严重威胁人们的生命健康，降低心血管疾病的发病率是目前治疗和预防心血管疾病的关键。

1. 适度锻炼

适当锻炼可以使机体气血流通、情志畅达，具有重要的抵御外邪的作用。例如：华佗创造了模仿5种动物来锻炼身体，强调运动重要性的"五禽戏"。还有八段锦、太极拳等，都是很好的强身健体的方法。

2. 不良生活习惯的改变

饮食习惯也能对疾病起预防调控作用，注重饮食的适量、控制饮食的时间，都是饮食养生的一部分。早在《黄帝内经》中就已经确立了饮食禁忌的一些原则。临床研究表明，过量吸烟和喝酒会升高急性心肌梗死的猝死率。因此，改变不良生活习惯，对个人的健康有着重要的意义。

3. 调摄精神

中医学中有"怒则气上、喜则气缓、悲则气消、恐则气下、惊则气乱、思则气结"的说法，也就是中医学认为的"百病皆由气所生"。由此可见，长时间的情志刺激可使正气虚弱、外邪侵袭而致病。精神状态的好坏也成为衡量人体健康状态的重要标准。心情舒畅，则气血平和，气机调畅，在心脑血管疾病患者有利于血压的稳定，对疾病的发生、发展及预防有重大意义。反之，长期的压力、愤怒、抑郁等不良情绪，会引起交感神经、内分泌、免疫等方面的变化，在心脑血管疾病患者则会导致动脉硬化加重，产生高血压。因此，调摄精神，不仅可增强正气，也是预防和治疗高血压的重要方法之一。

现代医学临床中，对心血管疾病患者积极开展健康教育，对病患早发现早治疗等，都是中医"治未病"思想的体现。

三、脾胃病

仲景提出"四季脾旺不受邪"，肯定了脾胃在预防疾病中的重要作用。春、夏、秋、冬四季，分主肝、心、肺、肾四脏，而脾不主时而旺于四季，也就是说，脾胃在一年四季中对人体抗御外邪都起着预防作用。因此，人体抗病能力的强弱，与脾胃的盛衰密切相关，若脾胃健，身体强壮，则邪气不易侵入；脾胃弱，正气不足，无力抵抗外邪，则邪气乘虚而入，百病由生。李东垣曰："内伤脾胃，百病由生。"因此，要把脾胃的盛衰作为治病防病的原则，组方用方时重视脾胃，攻邪不伤脾胃，调护重视脾胃等。

脾胃病的饮食调控尤为重要，戒烟戒酒、勿饮浓茶、饮食清淡有营养，是预防脾胃病的重要方面。

四、内分泌疾病

1. 消渴病

中医药辨证施治重视正气和病邪双方强弱，重视机体气血阴阳和脏腑功能状态，从整体出发，达到治愈目的。在预防并发症方面中医药也发挥了强大优势，可延缓或终止病情的发展，降低致残、致亡率，从而提高生活质量。

2. 痛风

通过调节饮食、调畅情志、加强锻炼，对有痛风家族史或肥胖多痰体质者采用中医药进行调节，改善体质，调节阴阳，降低发病率。

3. 甲状腺疾病

古代医家早就提出将海藻、昆布"投入水瓮中常食"改善饮用水的水质来防治瘿病的方法，重视瘿病的未病先防。在碘缺乏地区用碘化食盐，少食芥菜、萝卜、大豆、竹笋、洋葱等致甲状腺肿的食物，可预防地方性甲状腺肿的发生。

五、妇科疾病

运用"治未病"的思想强调产后调摄，可预防产后病的发生。产后生活起居宜小心谨慎，对产妇应细心呵护。产后体虚，宜培补奇经，固摄下元；产后之治，勿拘于产后，勿忘于产后。产后阴血亏虚可致产后腹痛、产后发热、盗汗、乳汁不足、产后身痛等，益养阴血是防止产后疾病传变的重要手段。

六、儿科疾病

利用"冬病夏治"的"治未病"思想，选取传统的背俞穴，运用天然的药物进行穴位贴敷，在防治小儿咳喘方面临床疗效明显。小儿反复呼吸道感染缓解期的病机是正虚邪恋，其正虚有肺脾气虚，营卫失和，肺肾阴虚，肺、脾、肾三脏俱损。从病机出发，根据中医"治未病"理论，运用中药、穴位贴敷进行防御治疗，效果显著。

七、针灸治未病的临床应用

针灸以操作简单、经济安全、疗效显著等优点备受关注。针灸可以疏通经脉、通泻病邪。针刺风市、足三里等穴位可预防中风。预防中风复发，可选用顶颞前、后斜线，配合百会、风池、足三里等穴位。针刺风池、百会、神庭、率谷等穴，能有效减少偏头痛的发作，提高生活质量。术后针刺天枢、手三里、足三里，预防术后腹胀效果明显。术后针刺合谷、三阴交、阴陵泉、气海等穴位，能很好地预防尿潴留的发生。

中医"治未病"在临床中还广泛应用于肿瘤、亚健康、老年痴呆、抑郁症、皮肤病、医疗保健等。其思想和理论实践意义深邃。

第四节　未病先防——生活注意事项

一、合理膳食

合理膳食是未病先防的第一大基石，是维护健康的保证。合理膳食需要做到以下两句话：一二三四五，红黄绿白黑。

1. 每天一袋牛奶以补充钙质

正常人每天需要钙800mg，而膳食中仅有500mg，每袋牛奶约有300mg，正好补充不足，所以说牛奶是最好的补钙剂。

2. 调控主食

"饮食自倍，脾胃乃伤"。首先要避免暴饮暴食，每人每天所需250～350g碳水化合物（6～8两主食），可根据自身身高、体重、工作性质而调节。加拿大多伦多约克大学的研究人员称，对18～64岁的人来说，身体超重会增加早亡的风险；但对65岁以上的人来说，体重低于平均水平反而会增加死亡风险，特别对女性尤为明显。

3. 三份高蛋白

每天以摄入三份高蛋白为最佳，一份蛋白＝一两瘦肉或一个鸡蛋，或二两豆腐，或二两鱼虾，或二两鸡/鸭，或二两黄豆等。

4. 四句话

有粗有细、不甜不腻、三四五顿、七八分饱。主食应粗细搭配；口味应不甜不咸，每天以摄入约6g盐为好；每天吃饭的餐数以三餐为佳，可少量多餐但不能不用早餐；每顿饭以七八分饱为宜。

5. 要多吃水果蔬菜

每天摄入500g水果蔬菜是预防疾病的最好方法。日本科学家研究称，每天吃5个金橘可有效预防感冒，而且也可以使癌症的发病率减少50%。

6. 红黄绿白黑

这指的是食物的颜色。红：每天1～2个西红柿，男性前列腺癌发病率减少45%；红辣椒可改变情绪，减少焦虑等。黄：指红黄色素蔬菜，富含维生素A及胡萝卜素，如胡萝卜、西瓜、红薯、老玉米、南瓜等。白：指燕麦粉/片，它具有降低胆固醇、甘油三脂、血糖，以及通便、减肥等作用。绿：绿茶，含多种抗氧自由基的物质，可延缓老化、防止动脉硬化、减少肿瘤发生。黑：黑木耳，每天食用5～10g为佳，动物和人体试验都证明黑木耳有降血黏度、降胆固醇等作用，能防治心脑血管疾病。

《素问·脏气法时论》云："五谷为养，五果为助，五畜为益，五菜为充，气味合而服之，以补精益气。"只有主副搭配、荤素结合，才能补益气血津液，有利于人体健康。

二、适量运动

生命在于运动。适量运动是未病先防的第二大基石。研究表明，走路是最好的运动方式，它可以逆转冠状动脉硬化斑块，特别适合中老年人；可有效预防糖尿病，每周步行3～5次（每次步行3千米，时间维持30分钟以上）者比不运动者患糖尿病的风险降低25%～42%；还能够使神经系统功能尤其是人体平衡功能改善，改善思维，使情绪变得愉快。要使步行达到最好的运动效果需要记住三个原则、三个字。三个原则：有恒，即持之以恒；有序，即循序渐进；有度，即适度运动。三个字：三，最好一次步行3千米，30分钟以上；五，一个礼拜最少5次步行；七，适量运动，轻无效、重有害。适量指有氧代谢，即运动到你的年龄加心跳等于170。

三、戒烟限酒

戒烟限酒是未病先防的第三大基石。众所周知，吸烟危害健康，它可使人的寿命平均损失15～18年，并可提高呼吸系统疾病、癌症等的发病率。一项调查表明：吸烟者中，知有害者占95%以上，但愿戒烟者仅50%，戒成功者仅5%。所以戒烟应先深知其害，再验其苦，信其毅力，持之以恒。饮酒具有两面性，少饮畅气活血，多饮戕伐正气。戒烟限酒要做到"515"，即每天吸烟5支（暂不能全戒者），每餐饮酒15g（相当于50～100mL葡萄酒）。戒烟限酒是防治疾病必须实行的一项措施。

四、心理平衡

心理平衡是未病先防的第四大基石，它是健康的金钥匙，其作用是实行一切保健措施的总和。精神情志活动与人体的生理、病理变化有密切的关系。突然强烈的精神刺激，或反复、持续的精神刺激，可使人体气机逆乱，气血阴阳失调而发病。北京调查了百岁老人的长寿秘诀，大家生活方式五花八门，但心胸开阔、性格随和、心地善良是共有的。而人到50岁以后，因动脉硬化，每年血管有1%～2%会狭窄，如果抽烟或患高血压、高脂血症等疾病者，发生狭窄的血管会达到3%～4%或更多。但若生气着急，一分钟动脉就可能痉挛狭窄100%，极易发生心肌梗死、脑梗死、脑出血等疾病，可引起严重后果，甚至当场死亡。所以要正确对待自己、对待他人、对待社会，要知足常乐，才能健康长寿。

五、起居有常

良好的生活习惯也是维持健康的条件之一。生活规律、夜卧早起、劳逸结合、广步于庭、顺应四时、春夏养阳、秋冬养阴，是我们在学习、工作之余应遵守的生活准则。现今社会，人们的生活节奏快，工作、学习压力大，制定良好的作息时间，适度运动，劳逸结合，顺应四时变化养生，有利于维护身体健康，以更好的状态投入工作、学习当中。

六、力避诸害

环境污染、工业毒气、自然灾害、传染病、食物不洁、用药不当、车祸、虫兽伤等都会影响我们的身体健康，所以爱护环境、接种疫苗、遵守交通规则等行为，不仅有利于我们的健康，也有利于维护社会的和谐稳定。

七、勿妄进补

服用进补之剂，需遵从医嘱，因人而异。不可妄自跟着广告走或跟着感觉走，或跟着人群走，或见补则喜，急功近利。否则补不如法，其反行之。

八、知识常更新

选择正规途径获取健康知识，避免误导很重要。多看权威性书籍或杂志，多参加由正规医院举办的疾病防治科普知识讲座，多学习，多与人交流，常更新保健常识，多学习新的保健方法。多读书，多了解各方面讯息，使自己的知识面宽广、兴趣爱好广泛，有利于保持心情舒畅，也可通过学习让自己知道如何管理自身健康。

九、定期体检，早知不测

健康体检的好处是能够及时发现健康隐患；能够为健康维护提供科学依据；能够防微杜渐，节省开支；健康体检是关爱行为、人性化管理、得人心之举。

健康体检后的注意事项：①如果检查结果反映您的健康状况存在问题，请根据医生的建议和指导及时就医，并且合理地安排您目前的生活作息和习惯。②如果您此次检查身体状况良好，请保持您良好的生活习惯，并且定期给您的身体做一次全面检查。③请您保存好检查结果，以便和下次体检结果做对照，也可作为您就医时的资料。健康体检后阳性结果及时咨询并接受指导；定期复查，动态观察，直至达标；必要时到医院接受治疗；根据体检结果，制订针对性强、科学合理的保健方案。

第五节　名人自我养生

中医学养生保健的历史悠久，早在两千多年前古人就非常重视养生保健，并清楚地认识到预防疾病、防止疾病发展的重要性，提出了治未病理论。如在《素问·上古天真论》中，黄帝问曰："余闻上古之人，春秋皆度百岁，而动作不衰；今时之人，年半百而动作皆衰者，时世异耶？人将失之耶？"岐伯对曰："上古之人，其知道者，法于阴阳，和于术数，食饮有节，起居有常，不妄作劳，故能形与神俱，而尽终其天年，度百岁乃去。今时之人不然也，以酒为浆，以妄为常，醉以入房，以欲竭其精，以耗散其真，不知持满，不时御神，务快其心，逆于生乐，起居无节，故半百而衰也。""夫上古圣人之教下也，皆谓之虚邪贼风，避之有时，恬淡虚无，真气从之，精神内守，病安从来。是以志闲而少欲，心安而不惧，形劳而不倦，气从以顺，各从其欲，皆得所愿。故美其食，任其服，乐其俗，高下不相慕，其民故曰朴。是以嗜欲不能劳其目，淫邪不能惑其心，愚智贤不肖不惧于物，故合于道。所以能年皆度百岁，而动作不衰者，以其德全不危也。""治未病"既是传统、先进的医学预防思想，又是现代、全新的预防医学课题。中医一贯主张"预防为主，防重于治"，故有"上工治未病"之说。以下是本人收集整理的我国第一批国医大家的养生之道，仅供大家参考。

一、王玉川：强肾保健功法

中医理论认为，肾气充足，性功能旺盛，可有效保持身心健康。然而，强肾保健并非吃点大补的药就可以了。正如《黄帝内经》中所说的"肾恶燥"，有时候越补反而越虚。中医关于养肾的方法有很多种，除药物之外，还有饮食、推拿、针灸、气功等，都能达到强肾壮阳的目的。现介绍王玉川老师一些简单易行、效果显著的养肾功法。

1. 叩齿咽津翕周法

第一，每日早晨起床后叩齿100次，然而舌舔上腭及舌下、齿龈，含津液满口之后再咽下，意送至丹田，此为叩齿咽津。第二，收缩肛门，吸气时将肛门收紧，呼气时放松，一收一松为1次，连续做50次，此即翕周。本法有滋阴降火、固齿益精、补肾壮腰的作用，能防治性功能衰退。

2. 双掌摩腰法

取坐位，两手掌贴于肾俞穴，中指正对命门穴，意守命门，双掌以上向下摩擦40～100次，使局部有温热感。本法有温肾摄精之效，对男子遗精、阳痿、早泄，女子虚寒带下、月经不调等，均有很好的防治作用。

3. 按摩下肢涌泉法

取坐位，双手搓热后，双手掌分别紧贴脚面，从趾根处沿踝关节至三阴交一线，往返摩擦20～30次，然后用手掌分别搓涌泉穴100次。摩擦时最好意守涌泉穴，手势略有节奏感。本法有交通心肾、引火归元之功，对心肾不交引起的失眠、遗精等症都有很好的防治效果。

4. 疏通任督法

取半仰卧位，点神阙：一只手扶小腹，另一手中指点按神阙穴（位于脐窝正中），默数60个数，然后换手再做一次。搓尾间：一只手扶小腹；另一手搓尾间（即尾骨）30～50次，然后换手重做30～50次。揉会阴：一只手或双手重叠扶在阴部，手指按在会阴穴上，沿正反方向各揉按30～50次。揉小腹：双手重叠，在小腹部沿正反方向各揉按30～50圈。此功法温运任脉，疏通任督，培补元气，燮理阴阳。本法久练有疏通经络，滋阴补肾，调节任、督、冲脉等功能，对前列腺炎、泌尿系结石、子宫疾患有良好的防治功效。

上述各法，既可单项做，也可综合做。只要认真坚持这些保健功法的锻炼，就能使肾气旺满，阴阳协调，精力充沛，从而起到防治疾病、延缓衰老的作用。

二、李玉奇：活到天年的养生秘诀

李玉奇老师已九旬有加，然耳聪目明，言谈利落，体态康健，脏腑无疾，脑力充盛，反应机敏，记忆力强，各项身体指标均正常。为什么他健康活到天年呢？作为一位中医大师，他坚持规律的生活方式，主要有三：

1.饮食起居有规律

李老曾说："吾起居有矩，寝食有规。每日卯时随日出而起，缓带宽服漫步于庭。刻钟之后，夏日则信步林荫，冬月则踏雪户外。伸臂摇颈，活动筋骨，摧动血脉，缓步百米而返。晚餐之后，或头戴明月或户掮北斗，缓步温行半个时辰。每日如此，归舍时自感身轻目明……戌亥之时宽衣入榻。凡是日复一日，年复一年，至今已有半个世纪。"李老对吃饭讲究少而杂。他早上喜欢吃稀粥和黄花鱼；午餐喜吃肉食，高兴时能吃两块红烧肉；晚上喜欢喝汤，吃青菜，每逢白菜汤、菠菜汤、西红柿汤都如获至宝。李老进食还讲究适可而止，再好的东西也不会多吃。此外，他还每天早晚喝牛奶，40年来未曾中断。

2.调节情志，豁达面对人生

李老说："凡人皆有七情六欲，情志变化过激最能影响人的身心健康。所以，必须竭尽一切之可能，施用最佳之法，抑制过度喜怒哀乐。如在某时某地因某事欲发盛怒之时，想办法即刻离开到别处走走，避开致怒之事。"可见，心胸豁达是人长寿的法宝。

3.常用脑

李老深信大脑用进废退，愈用愈灵。所以他经常处于思考状态，至今头脑清楚，灵性不减。

三、邓铁涛：养生必先养心

中医强调养生必先养心，养心是保持脏腑功能健康运行的基础，如果心不处于正常状态，血脉闭塞不通，便会影响各个脏腑的功能，且损伤形体，达不到养生长寿之目的。由于"心主神明"，养神即养心。中医养神强调的是"静养"，保持内心的清净和安宁。

1.心胸豁达少动怒

所谓"七情"就是喜、怒、忧、思、悲、恐、惊。调节七情要逐步做到心胸豁达，所谓"海纳百川，有容乃大；壁立千仞，无欲则刚"，这样才能保持内心平静。邓老一生较乐观，爱开玩笑，也很少动怒，他说："发怒是对自己的惩罚。"

2.学会打坐去杂念

即通过静坐、入定、冥想等方法使自己获得内心的平静。打坐的要点是：双腿交叉盘坐，上身自然放松，头位正直，自然闭目，含胸拔背，两手置于腹前相互轻握，也可双手自然垂放于两腿上，上半身稍向前倾。舌尖轻抵上腭，自然闭口。坐正后，全身放松。不加意念，约50次呼吸即可。晨起、入睡前或在旅途奔波中都可用此法助安神。练太极拳与八段锦也能使心境平和。

3.寄寓书法让心静

多年的书法练习，让他一提起毛笔，便能很快让心情安定下来，甚至达到"入静"的状态。当然，琴、棋、画等也有此等功效。只要投入进去，必有意想不到的效果。

4.热水浴足助睡眠

调养心神，必须注重睡眠质量；要想睡眠质量高，必须坚持早睡早起，作息规律。为保证高质量睡眠，邓老喜欢用温热水浴足，浴足过程中用双手按摩、揉搓脚背及脚心，最好以劳宫穴摩擦涌泉穴，加速脚部的血液循环，以产生温热感为度。每次10～30分钟，有时还用一些药材煮水泡脚，具体药物是：怀牛膝30g，川芎30g，天麻15g，钩藤30g，夏枯草10g，吴茱萸10g，肉桂10g。

5.常吃瓜果益处多

邓老比较喜欢吃橙子与榴莲。夏天则适当吃些苦瓜，这些果蔬对养心有帮助。研究表明，经常吃橙子的人，猝死发生率较一般人低；榴莲则具有温养心肾的作用，若吃后有上火感觉，可进食适量山竹以解其温热；夏天适当吃苦瓜则可以清心火。

四、吴咸中：仁者寿，智者乐

国医大师吴咸中先生精神矍铄，思维敏捷，谈吐优雅，很难想象九十岁高龄的老人能如此精神。他是如何在成就一番足可以传世的医学事业的同时，又做到养生保健的呢？且听其养生经验。

1.宠辱不惊，处事淡然

他家中最常用的对联有两副，一副是"知足者常乐，能忍者自安"；另一副是"向阳门第春先到，积善人家庆有余"。时时提醒做人要知足能忍，要做好事积善。他经常教育大家要加强身心修养，做到宠辱不惊，处世淡然，做一个身心健康的人。

2.生活俭朴，起居规律

谈到日常工作生活，吴咸中先生说，我生活在一个知识分子家庭，父亲崇尚儒学，母亲勤俭持家，都以"俭以养德"教育子女，自幼养成生活俭朴的习惯，至今仍然如此。同时把起居规律当作身心健康的基础，坚持有规律的生活。

3.事业为重，乐从中来

吴老很看重事业对养生的作用。他说他是个天生的忙人，既是秉性使然，也是责任所驱，他深刻体会到，一生最大的快乐莫过于事业有成，事遂所愿。古语说"仁者寿，智者乐"，吴老把它诠释为"寿而为仁，乐以达智，寿乐兼享，善莫大焉"。

4.新趣养成，胜似养生

花甲之后，吴咸中先生有了一个新的发现，这就是有意识地培养一个新的兴趣，不仅可以调节生活，而且可以恢复青春，增加活力，不是养生，胜似养生，其乐无穷。吴老的新趣主要有：收集钥匙链，收集近代条幅、国画，学用电脑，摄影、录像，尝试养鸟，等等。业余生活也其乐融融。

5.大众养生，道法自然

对于大众养生，吴老指出，遗传和生活习惯是影响长寿的重要因素，保健养生一定不能搞成运动，一哄而起；而要像《内经》中说的那样，"法于阴阳，和于术数，食饮有节，起居有常，不妄作劳"，"虚邪贼风，避之有时，恬淡虚无，真气从之，精神内守，病安从来"。"道法自然"就是要遵循自然规律循序渐进，通过持久深入地练功，逐步使科学的养生知识成为人们的共识，进而成为整个社会的生活方式。

五、张琪：保持良好的生活方式是最好的养生

人要想活得有质量，活得更长久，不是仅靠一朝一夕的调养、进补等就可以的，需要一个长期的积累过程。世界上最有效的长寿秘诀就是保持良好的生活方式。

国医大师张琪可谓深谙养生之道。多年来，他始终坚持用中医理论指导日常生活，因此，虽然已近九十岁高龄，仍然鹤发童颜、心康体健。

张教授认为病从口入，饮食很重要。情志也很重要，精神愉快的人长寿，对生活越不满意的人越容易生病。要坚持每天进行体育活动，根据个人体力，量力而行，不要过度。脑力活动，用则进，废则退，多思考多阅读，还能长知识，比什么都愉快。他的养生秘诀可归纳为以下几点：

1.调节情志

中医认为百病源于"七情六欲"，即人的健康与精神息息相关。张老最爱听京剧、音乐，看电影和好看的文娱节目，累的时候，听一段京剧，看一段电视剧，立刻神清气爽，精神倍增。

2.食饮有节

中医讲求"食饮有节"。张老解释，"节"有两个含义，一是不过量，二是不嗜膏粱厚味，即鱼、肉等高脂肪、高蛋白的东西，尤其是老年人更应该注意。另外，他还主张膳食均衡，"想吃什么就吃什么"，因为"想吃"就是身体需要这种营养。

3.饮茶有讲究

张老饮茶很讲究，他平时喝的都是青茶，用的是陶砂茶具，小巧玲珑，很适合品茶。他说，茶可以促进消化、清脑明目、利尿，能帮助清除体内有害物质，有利于身心健康。

4.身体和大脑都要"运动"

张老认为，所谓"生命在于运动"，应该包括体力和脑力两个方面。张老天

天坚持晨练，过去练"三浴功"，现在跳老年迪斯科。他每天伴随着节奏明快的音乐，一跳就是一个小时，运动后，张老能吃能睡。

另外，张老认为退休人员之所以衰老得快，是因为停止了脑锻炼。大脑和身体一样，不用就迟钝。因此，退休10年来，张老照常应诊、搞科研、带研究生，还著书立说。张老说，虽然他的记忆力减退了，但思维和文笔仍不减当年。

六、张镜人：八节养生操

张镜人大师86岁去世，也许与其他国医大师相比，张老的年纪不算高寿。但在去世之前，他曾闯过多次大病的险关。其中，最严重的一次是1991年的胃部肿瘤手术，切除了胃的五分之四。2003年的一次肠粘连肠梗阻，导致上下不通，甚至有生命危险。张老每次手术后，不仅服自己开的处方，还结合自己的身体状态，自创了一套健身操加以锻炼。因为他知道，生命在于运动，只要"动而适度"，就能使经脉气血流运畅顺，对养生很有帮助。

张老这套操虽然只有简单的八节运动，但从上至下，举手投足，熊经鸥顾，能运动全身各部关节。张老说，他坚持每天7点钟起床做这套养生操，受益很大。具体方法如下：

第一节，按摩洗脸。即所谓的"干浴面"，用手指及手掌摩洗脸部，特别是鼻翼两旁的迎香、眉梁，以及双脸颊。

第二节，叩齿吞津。有规律地上下叩击牙齿，将蓄积的唾液咽下，叩齿能坚固牙齿，吞津能滋养内脏。

第三节，运动眼睛。远近上下左右多方位都要到位。

第四节，握拳振臂。双手握拳，左右臂轮换向上向后伸展扩胸，挥拳抡出时要有爆发力。

第五节，双臂弧圈圆抡。起势为双手撮指虚握，在脐前相对，然后将双臂悬肘沿着胸线缓缓上提，直达眉心，然后左右分开，展臂再回到起点，重点在于运臂提肩上移都要屏气运动。这一节动作有利于改善肩臂关节粘连，即伤科所谓的"五十肩"。

第六节，插手扭腰。要点是双手叉腰双脚合并，腰部摆浪抡圆，连同膝关节，幅度要大。

第七节，弯腰俯仰。要点是双脚并拢，前俯时弯腰，双臂下垂，指尖触地，后仰时双臂上举，上身尽量朝后仰，腰部尽量往前挺。

第八节，左右弹踢腿。要点是要有爆发力。

张老认为，随着年龄的增长，有些运动不仅不能达到运动效果，反而会给老年人的健康带来危害。60岁以上的老年人最好别做下蹲、爬山和饱餐后散步等运动。

七、朱良春：动可延年，乐则长寿

朱良春教授将养生之道概括为八个字：动可延年，乐则长寿。他认为，一个人要想健康长寿，最基本的是要做到两点：一是适度运动，二是保持乐观。

只有适度运动和保持乐观的生活态度，才能真正做到《黄帝内经》中所说的"恬淡虚无，真气从之"。

除此之外，朱老的养生秘诀还包括以下四个方面：

1. 少睡多用脑，健脑抗衰老

他认为，睡得太多，人的精力易于懒散。而关于失眠，朱老说："失眠时不要急躁，全身放松，听之任之，恍恍惚惚，也可起到一定的催眠效果。"他先后写了6部书、140多篇医学论文，绝大多数都是挤时间写的。

2. 食补养生，益寿延年

"药补不如食补"，朱老不吃补品，只吃一种自制的保健粥，一吃就是70年，即用半斤黄芪煮水，除去药渣，加薏苡仁、绿豆、白扁豆熬煮，熟了之后放入冰箱冷藏。每天早晚取少量，加热后食用，不仅有营养，而且可以预防疾病，特别能降血脂、预防肿瘤。该方的成本低，普通百姓大都可以接受。

3. 生活有规律

朱老指出，白天是阳，晚上是阴，古人日出而作，日落而息，符合阴阳之道；现代人有的晨昏颠倒，晚上两三点钟才睡，第二天早上不知几点起来，这样就把生理规律打乱了，容易生病。

4.注意饮食

朱老平时吃得就比较清淡，而且每次都吃七成饱，以素食为主，适当吃点鱼和瘦肉，从不暴饮暴食。他认为，烟一定不要抽，酒可以少喝，但一定不能贪杯，现在发现很多肿瘤如肝癌、消化道肿瘤都和喝酒有关系。

每个人都有自己的养生方法，但不论采用哪种养生方法，贵在坚持，只有持之以恒，才能收到成效。在生活中，有不少人得病住院了才想起要保养身体，才注意起吃什么有营养，甚至不惜花钱买人参、虫草、燕窝、鱼翅等高级营养品来突击进补，殊不知，"冰冻三尺，非一日之寒"，这样做不可能立竿见影，操之过急还会事与愿违。关键还是要把平时的养生功课做好，日积月累，身体的抵抗力才会提高，身体有一个好的基础，就可能少生病，即使生了病，也能够较快康复。

八、李济仁：鹤发童颜乐人生

手舞足蹈，令五脏安和。长期以来，为了保持健康的体魄、旺盛的精力，李老揣摩总结出一套运动养生保健法。这种运动养生没有多少高深的理论，传统的功法、自创功法即可，关键在于坚持，切忌"三天打鱼，两天晒网"。这种方法叫"十字诀"，即"养心、调肝、理肺、健脾、补肾"。

1.养心一定要做到养神

遇事心平气和，不过喜，不过忧。经常按摩手上的劳宫穴和脚上的涌泉穴。取适量西洋参泡饮以养心阴，吃桂圆、莲子、百合、黑木耳等以益心气。坚持午间小睡。养肝主要从情志、睡眠、饮食、劳作四方面入手。关键是保持情绪稳定，切忌动怒。饮食清淡，少吃辛辣刺激之品。避免过劳，少饮或不饮酒。养肺要经常做到深呼吸，速度放慢，常常采用闭气之法，也有益于增强肺功能。平时可多吃玉米、黄瓜、西红柿、梨及豆制品等有助于养肺的果蔬。健脾往往与养胃结合，可经常按摩腹部，多吃一些利脾胃、助消化的食物，如山楂、山药等。养肾可经常按摩丹田、关元、命门、腰阳关等穴。常吃核桃、枸杞、黑豆、芝麻以保肾。经常叩齿，常吞"琼浆玉液"，排小便时尽量前脚趾用力着地并咬住牙齿，以助保肾气。

2.注意六腑养生

平常多吃一些富含粗纤维的食物以刺激肠蠕动，养成定时排便的习惯。只有六腑功能正常，脏腑互相作用，机体才处于"阴平阳秘"的健康状态。

3.珍藏字画，享个中趣味

李老喜爱收藏名人字画，乐此不疲。从悬壶济世的现实世界中，通过一幅幅字画向水墨丹青的精神世界过渡。在情绪低沉时可看含苞欲放的花鸟图，在情绪烦躁时可品冰天雪地的北国图。徜徉于物质世界与精神世界之间，既实在又空灵，心旷神怡，怎能不健康、不长寿？

4.亲近自然，览山川胜迹

李老居所附近林木荫翳，绿荫如盖。他每日晨起林间听鸟鸣，江畔听涛声，活动肢体百骸，从容散步。他喜欢旅游，踏遍家乡黄山的青山绿水，足迹遍布大江南北、长城内外，还远赴东南亚和欧美、澳洲等地，寄情于山水名胜之间，更觉心怡神悦。他亲近自然，热爱自然，精神健旺，健康状况相当良好。

九、李辅仁：饮食养生有十宜

《黄帝内经》中提出"五谷为养，五果为助，五畜为益，五菜为充"十六字原则。老年人不但要合理营养，更重要的是科学饮食，这对老年人健康长寿至关重要。

人到老年，脾胃功能日渐衰退，对外界有害因素的抵抗力比较差，因此在饮食上要特别注意，饮食要规律，要有所宜忌。李辅仁先生建议老年人要做到以下饮食十宜：①宜广。老年人饮食要广，不可偏食，不可嗜荤，要做到荤素搭配，精粗兼备，品种多样化，以保持营养均衡。②宜温。食物不能太热，否则会灼伤食管及胃，易诱发食管及胃癌变；也不能过冷，过冷易损伤脾胃，影响消化吸收。③宜软烂。老年人消化功能差，牙齿也渐渐脱落，无论是主食、肉食，还是其他粥、菜等，都要煮软、煮烂，以利于消化。④宜清淡。老年人应该少吃盐，多吃清淡食物，尤其是高血压患者更宜少吃盐，少吃或不吃油炸食物，以免影响消化。⑤宜新鲜清洁。老年人最好不吃隔夜食物或在冰箱中存放过久的食物。尤其在夏季，不要吃不清洁食物，以避免消化道疾病。⑥宜少吃多餐。人到老年，消化功能减弱，暴饮暴食对脾胃最是不利，因此饮食要有度，要少吃多餐。可在三餐之间增加少量滋补食品，例如银耳羹、蛋花羹、莲子羹等。⑦宜细嚼慢咽。细嚼慢咽可使唾液多分泌，有助于消化，减轻胃肠负担，还能杀菌。⑧宜早。老年人三餐均宜早。尤其晚餐，不可多吃，应吃些易消化的东西，如粥、羹之类。老年人最好在吃完晚餐两小时后再入睡。⑨宜静。老年人进餐环境要安静，进餐时和进餐后避免不良刺激，以免影响肠胃蠕动和消化。⑩宜有所忌。主要对老年人饮食与疾病的禁忌。例如胃热病人、生疮疖病人禁食辛辣食物，如生葱、生蒜、辣椒等；高血脂病人应禁食动物内脏、动物脂肪，少食肥肉；胃寒病人宜禁食生冷油腻；肾病宜限制蛋白质摄入量；糖尿病宜禁忌糖，少吃甜食等。

十、王绵之：四点养生妙法

每天保持愉悦的心情，是王绵之教授长寿的秘诀，与此同时，和其他国医大师一样，他也有一些养生方法。2005年，王教授接受央视《中华医药》栏目的专访，谈到了一些养生的小窍门，可概括总结为以下四点。

1. 吃东西不"忌讳"

王绵之教授认为，只要在身体健康的情况下，吃东西不应该有什么过分的禁忌，而是应该每种食物都吃一些，这样营养才能均衡。

2. 吃冰激凌多在嘴里含一会儿

王绵之教授从小爱吃甜食，进入老年之后，他居然喜欢上冰激凌，而且还吃得很有讲究。在吃冰激凌的时候，他喜欢在嘴里多含一会儿。他说，这样就会使温度升高，对身体没有什么坏的影响。

3. 冬虫夏草每天半克

在平时饮食中，王老会吃些虫草来保持身体健康，分量很少，每天只需要半克，研成粉末，放入牛奶中混匀服用即可。他说："这在于持之以恒，拿十天的量搁在一天吃了，浪费，身体还造病，对身体没好处。"

4. "腹式呼吸"吐故纳新

在王教授眼中，真正对身体起到根本性作用的，除了健康向上、从容不迫的心态，还有就是注意锻炼。在练功的时候，他强调脑子里要空、要静，呼吸调匀、心率放慢，全身放松，集中意念。另外，他还有一个小窍门，那就是使用腹式呼吸，方法很简单：向外呼气时瘪肚子，向内吸气时鼓肚子，按照正常的呼吸频率即可。他说，这样可以将身体里的废气呼出去，然后再将新鲜的空气吸入体内，起到吐故纳新的作用。

【按语】冬虫夏草是一种传统的名贵滋补中药材，与天然人参、鹿茸并列为三大滋补品。服用冬虫夏草补虚，但要因人因病而异，或单药服用，或配合其他药合用，一定要在医生指导下服用。

十一、裘沛然：妙用"一花四叶汤"，活到天年不是梦

裘老提出，想身强体健，必须运用各种修身养性、澄心息虑的方法，使心态保持恬淡宁静。他为此开出了一张精妙方剂——"一花四叶汤"。一花，指健康长寿之花；四叶，即豁达、潇洒、宽容、厚道。

豁达即胸襟开阔。裘老说："荣华富贵有什么好稀罕的，即使你多活几十年，也只是一刹那，任其自然，何必强求。"人只有具备了裘老这样"富贵于我如浮云"的豁达胸襟，才能看淡得失、心平气和、形神康泰。

潇洒原指清高洒脱、不同凡俗之意，而裘老意为轻松、舒畅，即充满生机、超越自我、身心愉悦，从而有利于健康。

宽容即宽恕，能容纳他人。裘老认为，宽容待人是一种美德，也是处理和改善人际关系的润滑剂，不但能使人心宽体胖、气血调和，而且对于社会的和谐也有重要意义。

厚道即为人处世之道要敦厚、仁厚。裘老经常强调，厚道对维护和培养人体元气有重要作用。厚道最为重要的就是做人要仁厚，乐于助人，扶危救困，同时要常怀感恩与报恩之心，多帮助他人。

养生切莫贪生。裘老有诗云："养生奥旨莫贪生，生死夷然意自平；千古伟人尽黄土，死生小事不须惊。"他临床多年观察到，有不少危重患者或身患绝症者，凡能坦然自若、乐观开朗地面对病情，积极配合诊疗的，大多抗病能力强，元气逐渐恢复，病情渐入佳境，甚至完全康复。而越是忧愁、恐惧、怕死的患者，往往精神崩溃，气血耗散，病情常加速恶化。所以，人不必刻意地去追求健

康长寿。从容、淡定、坦然地面对生活，品味人生，乐天知命。

养生贵在识度与守度。度是衡量一切事物轻重、长短、多少的统称，做人要有度，养生也不例外。裴老说，孙思邈提倡"饥中饱，饱中饥"，此为饮食之度；汉代华佗主张"人体欲得劳动，但不当使极耳"，此为劳逸之度；《黄帝内经》载，"起居有常，不竭不妄"，此为房事之度；《论语》载，"唯酒无量不及乱"，此为饮酒之度；"君子爱财，取之有道"，此为理财之度；"亲亲而仁民，仁民而爱物"，此为精神文明之度；"仰不愧于天，俯不怍于人"，此为做人之度。

儒家所倡导的"中庸之道"，是指无过无不及，处理事物恰到好处，这是把握"度"的最高准则。《黄帝内经》曾提出"生病起于过用"的观点，如饮食过饱、情志过用、劳逸过度等均可成为致病之因。裴老提出的养生贵在识度与守度，就是"中庸之道"在养生理论中的具体应用。

十二、路志正：我的健康"姜"中来

国医大师路志正，是当今中国中医界的领军人物之一。如今已经九十高龄的他却有着四十岁的心脏。路老以善用脾胃调理之法而闻名。路老已经吃了40多年的姜，姜能够保持脾胃功能正常，因此心脏会直接受益。但也不是任何时候都适合吃姜：一年之内，秋不食姜；一日之内，夜不食姜。

在《论语》中，孔子提出"不撤姜食，不多食"的养生思想，路老非常推崇，认为生姜是调养脾胃、养生防病的必备之品，所以养成了吃姜的习惯，并且坚持了四十余年。

当天气变化，气候变冷时，吃几片生姜，可通阳御寒，温脾暖胃，激发脾胃的消化吸收功能，散发体表的寒气，起到预防感冒的作用。当吃饭不香或饭量减少时，吃上几片姜或者在菜里放上一点姜，能够改善食欲，增加饭量。尤其是有胃溃疡或虚寒性胃炎、肠炎的患者，经常吃一点姜，对于改善恶心、呕吐的症状是很有好处的。夏天天气暑热，生吃姜，可以有效地保护脾胃的功能。所以古人有"冬吃萝卜夏吃姜，不用医生开药方"的说法。

路老吃姜可是很有特色的，他习惯每天早晨吃两片醋泡姜，起到温胃散寒，提神醒脑，促进血液循环，预防动脉硬化的作用。

生姜具有保健作用，但并非多多益善。路老强调吃姜应遵循古人的警示："一年之内，秋不食姜；一日之内，夜不食姜。"因为随着夏天的结束，天气逐渐变凉，秋天气候干燥，燥气伤肺，再吃辛辣的生姜，容易伤肺，加剧人体失水、干燥，所以秋季不宜吃姜。如果吃姜太多，姜辣素在排泄时会刺激肾脏，会产生口干、咽痛、便秘的症状。一天之中，晚上阴气最盛，经过一天的奔忙，到晚上需要休息，阴气内敛，生姜为发散之品，晚上吃姜，容易耗气，所以晚上不宜吃姜。另外阴虚火旺、有内热之人，或患有痈肿疮疖、肺炎、肺脓肿、肺结核、胃溃疡、胆囊炎、肾盂肾炎、糖尿病、痔疮者，都不宜长期食用生姜，尤其是阴虚燥热体质，表现为手脚心发热，手心有汗爱喝水，经常口干、眼干、鼻干、皮肤干，心烦易怒、睡眠不好的人，吃姜会加重阴虚的症状。

十三、陆广莘：吃得少吃得慢，健康易长寿

一头黑发，面色红润，声音洪亮，国医大师陆广莘显得格外精神，已经八十八岁的他，看上去却不过六十岁的样子。八旬陆老缘何能如此"年轻帅气"？

早餐和午饭，陆老都吃得非常慢。很多人都问陆老的一头黑发是不是染的，陆老就会告诉大家这是真正的"黑头发、中国货"。当人们追问他养生秘诀是什么时，陆老简简单单两句话：吃得少、吃得慢。

陆老认为，现在人不是缺营养，而是营养过剩，超过了身体对代谢废物的清除能力，当然就衰老得快，还容易生病。

陆老早餐吃得最多，一般是喝一大碗稠稠的粥，里面放五谷杂粮以及核桃、花生等各种干果，再吃两个茶叶蛋。午饭就吃一小碗米饭或一个馒头，配点荤素搭配的菜。早餐和午饭都吃得非常慢，晚餐更慢，得吃将近一个小时。而晚餐，从不吃主食，最喜欢吃西红柿和橘子，特别是橘子，有时一天能吃一两斤。

陆老八十多岁了，每周坚持出门诊，还经常到大学、院所讲课，讲课从来不用稿子，脑子灵活，反应敏捷。他说这与喜欢吃鸡蛋有关，他认为鸡蛋黄中含有的卵磷脂补脑很好。

陆老有个患者，患心脏病后做了搭桥手术，身体很虚弱，于是他建议患者吃

鸡蛋，主要吃蛋黄。几年以后，这位患者精神很好，而且让人感到吃惊的是，他的头发以前是花白的，现在则长出了不少黑头发，陆老认为也是鸡蛋里的卵磷脂起了作用。

喝粥要喝"有嚼头"的粥。陆老认为，从健康的角度讲，细嚼慢咽的好处很多：固齿、美容、助消化、延缓大脑退化等，最重要、最实在的一个理由是有滋有味享受美食。所以，他建议煮粥时可加豆类、干果等，使粥"有嚼头"。他在1998年做过一个实验，让50位糖尿病患者干嚼消毒过的海绵，嚼半小时吐掉，结果一查，血糖、血脂都降低了，咀嚼就这么厉害！

下楼取报纸，哼着曲子跳华尔兹。关于"健康"二字，陆老的解释很简单：身强则健，心怡乃康，也就是说加强健身锻炼，保持良好心态，人才会健康。他虽然已是耄耋之年，但内心依然充满了激情，每天下楼取报纸，如果院子里没人，他就会一个人哼着曲子，跳着华尔兹舞步，一点也不觉得自己老。

附　录

附录一　弟子感悟

聆听慈父教诲，感悟医学人生

树轮是岁月的记载，路影为无数人的足迹，而脸上的皱纹却蕴含着追求与执着。我少年时受家父影响，耳濡目染，开始研习《汤头歌诀》《药性赋》《濒湖脉学》等入门医书，以奠医学之基。后高中毕业又至中医高等学府受教，殊感祖国医学之浩瀚，非浅尝者、亦非浮躁者所能获。毕业后，侍诊于家父左右达20余年。在这段时间聆听教诲，并真实记录了临证脉案、理论见解、辨证施药方法，打下了学习、运用、继承、弘扬家父医技之基础。我有幸出生在这样一个家学浓郁、药香四溢的家庭里，未敢在学医途中有任何松懈。在父亲严格要求和兄长的鼓励帮助下，博采众长，尽得其学。

我出身于五代名中医世家，接受的是系统中医传统教育。子承父业，代代相传，是中医药学延续发展的一种重要形式。史志的收录记载、乡邻的感念评论、祖先的遗著文稿、父亲的言传身教……使我对家族的医学历史和成就有了较为深入的了解，也蕴积了深深的中医情结。祖先们恪守的医学伦理道德、感人的医疗佳话、宝贵的医疗经验、精辟的医学论述、秘制的丸散膏丹，等等，这一切深深地影响了我，可以说不仅改变了我对医学的思考和理解，也丰富了我的医学人生。

父亲以治病救人为己任，治人无数，但他从不骄傲，更不把高超的医术作为获利的工具。凡感恩赠礼者，一概谢绝。此一规矩，终生不破。他淡泊名利，贱视金钱，以医德为生命。他常说："生长何幸，不死于病而死于医，是有医不若无医也，学医不精不若不学医也。"以此来教导我。父亲虽为一方名医，但不以医谋财，而是洁身自好，耻于追名逐利。对广大农村贫困患者，常怀恻隐之心。若有贫户求诊，随邀随到，风雨无阻。对无力购药者还经常赠金周济药费和盘缠。多年来，他视病人如亲人，无论妍媸尊卑，都一视同仁。每次出诊都有大量的患者在等候。有时门诊量一上午都超过百人次。为了让更多的患者能看得上病，父亲总是不断地加号，因病人过多而推迟饭时和休息，常常是上午的门诊直到下午才结束，但无论怎样忙碌、紧张，他对每位患者都悉心诊治，审慎组方，力求精简廉验。而他自己生活极为俭朴，从不追求物质享受，亦无烟酒嗜好。他的房间陈设简陋，除书籍外无任何装饰之物或高档家具。父亲终生以医学为快乐，以治病救人为责任。其言其行，令我深为叹服、无比敬佩。

父亲治病治身又治心，在遣方用药治疗患者病痛的同时，还鼓励他们要有乐观的精神状态，树立战胜疾病的信心；他总是不厌其烦地告诫患者生活起居要有规律，对特殊患者还将注意事项一一列举。他淡泊名利，从不计较个人得失。数十年来，他救治了全国各地不计其数的患者，其中不知有多少疑难病患者从他这里得到有效的医治。他的行为无时无刻不在感染着我和弟子们，我们将终生以他为榜样，立志做一名真正济世救人的苍生大医。

父亲和我既是父子又是师徒，作为父亲的关门弟子，在生活和工作中他对我的要求极其严格，我不仅享受到慈父的如山之爱，还受到了严师的教导。有一次我随父亲给病人看病，当我写好处方交给他签字时，他发现我把实脾饮方中的大腹子（槟榔）错写成大腹皮时十分生气，当着满屋病人狠狠教训了我，并教导我当医生不能有丝毫差错，因为稍有差池就可能给病人造成伤害。他要求我以后不仅要把方歌背熟，更要理解处方药物成分的作用与功效。这次教训让我终生难忘，时刻牢记在心。

多年来，我时刻把父亲的教诲牢记在心并努力工作，积极进取，追求卓越，做富有爱心的人，多做善事，痛病人之所痛，急病人之所急，用自己的技术全身心服务好病人。经过阅读、查找父亲多部著作和珍贵医案后，我系统总结了父亲的临床经验和理论见解，并于2006年出版了《武明钦临床经验辑要》一书，圆了我多年的心愿。

父亲离开我们已十四年了，但他的慈容每现于梦中，父亲的声音常萦绕于耳际，遥忆父亲之谆谆教诲，如在昨日，感念交集，他的风采神韵仍让我们缅怀不已。他饱读医书，认真负责，安贫乐道，宠辱不惊，是中医界勤奋认真正直的合格医生，他曾用自己精湛的技术呵护着一方百姓的安康，靠自己的智慧、阅历和口才赢得人们的依赖信任。他是一位好医者，医德高尚，医技精湛，广惠芸芸众生；他是一位好老师，师德严明，满腹才气，普洒莘莘学子；他是一位好学者，人德端方，博大情怀遍布洋洋文字；他又是一个好父亲，乐观豁达，慈爱善良，留下谆谆教诲。他常教导我"笨鸟先飞，勤能补拙""业精于勤而荒于嬉，行成于思而毁于随"，要在医学临床中不断努力进取。由于他有精深的理论，又有丰富的临床经验，所以讲述任何一个问题皆有理有据，引经据典，生动诙谐。我深感父亲之所以能有如此良好的医德、医风和卓越成就，绝非侥幸获得，而是源于树立了牢固的"医乃仁术"的思想和一丝不苟的刻苦治学精神。父亲常说："中医理论博大精深，要不断进取，活到老，学到老，方为良医习医之正道。"

父亲曾教导我要多看经典著作，以提高理论水平，同时注重自身修养，提升做医生的品位，做德技并重之人。并经常鼓励我，要中西医合璧，取长补短。回想此言，不禁汗颜，我已过知天命之年，扪心自问，自己虽在中医界耕耘30余年，也算小有名气，然未能给医林增添太多绿意，只求以父亲当年的话鞭策自己，不愧对他老人家的重托，完成他未完成的、终生追求的中医事业。

（武步涛）

附录二　医事印迹

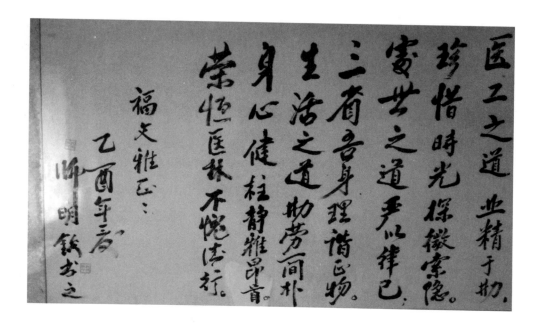

武明钦书赠弟子

附录三　医家年谱

1925年12月，出生于山东曹县。

1932—1941年，在当地上学。

1942—1944年，在徐州求学，因战乱回老家。

1945—1949年，随父学医，侍诊左右。

1950—1954年，在商丘地区行医。

1955—1956年，在商丘县医院行医。

1956年10月—1958年10月，在南京中医进修学校师资班深造。

1958年12月—1959年10月，被借调至北京参加全国中医院校教材汇编工作。

1959年11月—1969年，被调至开封医药专科学校附属医院，从事临床、教学工作。

1969年10月—1981年10月，被调至开封地区人民医院，从事临床、教学工作。

1982年10月—1983年6月，被调至开封地区中医院，负责医院筹建工作。

1983年8月—2006年5月，在开封市第二中医院从事临床工作。

2006年5月19日，因病去世。